中医类别全科医师岗位培训规划教材（第2版）

预防医学概论

主　审　李士雪（山东大学）
　　　　申　杰（河南中医药大学）

主　编　王泓午（天津中医药大学）

副主编　魏高文（湖南中医药大学）　齐宝宁（陕西中医药大学）
　　　　王成岗（山东中医药大学）　武　松（安徽中医药大学）
　　　　吴建军（甘肃中医药大学）　徐　刚（江西中医药大学）

编　委　（以姓氏笔画为序）
　　　　王晓波（辽宁中医药大学）　王瑾瑾（河南中医药大学）
　　　　刘　菲（河北中医药大学）　刘　祷（成都中医药大学）
　　　　闫国立（河南中医药大学）　孙　娜（陕西中医药大学）
　　　　李　静（安徽中医药大学）　李　璐（长春中医药大学）
　　　　杨华生（江西中医药大学）　杨胜辉（湖南中医药大学）
　　　　杨海军（湖北中医药大学）　吴　娟（南京中医药大学）
　　　　吴异兰（福建中医药大学）　宋花玲（上海中医药大学）
　　　　张志刚（陕西中医药大学）　张胜利（福建中医药大学）
　　　　陈　丽（甘肃中医药大学）　陈　英（江西中医药大学）
　　　　饶朝龙（成都中医药大学）　徐　芬（天津中医药大学）
　　　　董　蒴（南京中医药大学）　赖　娟（湖南中医药大学）
　　　　蔡　琨（贵州中医药大学）　魏兴民（甘肃中医药大学）

秘　书　谢赫然（天津中医药大学）

中国中医药出版社
·北　京·

图书在版编目（CIP）数据

预防医学概论 / 王泓午主编 . -- 2 版 . -- 北京：
中国中医药出版社，2024. 9. --（中医类别全科医师岗位
培训规划教材）. -- ISBN 978-7-5132-8852-1

Ⅰ. R1

中国国家版本馆 CIP 数据核字第 2024YP9576 号

中国中医药出版社出版

北京经济技术开发区科创十三街 31 号院二区 8 号楼
邮政编码　100176
传真　010-64405721
三河市同力彩印有限公司印刷
各地新华书店经销

开本 787×1092　1/16　印张 16　字数 312 千字
2024 年 9 月第 2 版　2024 年 9 月第 1 次印刷
书号　ISBN 978-7-5132-8852-1

定价　65.00 元
网址　www.cptcm.com

服 务 热 线　010-64405510　　微信服务号　zgzyycbs
购 书 热 线　010-89535836　　微商城网址　https：//kdt.im/LIdUGr
维 权 打 假　010-64405753　　天猫旗舰店网址　https：//zgzyycbs.tmall.com
官 方 微 博　http：//e.weibo.com/cptcm

编审委员会

前　言

　　社区卫生服务是城市卫生工作的重要组成部分，大力发展社区卫生服务具有重要历史意义和现实意义。2006年，《国务院关于发展城市社区卫生服务的指导意见》（国发〔2006〕10号）中提出"全国地级以上城市和有条件的县级市要建立比较完善的城市社区卫生服务体系"的目标，同年，人事部、卫生部、教育部、财政部、国家中医药管理局联合下发的《关于加强城市社区卫生人才队伍建设的指导意见》（国人部发〔2006〕69号）提出"逐步在社区建立一支以全科医学为主体，包括中医、西医、公共卫生、护理、药学等卫生专业技术人员以及社区卫生管理人员的社区卫生人才队伍"的人才队伍建设目标。为落实国务院关于发展城市社区卫生服务的要求，国家中医药管理局先后颁布了《中医类别全科医师岗位培训管理办法（试行）》和《中医类别全科医师岗位培训大纲（试行）》。

　　2008年，中国中医药出版社积极落实国家政策，推出了"国家中医药管理局中医类别全科医师岗位培训规划教材"共8种。不仅贯彻了国家政策，而且取得了广泛的社会效益和良好的经济效益。

　　2019年，《中共中央　国务院关于促进中医药传承创新发展的意见》指出：要"筑牢基层中医药服务阵地……健全全科医生和乡村医生中医药知识与技能培训机制。"2020年，国务院办公厅印发《关于加快医学教育创新发展的指导意见》（国办发〔2020〕34号）又指出："加快培养'小病善治、大病善识、重病善转、慢病善管'的防治结合全科医学人才。系统规划全科医学教学体系……加强面向全体医学生的全科医学教育。"所以实施中医类别全科医师岗位培训，不仅是培养中医类别全科医师的重要环节，也是加强城市社区卫生人才队伍建设的重要举措，更是落实国家"实施健康中国战略"的必要手段。为此，全科医师学会、中国中医药出版社组织对原版教材进行了修订。"中医类别全科医师岗位培训规划教材（第2版）"共

8 种，本教材与时俱进，最大的特点是有需要的教材增加了纸媒融合。本次修订得到了相关中医药院校的大力支持和专家学者的积极配合，在此深表谢意！愿本教材的修订再版早日问世，为全科医师的培训发挥更大的作用。

胡鸿毅　宋春生

2021 年 12 月

编写说明

预防医学作为整个医学教育的组成部分，与临床医学密切相关。

本教材突出"健康为中心"，以中医"治未病"理论与现代三级预防策略相结合为指导，兼顾群体与个体预防，注重对中医类全科医师的培养。预防医学知识面广，涉及内容多，我们本着"以实用为原则，以够用为度"的原则，考虑到全国地域不同，城乡差异等因素，并考虑到中医师的学科思路与特色而进行编写。

全书正文十三章。在内容安排上强调适合于社区特点、能反映当代疾病预防的新公共卫生概念及全科医师必须掌握的实用的预防医学知识和技能，尤其强调了预防与保健工作必须对社区、家庭和个人有针对性及服务对象的参与性。健康观、三级预防、西医学模式、基本统计学知识、社区常用调查方法、环境与健康、饮食与健康、健康教育与健康促进及传染病、常见慢性病的临床预防服务方法等为本课程的知识要点。

我们希望通过教学，使受培训医师能运用当代预防医学知识和技能，并结合全科医学教学的其他教材，为所服务的社区提供符合居民需求的"六位一体"的卫生服务；通过系统的讲授健康及其影响因素，有关的预防和控制措施为主要内容的基础知识，培养受训医师社区卫生现场调查能力，提高其统计分析水平，为学习后继社区卫生服务及从事科学研究打下基础；通过教学使受训医师了解流行病学与卫生统计学在社区卫生服务中的应用，培养正确的思维方法，提高创新意识。

本教材编写分工如下：绪论由王泓午编写；第一章由杨海军、赖娟编写；第二章由齐宝宁、李静编写；第三章由陈英、张胜利、吴娟、谢赫然编写；第四章由徐刚、吴昇兰编写；第五章由徐芳、李璐、王晓波编写；第六章由刘菲、杨华生编写；第七章由魏高文、杨胜辉、陈丽、董菊编写；第八章由魏高文、蔡琨编写；第九章由宋花玲、饶朝龙编写；第十章由闫国立、王瑾瑾编写；第十一章由吴建军、张志刚编写；第十二章由武松、刘旖、魏兴民编写；第十三章由王成岗、孙娜编写。

《预防医学概论》是国家中医药管理局中医类别全科医师岗位培训规划教材之一，也可以作为高等中医药院校中医学专业五年制学生的必修课教材。

本教材在编写过程中自始至终得到了国家中医药管理局、中国中医药出版社相关领导和兄弟院校的支持和帮助，参考和借鉴了高等医学院校预防医学相关课程教材的体例和资料，在此一并致谢。

限于水平，谬误难免，望同人及读者提出宝贵意见，便于再版时修订提高。

《预防医学概论》编委会

2024 年 6 月

目 录

绪　　论

预防医学是西医学的重要组成部分，预防医学（preventive medicine）、基础医学（basic medicine）和临床医学（clinical medicine）共同构成了医学的三大类学科。

第一节　预防医学的概念、内容及特点

一、概念

预防医学是通过研究环境因素、行为和生活方式、医疗卫生服务、生物遗传因素等对健康的影响、疾病的分布规律，以及健康和疾病之间相互演变规律，以制定维护健康、防控疾病、提高生命质量、延长寿命的对策和措施的一门学科。预防医学是以群体为研究对象，运用医学统计学、流行病学、环境卫生科学、社会和行为科学及卫生管理学等理论和方法来研究影响人群健康和疾病的危险因素，评价致病因素对人群健康的影响，制定疾病防控的科学对策。

二、内容

预防医学的主要内容：①医学模式、健康观与三级预防的策略和措施；②群体健康及其影响因素；③环境因素，包括生物、物理、化学和社会等因素对人类健康的影响；④常用医学统计方法；⑤人群健康研究的流行病学原理和方法，包括调查研究、实验研究、健康状况评价、健康危险因素评价和生命质量评价等；⑥社区卫生服务，特别是疾病的社区卫生防控和人群的社区保健，健康促进和疾病预防；⑦突发公共卫生事件的应急处理及预防。

三、特点

预防医学作为一门独立的学科，具有完整的理论体系。它的基本理论观点有以预防为主的观点、大卫生观点、生态平衡观点、疾病的因果多元性观点、量化研究观点和依法治理观点。正是这些理论观点使预防医学不同于临床医学，具有主动性、普遍性、超前性和效益的滞后性，以及社会性和群众性的特点。其特点可以概括为①工作对象包括个体和群体；②主要着眼于健康人和无症状患者；③研究重点为影响健康的因素与人群健康的关系；④采取的对策更具积极作用，具有较临床医学更大的临床健康效应；⑤研究方法上更注重微观和宏观相结合。与临床医学的区别见图绪 -1 所示。

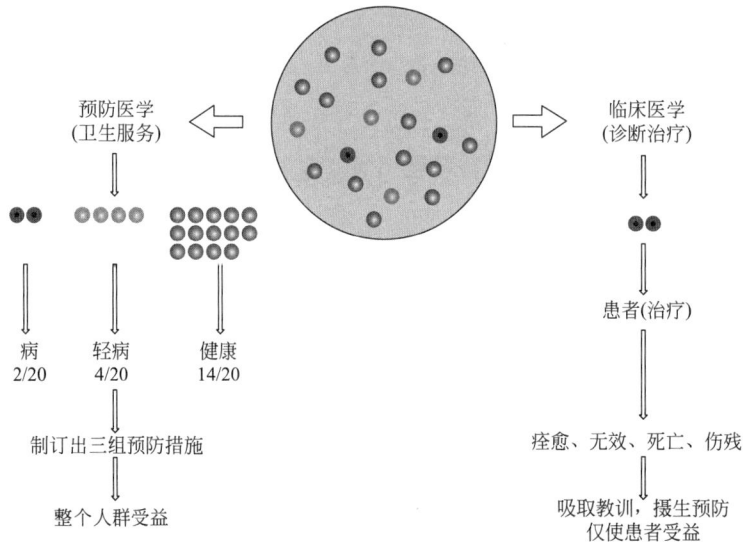

图绪 -1　预防医学与临床医学对人群健康作用的比较

第二节　医学模式与健康观

一、医学模式

医学模式（medicine model）是人类对健康观、疾病观、死亡观等重要医学观念的总体概括，是医学临床实践活动和医学科学研究的指导思想和理论框架。医学模式是医学整体的思维方法，即解释和处理医学问题的方式。它受到不同历史时期的科学、技术、哲学和生产方式等方面的影响。医学模式的发展经历了神灵主义医学模式、自然哲学医学模式、机械论医学模式、生物医学模式及生物 – 心理 – 社会医学模式（bio-psycho-social medical model）五个阶段。这里主要介绍生物医学模式和生物 – 心理 – 社会医学模式。

（一）生物医学模式

西方文艺复兴运动后，医学开始进入实验医学阶段，用生物学的方法研究和解释医学，对人体的形态结构、功能及生理、病理状态下的各种生命现象进行深入研究，致力于寻找每一种疾病特定生理病理变化，发展相应的生物学治疗方法。生物医学模式在保护人类的健康及对医学的进一步发展中，发挥了重要的促进作用，是长期以来在医学科学界占统治地位的思维方式，也是大多数专科医生用以观察、处理问题的基本方法。然而由于该模式对疾病认识的片面性及局限性，造成医务工作者在防控疾病的过程中只注意疾病的生物因素，而忽视了疾病中心理因素与社会因素的主导中介作用。它的特点是只治病，不治患病的人。

（二）生物 – 心理 – 社会医学模式

随着社会经济发展，疾病谱发生了很大改变，用生物医学模式已不能充分地解释现代卫生保健实践中的一系列问题。1979 年，美国医学家恩格尔指出，导致疾病的原因是生物、心理、社会诸方面的，因此，也应该从这几个方面来寻找对抗和治疗疾病的方法。它以系统论为原则，认为人的生命是一个开放系统，通过与周围环境的相互作用，以及系统内部的调控能力，决定健康的状况。其意义在于：①为医学发展指出更明确的方向，拓宽了医学研究的领域，从生物、心理、社会因素出发，对健康和疾病进行综合研究。②揭示了医学的本质和发展规律，从单纯的生物因素扩大到人的社会、心理因素，涉及了人类疾病与健康有关的各种因素，从医学整体出发，提示医生在诊疗疾病时要从生物、心理、社会的三维空间考虑并做出立体诊断。③提示了医疗保健事业改革的必然性。由于疾病谱、死因谱和人口年龄谱的改变，使社区居民的卫生保健需求发生了相应的改变，要求从多方面、多层次积极贯彻预防为主的方针，改革卫生服务，包括扩大服务范围、增加服务内容及服务层面等。这也从客观上反映了人们对高质量医疗卫生服务的需求。它的特点是不但治病，还治患病的人。

二、健康观

健康观，即人们对健康的看法，它经历了以下几个认识阶段。

（一）消极健康观

消极健康观认为："无病就是健康。"此定义的缺陷是仅从表面观察，它忽视了生理、病理和心理方面更复杂的过程，属于生物医学模式。

（二）积极健康观

世界卫生组织（World Health Organization，WHO）宪章中，对健康的定义为："是整个身体、精神和社会生活的完好状态，而不仅仅是没有疾病或不虚弱。"它认为健康是一种"状态"。人的健康状况往往波动于健康与疾病之间的过程中。它的积极意义是更全面地考虑到人们的生物、心理与社会因素对健康和疾病的作用，说明了生物－心理－社会医学模式是符合现代整体医学模式的。这一健康观也包括了综合性保健观念的三级预防。

1986 年第一届健康促进国际会议确定了新公共健康的概念（即《渥太华宪章》），其主要精神为：①制定健康的公共政策；②创造支持性环境；③强化社区性行动；④发展个人技能；⑤调整卫生服务方向。这一《宪章》更具体地反映了人们对身心健康的综合需求及人们对健康的全面理解和追求。

（三）健康权

健康更是人类的一项基本需求和权利，也是社会进步的重要标志和潜在动力。联合国《经济、社会、文化权利国际公约》第十二条对健康权做出规定：健康权是"人人有权享受可能达到之最高标准之身体与精神健康"。核心内容是"任何国家的任何人都不应该生活在健康基线之下"。

（四）影响健康的主要因素

1974 年加拿大卫生与福利部前部长 Marc Lalonde 发表了一篇题为 *A New Perspective on the Health of Canadians* 的著名报告，把影响健康的因素归纳为四大类：人类生物学、生活方式、环境及卫生服务的可得性。在四大因素基础上，社会经济环境和个人因素所占比重最大。

1. 环境因素包括自然环境（物理、化学、生物因素）和社会环境（社会经济、职业、教育、文化等因素）。

2. 行为生活方式包括消费类型、各种有害健康的行为等。

3. 医疗卫生服务包括医疗、预防、康复等机构及社区卫生服务等医疗卫生设施的分配及利用，医疗卫生制度等。

4. 生物遗传因素造成先天性缺陷或伤残。

这四个因素受到国家经济水平和卫生事业发展的影响，同时还取决于社会群体的文化教育素质、精神文明程度、生态平衡的保持、自然资源的利用及人口数量等，它们之间相互影响和相互制约，影响群体的健康水平。

第三节　疾病三级预防策略与公共卫生措施

一、疾病三级预防策略

根据疾病发生发展过程及健康决定因素的特点，把预防策略按等级分类，称为三级预防（three levels of prevention）策略。

（一）第一级预防

第一级预防（primary prevention）即病因预防或根本性预防，是在疾病尚未发生时针对病因采取的预防措施，是预防控制和消灭疾病的根本措施。它包括健康促进和健康保护两个方面。健康促进是创造促进健康的环境，使人群避免或减少对病因的暴露，改变机体的易感性，使健康人免于发病。健康保护是对易感人群实行特殊的保护措施，以避免疾病的发生。把整个人群的普遍预防和对高危人群的重点预防结合起来，既降低整个人群暴露的平均水平，又可消除高危人群的特殊暴露，两者互补可以大大提高效率。

（二）第二级预防

第二级预防（secondary prevention）即临床前期预防，是在疾病潜伏期，为阻止或延缓疾病发展而采取的措施，包括"三早"，即早发现、早诊断和早治疗。要达到三早，需要做好：①定期开展健康检查、疾病普查或筛查以及高危人群重点项目检查，也可以开展自我检查；②宣传教育群众，认识疾病，有病早治；③提高医务人员诊断水平，发展适宜的敏感性高的诊断方法和技术。

（三）第三级预防

第三级预防（tertiary prevention）即临床预防（clinical prevention），是在疾病临床期为减少其危害而采取的措施。目的是防止伤残和促进功能恢复，提高生命质量，降低病死率，包括对症治疗和康复治疗。对慢性病患者通过医学监护，减少疾病的不良作用，预防并发症和伤残；对丧失劳动力或残疾者则通过康复治疗，促进其身心康复，以参加社会活动和延长健康寿命。

对不同类型的疾病，有不同的三级预防策略，但都应强调第一级预防，如职业因素所致疾病、医源性疾病，采取第一级预防，较易见效。若疾病病因是多因素的，要按其特点，通过筛检、及早判断和治疗会使预后较好，如心脑血管疾病、代谢性疾病，除针对其危险因素，致力于第一级预防外，还应兼顾第二级和第三级预防。那些病因不明，又难以察觉预料的疾病，只有实行第三级预防这一途径。

对于传染病，不仅是针对个体的预防，同时也是针对公众的群体预防。如个体的免疫接种达到一定的比例后，就可以保护整个人群。而传染病的"五早"，即早发现、早报告、早隔离、早诊断、早治疗，既阻止其向人群中传播，也是群体预防的措施。

医务工作者是贯彻三级预防的主体，我国除了卫生防疫、妇幼保健系统的人员外，近几年来培养的全科医师和临床医务工作者可共同实现三级预防。

二、公共卫生措施

公共卫生（public health）实践是通过有组织的社会力量，高效率地预防疾病，延长寿命，促进健康的科学和实践。预防医学是公共卫生措施的理论和基础，包括预防性卫生服务（计划生育、妇幼卫生、免疫接种、老年卫生等），预防和控制疾病（突发公共卫生事件的控制、环境中有害因素的控制、传染性疾病和地方病的防控与监测、职业卫生与安全、意外伤害的预防等），促进健康（改变个人不良卫生习惯和行为、促进合理营养、体育锻炼和社会适应、减少精神紧张和社会压力等），卫生管理研究（合理使用卫生资源、改进医疗卫生服务、卫生统计资料的收集与分析、制定卫生法规、卫生机构管理研究、医学教育改革和继续教育等）。

第四节 中医学与预防医学

中医学蕴含着丰富的预防医学思想和观点，主要体现在以下两个方面。

其一，强调整体观念。中医学认为人体是一个有机整体，在预防中注重"天人相应"，认为自然界四时气候的变化，会对人体的生理功能产生影响；同时，人体会对自然界四时气候的影响，做出适应性反应。注重"形神统一"，认为良好的精神状态可使人体阴阳和调，气血流畅，健康无病；而不良的精神情志活动可削弱人体的抗病能力，直接或间接地引发疾病。中医学认为，疾病的发生与内、外环境都有着密切的关系，外环境主要是指生活和工作环境，包括气候变化、地理特点、环境卫生等；内环境主要指人体本身的正气，强弱与体质和精神状态有关。

其二，提出"治未病"的预防为主的疾病一级预防指导思想。强调提高人体正气，以增强抗病能力为主的摄生观点，主张通过顺时调养、饮食调养、精神调养、药物调养、针灸调养和运动调养等摄生措施，保养和维护正气，强壮体质，以预防疾病的发生。当疾病将要发生时，要及早诊治；当疾病发生后，要既病防变；当疾病痊愈后还要病后防复。

预防医学重视预防，强调环境与人群的相互依赖、相互作用和协调发展，以达到预防疾病、促进人群健康和提高生命质量的目的，防控手段以药物、心理、社会的综合防控为主。

两者从医学模式看：中医学强调"整体观"，讲"天人合一""形神统一"，重视自然环境、社会环境对人的影响，这与西医学的"生理－心理－社会医学模式"的观点是一致的。从疾病防控理念看：中医学强调"治未病"，充分体现"预防为主"的医学思想，这与预防医学的"三级预防策略"是一致的，都强调预防的重要性。总之，中医学与预防医学有着相似的医学模式和疾病预防思想，两者存在着很强的互补性（图绪－2）。

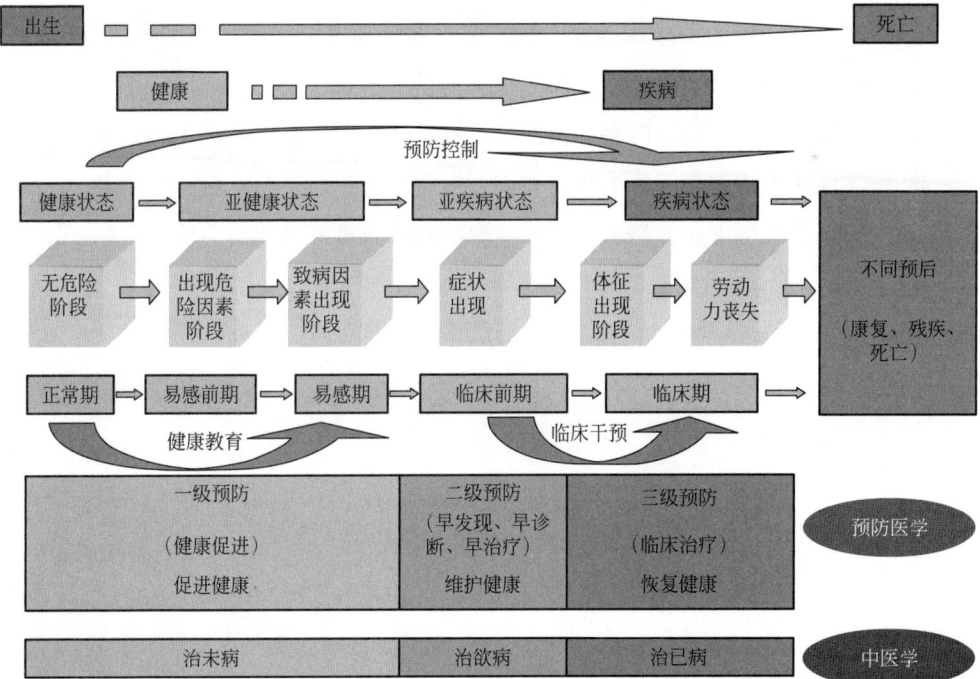

图绪－2 以"健康为中心"的中西医预防医学三级预防策略关系图

第五节　中医类别全科医师学习预防医学的意义

　　1988 年，世界医学教育会议发布了《爱丁堡宣言》，指出"医学教育的目的是培养促进全体人民健康的医生"，为医学教育的改革指明了方向。临床医学五年制本科教育的目标是培养应用型全科医师。全科医师不仅要通晓临床各科疾病及其诊断与治疗的理论与技能，而且要掌握预防医学的理论与技能，特别是社区卫生保健服务中应具备的工作能力，是集预防、医疗、保健、康复、健康教育、计划生育六位一体服务的卫生技术人才。学习预防医学的目的是使应用者了解和掌握预防医学的基础理论、基本知识和基本技能；了解我国以预防为主的卫生工作方针及医学模式与健康观的转变；树立"群体－环境－预防"的大卫生观念和整体医学观念；了解环境因素对人类健康的影响；掌握预防医学的基本方法和社区卫生服务的相关知识，为在今后从事社区医疗卫生服务工作时，能自觉地应用预防医学，进而适应西医学模式的转变，成功地胜任医务工作，奠定理论和方法学基础。学习预防医学的意义在于促进以下几方面能力的提高。

　　1. 完整理解医学目标、内涵，按照"三级预防"原则做好社区卫生服务。

　　2. 树立预防为主观念，掌握预防知识，运用预防手段进行社区卫生服务。

　　3. 改善医学思维方法，培养理性、逻辑性和因果推断的思维方式。

（王泓午）

第一章 生活环境与健康

学习目标

1. 掌握环境的概念；环境污染的概念、种类和来源；环境污染对健康的影响和基本特征。

2. 熟悉环境的构成要素、生态平衡与食物链的概念；环境污染物的转归；生活环境介质对健康的影响。

3. 了解人类与环境的辩证关系。

中医学在 2000 多年前提出"天人合一"的观点。人类与环境之间相互作用、相互制约，又相互依存、相互适应。人类对环境资源的大规模开发及新化学物质的大规模合成应用，日益给环境造成严重破坏，以环境因素为主要病因的疾病所占比重越来越大，给人类健康带来极大的威胁。随着人民生活水平的不断提高和对健康需求的日益增加，人们越来越清晰地认识到环境质量对人群健康的重要性。

第一节 环境概述

一、环境相关概念

（一）环境

世界卫生组织（World Health Organization，WHO）提出，环境（environment）是指在特定时刻由物理、化学、生物及各种社会因素构成的整体状态，这些因素可能对生命机体或人类活动直接或间接地产生现时或远期作用。根据环境构成因素属性的不同，环境分为两大部分，即自然环境（natural environment）和社会环境

（social environment）。

1. 自然环境

自然环境指围绕着人群的立体空间及其中可以直接或间接影响人类生活、生产的一切物质、能量的总体。根据受到人类活动影响的程度的不同，自然环境又分为原生环境（primary environment）和次生环境（secondary environment）。原生环境与次生环境的定义及对健康的影响见表1-1。

2. 社会环境

社会环境指人类生产、生活和社会交往等活动过程中建立起来的上层建筑体系，它由政治、经济、文化、人际关系、社会心理因素等构成。

表1-1　原生环境与次生环境比较

	原生环境	次生环境
定义	天然形成，未受或少受人为因素影响的环境	人类活动影响下形成的环境
对健康有益作用	清洁的空气、水、土壤及适宜的阳光照射和小气候	改造环境时重视生态平衡，则优于原生环境，更适合人类生存
对健康不良影响	水、土壤中某种微量元素的分布不均衡，可引起生物地球化学性疾病	改造环境时破坏生态平衡，造成环境污染

（二）生物圈

生物圈（biosphere）指有正常生命存在的地球部分，具体为海平面以下约12km到海平面以上约10km的范围，主要由大气圈（aerosphere）、水圈（hydrosphere）、土壤圈（pedosphere）和岩石圈（geosphere）组成，是人类生存必要的基本物质条件。

（三）生态系统

生态系统（ecosystem）指人类或生物群落与周围环境相互作用，通过物质循环、能量交换和信息流动所共同构成的功能系统。

（四）生态平衡

生态平衡（ecological balance）指在一定时间内，生态系统中的生产者、消费者和分解者，生物群落与非生物环境之间，物质和能量的输出和输入，生物性种群和数量以及各种群之间的比例，始终保持着一种动态平衡关系。

（五）食物链

食物链（food chain）指在生态系统中，一种生物被另一种生物吞食，后者再被第三种生物所吞食，是生物间以食物连接起来的链锁关系。食物链是生态系统中物质、能量及信息流动、传递、交换和循环的一种重要方式，在维持生态平衡中起着重要作用。

（六）环境的构成因素

根据环境构成因素属性的不同，构成因素可分为物理因素、化学因素、生物因素、社会心理因素。

1. 物理因素

物理因素（physical factors）指充足的阳光、适宜的微小气候（空气的温度、湿度、气流和热辐射等），是人类生存的必要条件。

2. 化学因素

化学因素（chemical factors）是大气、水和土壤等自然环境中含有各种无机和有机化学物质，其成分复杂、种类繁多。含量适宜、组成相对稳定的化学成分是保证人类生存和正常生命活动必不可少的前提条件。

3. 生物因素

整个自然环境是一个以生物体为主，由有机界和无机界构成的整体。生物因素（biological factors）包括动植物和昆虫、微生物和寄生虫等。

4. 社会心理因素

社会心理因素（social psychological factors）包括政治、经济、文化、教育、家庭和生活方式等，亦与人类健康息息相关，往往会通过对自然环境的影响及其相互作用而影响人类健康。

二、人类与环境的辩证关系

环境创造了人类，人类也不断地适应环境，并在此基础上主动地改造环境。

（一）人与环境的统一性

在人类生态环境中，人体通过新陈代谢与周围环境之间不断地进行着物质、能量和信息的交换，同时又不断地进行自我调节，保持动态平衡。两者成为不可分割的统一体，从而实现了人与环境的统一。

（二）人对环境的适应性

在人类长期进化发展过程中，各种环境条件是经常变动的，多种环境因素呈现出相加、独立、协同或拮抗的联合作用。当环境条件发生对人体"有利"或"有害"的改变时，人体形成一定的调节功能以适应环境状态的变动。

（三）人改造环境的能动性

人类不但具有适应环境、认识环境的主观能动性，而且能够利用环境中的有利因素，避免不利因素，改善生存环境，提高生命质量，但这种主观活动也会对环境造成一些不良影响，导致环境质量下降、恶化。

第二节　环境污染概述

由于自然环境因素改变或受人类生产、生活活动影响，造成环境质量下降，甚至发生环境污染。

一、环境污染及其转归

（一）环境污染的概念

1. 环境污染

环境污染（environmental pollution）指各种人为或自然的有害物质、因素进入环境，超过了环境的自净能力，使环境的组成成分或状态发生改变，扰乱和破坏了生态系统和人类生产生活条件，造成环境质量恶化，对人群或生物的健康造成了直接、间接或潜在的有害影响的现象。

2. 环境污染物

环境污染物（environmental pollutant）指进入环境并能够引起环境污染的物质或因素。

3. 公害

公害（public nuisance）指由于人类活动而引起的环境污染和生态系统破坏，对公众安全、健康、生命、财产，以及生产和生活造成的严重危害。

4. 环境公害事件

环境公害事件（public nuisance events）是因环境污染造成的在短期内人群大量发病和死亡的事件（表1-2）。

表1-2　20世纪十大环境公害事件

名称	主要污染物	中毒情况	发生时间及地点	致害原因
马斯河谷事件	烟尘及二氧化硫	几千人中毒、60人死亡	1930年12月1～5日发生在比利时马斯河谷工业区	二氧化硫进入肺部
洛杉矶光化学烟雾事件	光化学烟雾	65岁以上老人死亡400人	1943年5～10月发生在美国洛杉矶市	石油工业排出的废气和汽车尾气在强烈的阳光作用下产生的光化学烟雾

名称	主要污染物	中毒情况	发生时间及地点	致害原因
多诺拉烟雾事件	烟雾及二氧化硫	4天内43%的居民患病，20余人死亡	1948年10月发生在美国多诺拉镇	二氧化硫、三氧化硫等硫化物附在烟尘上，被吸入肺部
伦敦烟雾事件	烟尘及二氧化硫	4天内死亡4000人	1952年12月5～8日发生在英国伦敦	硫化物和烟尘生成气溶胶被吸入肺部
水俣事件	甲基汞	截至1972年有近200人患病，50余人死亡，20多个婴儿神经系统受损	1953～1961年发生在日本九州南部熊本县水俣镇	工厂含汞废水排入水俣湾，使海鱼体内含有甲基汞，当地居民食鱼而中毒
四日市事件	二氧化硫、煤尘等	500多人患哮喘病，有30余人死亡	1955年发生在日本四日市	烟尘及二氧化硫被吸入肺部
米糠油事件	多氯联苯	受害者达万人以上，死亡近20人	1968年发生在日本九州爱知县等23个县府	食用含有多氯联苯的米糠油
富山事件（痛痛病）	镉	截至1968年有300人患病，有100多人死亡	1931～1975年发生在日本富士县神通川流域	食用含镉的米和水
博帕尔事件	甲基异氰酸酯	死亡2万人，受害20多万人，5万人失明，孕妇流产或产下死婴，数千头牲畜被毒死，受害面积达40km²	1984年12月3日发生在印度博帕尔市	美国联合碳化物公司在印度博帕尔市的农药厂因管理混乱，操作不当，致使地下储罐内剧毒的甲基异氰酸酯因压力升高而爆炸外泄
切尔诺贝利核泄漏事件	放射性物质	31人死亡，237人受到严重放射性伤害，而且在20年内还将有3万人可能患上癌症。核电站周围的庄稼全部被掩埋，距电站7km内的树木全部死亡，此后半个世纪10km内不能耕作放牧，100km内不能生产牛奶	1986年发生在苏联乌克兰基辅市的切尔诺贝利核电站	由于管理不善和操作失误，4号反应堆爆炸起火，致使大量放射性物质泄漏

5. 公害病

公害病（public nuisance disease）指人类活动造成严重环境污染引起公害所发生

的地区性疾病。公害病不仅是一个医学概念，而且具有法律意义，须经鉴定和国家法律认可，如日本1974年施行《公害健康被害补偿法》，确认水俣病、痛痛病、四日市哮喘病、米糠油事件所致多氯联苯中毒等为公害病，规定了有关诊断标准和赔偿法。

（二）环境污染物种类

1. 物理性污染物

物理性污染物（physical pollutants）如气象灾害、极端天气、噪声、振动、热、微小气候、电离辐射、电磁辐射等物理因素均可能造成不同程度的环境污染。

2. 化学性污染物

化学性污染物（chemical pollutants）主要来源于人类生产生活活动产生、排放的各种化学性有毒有害物质，主要种类包括粉尘、有毒气体、重金属、农药、化肥等。化学性污染物是全球环境污染的主要来源。

3. 生物性污染物

生物性污染物（biological pollutants）主要包括细菌、真菌、病毒、寄生虫及虫卵、支原体、原虫、有毒动植物和生物性变应原（如植物花粉、真菌孢子、尘螨和动物皮屑）等。

（三）环境污染物来源

1. 生产性污染

生产性污染（productive pollution）包括工业"三废"（废水、废气和废渣）、农药、化肥、农用抗生素残留等。

2. 生活性污染

生活性污染（domestic pollution）包括生活"三废"（人畜粪便、生活垃圾、生活污水）等。随着人口数量的不断增长和消费水平的提高，生活性污染物的产量不断上升，成为城市污染的重要来源。

3. 其他污染

其他污染包括交通、医源性、电离辐射和电磁辐射，以及森林火灾、水灾、地震、火山爆发和泥石流等。

（四）环境污染物转归

环境污染物转归（lapse）是指污染物排放到环境后，经过物理、化学和生物学作用，在环境中发生迁移、转化和降解的过程。化学物在环境介质中，还可以通过化学或生物学作用转变成另一物质，即化学物的转化，包括化学转化（chemical conversion）和生物转化（bioconversion）两种主要方式。

二、环境污染对人群健康的影响

污染物持续存在或大量出现，超出环境自净能力的限度就会导致环境污染。环境污染物进入环境介质之后，首先通过扩散和对流等方式在单一介质（大气、土壤或水）内迁移，然后进入其他环境介质和生物体内，进行不同介质间的迁移和生物性迁移。生物性迁移主要通过食物链和食物网进行，在这一过程中，生物体内化学物质的浓度会随着营养级的提高而逐步增大，即为生物放大作用（bio-magnification），也称生物富集作用（biological concentration），尤其在高位营养级的生物体内，这种储存和蓄积更为明显。由于人类多处在食物链的高位，且具有杂食性，所以这种作用的危害就更大。

（一）环境污染对人群健康影响的分类

1. 急性毒性作用

急性毒性作用（acute toxic effect）指机体一次性大剂量接触或在短时间内多次接触较高浓度的环境化学污染物引起的快速而强烈的中毒反应，多为突发事件。如各种烟雾事件、急性职业中毒事件。

2. 慢性毒性作用

慢性毒性作用（chronic toxic effect）指环境化学物低浓度、长时间反复作用于人生命周期的大部分时间，甚至终生作用于机体所引起的损害作用。由于环境污染的特征，此类作用在环境污染的危害中更为常见。同时，由于污染物浓度往往较低，起病缓慢，作用不明显，因而很容易被忽视。其主要类型如下。

（1）非特异性影响：在环境污染物长时间作用下，机体生理功能、免疫功能受到显著影响，对病原生物感染的易感性增加，健康状况逐步下降，表现为人群中多发性慢性疾病患病率、死亡率增加，劳动能力下降，儿童生长发育受到影响。

（2）直接造成某些慢性疾患：如与大气污染物长期作用和气象因素变化有关的慢性阻塞性肺疾病（chronic obstructive pulmonary disease，COPD）。

（3）持续性蓄积危害：多由于毒物本身在体内的蓄积（物质蓄积）或毒物对机体的微小损害逐次累积（功能蓄积）所致。环境中有些污染物进入人体后能较长时间贮存在组织和器官中，主要有两类：①铅、镉、汞等重金属及其化合物；②脂溶性强、不易降解的有机化合物，称为持久性有机污染物（persistent organic pollutants，POPs）。

3. 特殊毒性作用

包括下述四个方面。

（1）致癌作用（carcinogenesis）：恶性肿瘤是人类健康的重大威胁，在人类死因构成顺位中早已位居前列。肿瘤是一种与环境相关的疾病，已获证明的环境致癌因素：①物理因素：包括电离辐射、紫外线等；②化学因素：苯并芘、砷化物及其代谢物、黄曲霉毒素、石棉等；③生物因素：幽门螺杆菌、EB病毒、乙肝病毒、丙肝病毒、人乳头瘤病毒等。据统计，在这三种环境致癌因素中，化学因素的比例可以高达90%左右。

（2）致畸作用（teratogenesis）：致畸作用是胚胎毒性的一种主要表现形式。尽管遗传因素对人类出生缺陷的发生有重要影响，但是环境因素对生殖细胞遗传物质的损伤、对胚胎发育过程的干扰和对胚胎的直接损害等对出生缺陷的发生也具有不可忽视的作用。环境致畸因素包括物理因素（如电离辐射）、化学因素（如促雄性激素、甲苯）、生物因素（如风疹病毒、弓形虫和梅毒螺旋体等）。

（3）致突变作用（mutagenesis）：致突变作用可分为基因突变和染色体畸变。突变发生后，其遗传学后果取决于化学物所作用的靶细胞是体细胞还是生殖细胞。体细胞突变，出现异常增殖，其后果有肿瘤、衰老、动脉粥样硬化及致畸等；而生殖细胞突变则可引起遗传病和生殖毒性，表现为不孕、早产、胚胎死亡、畸胎、胚胎功能不全及生长迟缓等。

（4）免疫功能受损：环境污染物对机体免疫功能的影响主要有以下两个方面：①化学污染物进入人体后，可以作为抗原与体内其他物质结合形成致敏原，从而引起机体发生变态反应性疾病，如生产车间的粉尘、染料、显影剂等。②某些环境污染物造成机体的免疫功能抑制，如电离辐射、农药等。

4. 环境内分泌干扰物危害

环境内分泌干扰物（environmental endocrine disrupting chemicals，EDCs）危害指具有类似激素作用，可模拟或对抗天然激素生理、生化作用，干扰或抑制生物体内分泌、神经和免疫系统等诸多环节的功能，从而对机体或后代产生可逆或不可逆有害效应的一类外源性物质。

（二）环境污染对人群健康影响的基本特征

环境污染对人类健康影响呈现出以下特征：①受害人群广泛；②对健康的影响持续时间长；③污染物来源广，种类多；④污染物对人体的作用复杂：既可以作用于局部，也可以造成全身反应；作用方式有急性作用，也有慢性作用等；⑤污染物浓度往往较低，慢性作用的因果关系不明显，且混杂因素太多，所以真正的致病因素很容易被忽视。

三、环境污染的防控

（一）制定并完善环境保护法律和法规

保护环境已成为我国的一项基本国策，我国已经颁布了《中华人民共和国环境保护法》等 12 部主要环境保护法规和《工业"三废"排放试行标准》等 17 部环境保护标准。

（二）加强环境保护的行政管理

认真贯彻有关法律、法规、标准及方针政策，积极推行防控技术，严格控制污染物排放。

（三）加强环境科学技术研究，采用先进的污染防控技术

合理布局、改革工艺、综合利用、净化处理，以减少污染物的排放量。

（四）开展教育，提高全民环境保护意识

通过教育，使人们正确认识发展经济与保护环境的关系，增强保护环境的社会责任感和道德水平，自觉执行环保法规、政策、方针、条例，共同创造优美的环境。

第三节　生活环境介质与健康

生活环境介质指空气、土壤、水、化学品、机械力、射线和微生物等，它们对人体健康影响的模式十分复杂。这里主要阐述大气、水、土壤、住宅、家用化学品及地球化学因素与健康的关系。

一、大气环境与健康

（一）大气环境的卫生学特征

1. 太阳辐射（solar radiation）

（1）紫外线（ultraviolet radiation，UV）：不同波长具有不同的生物效应。适量的紫外线具有抗佝偻病、杀菌和免疫增强作用，但长期过强的紫外线照射可致日光性皮炎和光电性眼炎，甚至白内障和皮肤癌等。

（2）红外线（infrared radiation）：热效应是其生物学作用的基础，适量的红外线可促进人体新陈代谢和细胞增生，具有消炎和镇静作用；过强则可引起日射病和

红外线白内障等。

（3）可见光（visible light）：通过视觉器官改变人体的紧张及觉醒状态，使机体的代谢、脉搏、体温、睡眠和觉醒等生理现象发生节律性变化。

2. 气象因素

气象因素包括气温、气湿、气压、气流等，它们与太阳辐射综合作用于机体，与人类疾病的发生及环境污染物的扩散等有关。

3. 空气离子化（air ionization）

在某些外界因素（如宇宙射线或瀑布、海浪冲击）的作用下，空气中的分子或原子的外层电子逸出，形成带正电的阳离子即空气正离子，游离电子与中性分子或原子结合成阴离子即空气负离子，这种产生空气正负离子的过程叫空气离子化。我国提出清洁空气中负离子数在 $10^3/cm^3$ 以上，重轻离子数之比应小于 50。一般认为，一定浓度下的空气阴离子对机体具有镇静、催眠、镇痛、镇咳、降压等作用。海滨、森林、瀑布附近等环境中，大气中阴离子含量较多，有利于机体健康。

（二）大气污染对健康的危害

大气污染（air pollution）是指由于人为或自然原因，使一种或多种污染物混入大气中，并达到一定浓度，超过大气自净能力，致使大气质量恶化，对居民健康和生活条件造成了危害，对动植物产生了不良影响的空气状况。大气污染包括自然污染（natural pollution）和人为污染（anthropogenic pollution）。

1. 大气污染来源

大气污染来源主要包括工业生产、交通运输、生活炉灶等，详见表1-3。

表1-3　空气污染物的主要来源

来源	主要有害物质
工业废气	CO、CO_2、SO_x、NO_x、醛类、碳粒、多环芳烃等
交通运输	颗粒物（炭黑、焦油、多环芳烃、四乙基铅等）、气态物质（CO、NO_x、碳氢化合物、SO_2等）
生活炉灶／采暖炉灶	烟尘、SO_2、CO等

2. 大气污染对健康的危害分类

（1）大气污染对健康的直接危害

①急性中毒：大气污染物的浓度在短期内急剧升高，使周围人群吸入大量污染物而引起急性中毒。主要由烟雾事件和生产事故引起。

烟雾事件是大气污染造成急性中毒的主要类型，根据烟雾形成的原因，分为煤烟型烟雾事件（coal smog，如伦敦烟雾事件）和光化学型烟雾事件（photochemical smog，如洛杉矶光化学烟雾事件）。

②慢性炎症：长期吸入大气污染物可引起眼部及呼吸系统的慢性炎症，如结膜炎、咽喉炎、气管炎等，严重的可引起慢性阻塞性肺疾病。

③变态反应：大气中某些污染物如甲醛、石油制品的分解产物、某些洗涤剂等均具有致敏作用，使机体发生变态反应。如日本四日市哮喘事件。

④致癌作用：大气污染是肺癌发生的重要原因之一。有致癌危险性的大气污染物包括苯并芘［B（a）P］、石棉、砷、镍、铬等及可吸入颗粒物。

⑤降低机体免疫力：大气污染可使居民尤其是儿童机体免疫力下降，导致非特异性疾病患病率上升。

（2）大气污染对健康的间接危害

①产生温室效应（greenhouse effect）：大气层中的某些气体能吸收地表放射的热辐射，使大气增温，从而对地球表面起到保温作用而使全球气候变暖，称为温室效应。CO_2 是常见的温室气体，此外还有 CH_4、N_2O、O_3 和氯氟烃等。

②形成酸雨：酸雨，指 pH 小于 5.6 的酸性降水，包括雨、雪、雹、雾等。酸雨形成原因主要是大气中的 SO_2、NO_x 等污染物溶于水汽中，经氧化、凝结而成。我国酸雨污染主要发生在长江以南地区。酸雨的主要危害包括土壤酸化、水体酸化及腐蚀建筑物、破坏输水管网、使水质恶化等。

③破坏臭氧层：人类生活、生产排放的氯氟烃、氮氧化物，可与 O_3 反应破坏臭氧层，甚至形成臭氧层空洞。臭氧层空洞形成后，减少了臭氧对短波紫外线的吸收和阻挡，可导致人群中皮肤癌、白内障的发病率增加。

④形成大气棕色云团（atmospheric brown clouds，ABC）：大气棕色云团是指以细颗粒物（$PM_{2.5}$）为主，悬浮于大气对流层中的大片污染物。棕色云团中的细颗粒物对人类健康危害极大，可吸收太阳的直射光或散射光，影响紫外线的生物学活性，可致儿童佝偻病的发病率增加，某些通过空气传播的疾病易于流行。此外，ABC 的组分还能降低能见度，使交通事故频发。

（三）防控措施

1. 科学规划

合理安排工业布局，调整工业结构；加强局部污染源的管理；完善城市绿化系统。

2. 改进工艺和防护措施

改善能源结构；控制机动车尾气排放污染；改进生产工艺，减少废气排放。

3. 贯彻执行大气卫生标准

大气卫生标准是大气中有害物质的法定最高限值，是防止大气污染、保护居民健康、评价大气污染程度、制订大气防护措施的法定依据。

二、水环境与健康

水是构成自然环境的重要介质，由于水资源数量和再生速度有限，且其分布极不均匀，加上过度使用和环境污染日益加重，饮用水资源短缺和污染已成为世界主要问题之一。

（一）水资源种类及其卫生学特征

1. 降水

降水（precipitation）指雨、雪、雹水。其水质较好、矿物质含量较低，但水量无保证，水质主要受大气污染和降水来源地的影响。

2. 地表水

地表水（surface water）是降水在地表径流和汇集后形成的水体，包括江河水、湖泊水、水库水等。其水质一般较软，含盐量较少，但因流经地区的地质环境条件、人类活动等因素的不同，化学特征有所不同。由于直接暴露于地表，故最易受到污染。

3. 地下水

地下水（underground water）是由于降水和地表水经土壤地层渗透到地面以下而形成的。一般情况下，地下水比地表水水质好，但矿化度高，多属硬水，一旦被污染，其自净能力较差。

（二）水污染物种类及来源

水污染（water pollution）指人类活动排放的污染物进入水体后，超过了水体的自净能力，使水质和水体底质的理化特性和水环境中的生物特性、种群及组成等发生改变，影响水的使用价值，造成水质恶化，危害人体健康或破坏生态环境的现象。常见水体污染物分类、污染标志及来源见表1-4。

表1-4　水体污染物分类、污染标志及来源

污染类型			污染物	污染标志	污染来源
物理性污染	热污染		热的冷却水	升温、缺氧或气体饱和、热富营养化	动力电站、冶金、石油、化工等
	放射性污染		铀、钚、锶、铯	放射性污染	核研究生产、核试验、核医疗、核电站
	表观污染	浑浊度	泥、沙、渣、屑、漂浮物	浑浊	地表径流、农田排水、生活污水、大坝冲沙、工业废水

污染类型		污染物	污染标志	污染来源
物理性污染	表观污染（水色）	腐殖质、色素、染料、铁、锰	染色	食品、印染、造纸、冶金等工业污水和农田排水
	表观污染（水臭）	酚、氨、胺、硫醇、硫化氢	恶臭	污水、食品、制革、炼油、化工、农肥
化学性污染	酸碱污染	无机或有机酸碱	pH异常	矿山、石油、化工、化肥、造纸、电镀、酸洗等工业、酸雨
	重金属污染	汞、镉、铬、铅、锌等	毒性	矿山、冶金、电镀、仪表、颜料等工业排水
	非金属污染	砷、氰、氟、硫、硒等	毒性	化工、火电站、农药、化肥等工业
	需氧有机物污染	糖类、蛋白质、油质、木质素等	耗氧、缺氧	食品、纺织、造纸、制革、化工等工业、生活污水、农田排水
	农药污染	有机氯农药、有机磷农药等	严重时水中无生物	农药、化工、炼油等工业、农田排水
	易分解有机物污染	酚类、苯、醛类	耗氧、异味、毒性	制革、炼油、化工、煤矿、化肥等工业，污水及地表径流
	油类污染	石油及其制品	漂浮和乳化、增加水色	石油开采、炼油、油轮等
生物性污染	病原体污染	各种病原体	致病	医院、屠宰、畜牧、制革等工业、生活污水及地表径流
	真菌污染	真菌霉素	毒性、致癌	制药、酿造、食品、制革等工业
	藻类污染	磷、氮	富营养化、恶臭	化肥、化工、食品等工业、生活污水、农田排水

（三）水污染引起的健康危害

1. 物理性污染的危害

常见的有热污染、放射性污染等。热污染是指天然热能或人类的生产或生活活动过程中产生的废热进入水体造成的污染。大量含热废水持续排入水体使水温升高，造成水环境发生的一系列物理、化学和生物学变化，如核电站冷却水的排放造成附近水体平均温度升高，从而对水体生物产生不良影响。

2. 化学性污染的危害

化学性污染可分为无机污染物污染和有机污染物污染，包括汞、砷、铬、酚、多氯联苯及农药等，可通过饮水或食物链传递进入人体内，使人体发生急、慢性中毒。

3. 生物性污染的危害

水体受生物性污染的范围很广，主要表现为介水传染病和水体富营养化对健康的影响。

（1）介水传染病（water-borne communicable diseases）：通过饮用或接触受病原体污染的水，或食用被这种水污染的食物而传播的疾病，又称水性传染病。常见的介水传染病有霍乱、伤寒、痢疾、甲型病毒性肝炎、隐孢子虫病等肠道传染病及血吸虫病、贾第虫病等寄生虫病。

（2）水体富营养化（eutrophication）：含有大量氮、磷等营养物质的污水进入湖泊、河流、海湾等缓流水体，引起藻类及其他浮游生物迅速繁殖、水体溶解氧下降，水质恶化，鱼类及其他生物大量死亡的现象。由于占优藻类的颜色不同，该现象出现在海湾中称为赤潮（red tide），出现在江河湖泊中称为水华（water bloom）。

（四）生活饮用水水质标准与卫生防护

1. 生活饮用水水质标准

生活饮用水水质标准是保证饮用水安全，保护人民身体健康的一项标准，也是卫生部门开展饮用水水质监测和评价的依据。我国《生活饮用水卫生标准》（GB 5749—2006）规定了水质指标106项，包括42项常规指标和64项非常规指标，并规定生活饮用水水质应符合5条原则性基本卫生要求：水体中不得含有病原微生物；水中化学物质不得危害人体健康；水中放射性物质不得危害人体健康；水的感官性状良好；生活饮用水应经消毒处理。

2. 水的净化和消毒

一般情况下，各种天然水源水质不能满足生活饮用水水质标准的要求，为此需要净化和消毒处理后才能饮用。饮用水常规净化工艺过程包括混凝沉淀（或澄清）、过滤、消毒。

（1）混凝沉淀：天然水中的细小颗粒，特别是胶体微粒，难以自然沉淀，因此需加混凝剂才能将细微颗粒凝聚成较大颗粒而沉降，此过程叫混凝沉淀。目的是降低水中的悬浮物、胶体颗粒和细菌。

（2）过滤：过滤指浑水经过石英砂等滤料层，以截留水中悬浮杂质和微生物等的净水过程。

（3）消毒：消毒指杀灭外环境中病原微生物的方法，使水质符合饮用水各项细菌学指标的要求，防止介水传染病的发生和传播，维护人群健康。目前我国饮用水消毒的方法主要有氯化消毒、二氧化氯消毒、紫外线消毒和臭氧消毒等，应用较广的是氯化消毒（chlorination）。氯化消毒是饮用水较有效的消毒方法，供消毒的主要有氯气、漂白粉和漂白粉精等。

三、土壤环境与健康

（一）土壤特征

土壤是指地壳表面的岩石经过长期风化和生物学作用而形成的由矿物质、有机质、水分和空气等组成的地球陆地表面的疏松部分。土壤由土壤颗粒、土壤中的空气和水分构成。

（二）土壤污染方式

人类生产和生活活动中排出的有害物质进入土壤，影响农作物生长发育，直接或间接危害人畜健康的现象称为土壤污染（soil pollution）。土壤污染主要来源于工业污染、生活污染、农业污染和交通污染等方面。各种污染物污染土壤方式包括气型污染、水型污染和固体废弃物污染。

（三）土壤污染对健康的影响

1. 重金属污染

重金属污染是土壤无机物污染中比较突出的内容，重金属污染物如汞、镉、铅、砷等进入土壤后难以被微生物分解、净化，长期积累到一定程度通过土壤 – 植物系统及食物链途径进入人体而危害健康。

2. 农药污染

农药污染土壤可引发急性中毒，可造成免疫功能改变、内分泌系统损害、生殖效应危害，甚至产生致突变、致畸、致癌的作用。

3. 生物性污染

土壤的生物性污染是当前土壤污染的重要危害，影响面广，可引起肠道传染病、寄生虫病、钩端螺旋体病、炭疽病、破伤风和肉毒中毒等。

（四）土壤卫生防护

（1）加强对工业"三废"的治理。

（2）合理选择和施用农药与化肥，大力发展生态农业。

（3）加强对生活垃圾和粪便的无害化处理和利用。

（4）加强工业废水、医院污水的处理。

四、住宅与健康

住宅（residential building）是生活环境的重要组成部分，是人们为了充分利用自然环境和人为环境中的有利因素，防止其不良影响而创造的生活居住环境。住宅卫生状况的好坏与健康有着密切关系。

（一）住宅的基本卫生要求

（1）微小气候适宜：微小气候（microclimate）主要由气温、气湿、气流和热辐射这四个气象因素构成，对于机体的热平衡具有明显影响。

（2）采光照明良好。

（3）空气清洁卫生：应避免室内外各种污染源对室内空气的污染。

（4）隔音性能良好：应避免室外及相邻居室的噪声污染。

（5）卫生设施齐全：应有上、下水道和其他卫生设施。

（6）环境安静整洁：应保证休息、睡眠、学习和工作。

为实现上述基本卫生要求，住宅设计时应充分考虑平面配置（住宅的朝向、间距和各类房间的配置）和卫生规模（容积、净高、面积和进深）等。

（二）住宅微小气候对健康的影响

微小气候对人体健康影响反映在热代谢过程中。人体在代谢过程中产生热，同时也不断地通过传导、对流、辐射和蒸发等方式与外界环境进行热交换以达到热平衡。

长期处于不良微小气候中可使机体抵抗力下降，诱发疾病。反映微小气候对人体影响常用生理指标：皮肤温度（皮温）、体温、脉搏、出汗量和温热感等。

（三）室内空气污染对健康的影响

室内空气污染研究成为目前环境卫生学研究的热点之一，研究表明现代人75%以上的时间在室内活动，尤其是老、幼、弱、病者。由于建筑物密闭程度高、室内污染物不易排出等原因，室内空气污染和健康的关系更为直接和密切。

1. 室内空气污染的来源

室内空气污染的来源可分为室内来源和室外来源，具体包括燃料燃烧和烹调油烟、室内人群的活动、建筑材料和装饰材料、家用化学品、室内生物性污染、家用电器的电磁辐射及室外空气污染等。

2. 室内空气污染物的种类及危害

室内空气污染物的种类主要包括化学性、物理性、生物性和放射性四大类，它们往往相互关联，共同存在。常见室内空气污染物和污染源及其危害，见表1-5。

表1-5　常见室内空气污染物和污染源及其危害

污染物	污染物来源	健康危害
二氧化碳	燃料的燃烧、吸烟、人体代谢活动等	呼吸中枢、全身
一氧化碳	燃料的燃烧、吸烟等	中枢神经、心血管系统、全身
二氧化氮	燃料的高温燃烧、吸烟、室外空气污染等	呼吸道的影响、全身
二氧化硫	含硫燃料的燃烧、吸烟等	黏膜刺激、呼吸道的影响、致敏、促癌等
可吸入颗粒物	木材和煤球燃烧、吸烟、室外空气污染等	黏膜刺激、呼吸道的影响等
甲醛	燃料的燃烧、吸烟、建筑装修材料、家用化工产品等	嗅觉、皮肤、黏膜刺激、呼吸道刺激、全身
总挥发性有机物（TVOC）	建筑材料、装饰材料、家用有机化工产品、燃料的燃烧、油烟、吸烟等	嗅觉、刺痛感、黏膜刺激、呼吸道症状、神经毒性作用、全身
微生物	尘螨、真菌、花粉，以及人和动物的皮、毛、屑等	过敏、呼吸道症状
氡及其子体	房屋地基及建筑材料等	肺癌等

3. 室内空气污染引起的疾病

室内空气污染引起的疾病包括病态建筑物综合征（sick building syndrome，SBS）、建筑物相关疾病（building related illness，BRI）和化学物质过敏症（multiple chemical sensitivity，MCS）等。

（四）室内空气污染的防护措施

（1）建立健全室内空气质量标准。

（2）强化建筑施工工程室内环境质量管理，实施环境竣工验收检测制度。

（3）加强能源利用管理，形成科学的能源结构。

（4）合理使用空调设备，定期清洗或更换。

（5）加强健康教育。

五、家用化学品与健康

家用化学品是指用于家庭日常生活和居住环境的化学产品，包括化妆品、家用杀（驱）虫剂、洗涤剂、化学消毒剂、黏合剂、涂料等。随着社会经济的发展，进入人们日常生活和居住环境的化学品品种和数量不断增多，已成为一种重要的环境因素。

（一）化妆品

化妆品（cosmetic）是指以涂抹、喷洒或其他类似方法，施于人体表面任何部位（皮肤、毛发、指甲、口唇、口腔黏膜等），以达到清洁、保养、美化、修饰和改变外观，或修正人体气味，保持良好状态为目的的产品。

1. 化妆品对皮肤的不良影响

（1）刺激性接触性皮炎（irritant contact dermatitis，ICD）是化妆品引起皮肤损伤中常见的病变，由化妆品理化性质刺激引起的皮肤局部、表浅的渗出性炎症反应。其发生与化妆品原料含有的原发性刺激物、pH、污染变质、施用者自身皮肤的敏感性有关。

（2）化妆品痤疮（cosmetics acne）是由化妆品使用不当引起的面部痤疮样皮疹，是仅次于接触性皮炎的常见化妆品皮肤病。

（3）化妆品光感性皮炎（photosensitive dermatitis induced by cosmetics）是指使用化妆品后，化妆品中光感物质经过光照而引起皮肤黏膜的炎症性反应，又分为光变应性接触性皮炎（photoallergic contact dermatitis，PCD）和光毒性皮炎（phototoxic dermatitis）。

（4）变应性接触性皮炎（allergic contact dermatitis，ACD）是化妆品中含有的变应原作用于机体免疫系统所产生的 T 细胞介导的皮肤迟发型变态反应。

（5）化妆品皮肤色素异常（skin discolouration）指应用化妆品引起的皮肤色素沉着或色素脱失，其中以色素沉着为多见。

此外，化妆品的使用还可引起毛发、甲和眼等其他部位或器官的损害。

2. 化妆品微生物污染的危害

（1）一级污染是指化妆品原料本身或生产过程中发生的微生物污染。

（2）二级污染是指化妆品启封后，使用或存放过程中发生的微生物污染，包括手部接触化妆品后将微生物带入，空气中的微生物落入而被污染。

3. 化妆品的其他危害

化妆品中某些特殊组分或污染物（如溶剂、重金属）可能具有一般毒性、致癌、致畸和致突变作用，如致癌物质亚硝基二乙醇胺、丙二醇等；另外，某些特殊成分如雌性激素类物质还可能引起儿童假性性早熟症状。

4. 危害的预防

正确选择、使用和保存化妆品，还要考虑一些其他影响因素：①外部环境因素，如温度、湿度；②个体因素，如皮肤的敏感性、过敏体质等；③正确使用方法，如使用频率等。

（二）其他家用化学品

1.家用杀（驱）虫剂

家用杀（驱）虫剂（insecticide）指针对传播疾病、影响人体健康的害虫进行驱除或杀灭而使用的一类化学药品。其通过呼吸道吸入和皮肤接触。家用杀（驱）虫剂可引起神经行为功能改变和皮肤黏膜刺激征，也可能因为污染食品（具）或误服而引起中毒。

2.化学消毒剂

化学消毒剂（chemical disinfectant）指用于杀灭病原微生物的化学药物。家庭常用的化学消毒剂主要有次氯酸钙、过氧乙酸、环氧乙烷、新洁尔灭、乙醇和碘酒等。

3.洗涤剂

洗涤剂（detergent）指主要通过洗涤过程以去除物体表面污垢的一类专门配方制品的总称，可分为织物洗涤剂、餐具洗涤剂和工业用净洗剂。常见的有肥皂、洗衣粉、洗涤（洁）精等。

六、生物地球化学性疾病

由于自然的或人为的原因，地球的地质化学条件存在着区域性差异，如果这种区域性的差异超出了人类和其他生物所能适应的范围，就可能使当地的动物、植物及人群发生特有的疾病，称为生物地球化学性疾病（biogeochemical disease）或地方病（endemic disease）。我国常见的生物地球化学性疾病有碘缺乏病、地方性氟中毒和地方性砷中毒等。此外，克山病、大骨节病等病因不明，但具有明显地区性的疾病也列入生物地球化学性疾病的范围。

满足生物地球化学性疾病的三个条件：①疾病的发生有明显的地区性；②疾病的发生与地质中某种化学元素之间有明显的剂量反应关系；③可以用西医学理论解释上述相关性。

（一）碘缺乏病

1.定义

碘缺乏病（iodine deficiency disorders，IDD）指从胚胎发育至成人期由于碘摄入量不足而引起的一系列病症，它包括地方性甲状腺肿、地方性克汀病、地方性亚临床克汀病、流产、早产、死产等。这些疾病形式实际上是不同程度碘缺乏在人类不同发育期所造成的损伤，而甲状腺肿和克汀病则是 IDD 最明显的表现形式之一。

2. 防控

补碘是防控 IDD 的根本措施，具体包括碘盐、碘油和碘化钾等方式。食盐加碘是预防 IDD 的首选方法。碘盐是把微量碘化物（碘化钾或碘酸钾）与大量的食盐混匀后供食用的盐。WHO 推荐碘和盐的比例为 1/10 万，我国规定为 1/5 万 ~ 1/2 万。

（二）地方性氟中毒

1. 定义

地方性氟中毒（endemic fluorosis）是由于一定地区的环境中氟元素过多导致生活在该环境中的居民经饮用水、食物和空气等途径长期摄入过量氟所引起的以氟骨症和氟斑牙为主要特征的一种慢性全身性疾病，又称地方性氟病，基本病征是氟斑牙和氟骨症。

2. 防控

人体每天需氟 1.0 ~ 1.5mg，其中 65% 来自饮水，35% 来自食物。故饮用高氟水、食用含氟杀虫剂的蔬菜及含氟量高的粮食等为氟中毒和氟骨症常见的原因。另外，茶叶含氟量极高；海水含氟量高，长期食用含氟量高的海产品，均会导致氟中毒和氟骨症。工业方面氟化物的用途日益广泛，工业氟中毒的患者也逐渐增多。

（杨海军　赖　娟）

思考题

1. 环境污染对健康的影响包括哪些内容？

2. 环境污染物转归方式有哪些？

3. 大气污染分类是什么？

4. 室内空气污染的来源及对人类健康的影响有哪些？

第二章　生产环境与健康

学习目标

1.掌握职业性有害因素的分类，职业病概念及特点；常见职业病的临床表现及预防措施；职业人群健康监护的概念及内容。

2.熟悉职业病的发病条件、职业病的分类及诊断原则；常见职业病的接触机会、毒理作用及诊断；职业病预防的三级原则。

3.了解职业性有害因素的预防与控制措施。

生产环境中存在的影响劳动者健康的职业有害因素分布广泛，从传统工业，到新兴产业及第三产业，都存在一定的职业病危害。依法预防控制职业病是根本，职业卫生服务是保障。

第一节　职业性有害因素与职业性病损

一、职业性有害因素

在生产环境中存在的各种可能危害职业人群健康和影响劳动能力的不良因素统称为职业性有害因素（occupational hazards or occupational harmful factors）。职业性有害因素按其来源可分为三大类。

（一）生产工艺过程中产生的有害因素

1.化学性有害因素

常见的化学性有害因素（chemical harmful factors）包括生产性毒物（productive toxicant）和生产性粉尘（productive dust），是职业性有害因素中最多的一类。生产性毒物是指生产过程中产生的，存在于工作环境中的毒物。常见生产性毒物的接触机会及其职业性损害，见表2-1。

表2-1　常见生产性毒物的接触机会及其职业性损害

生产性毒物	接触机会	职业性损害
金属及类金属	铅：蓄电池生产，含铅油漆使用，电子显像管制造等 汞：含汞仪器仪表制造与维修，照相和药物制造汞的使用等	铅中毒：表现为神经系统、消化系统、血液和造血系统等的损害 汞中毒：表现为兴奋症、震颤、口腔-牙龈炎、肾脏损害等
有机溶剂	苯：焦炉气和煤焦油的提炼，苯酚、氯苯、合成纤维生产与制造等 苯胺：香料、染料、炸药、合成树脂等工业	苯中毒：以造血系统损害为主，中性粒细胞、血小板、红细胞减少，发展为再生障碍性贫血、白血病 苯胺中毒：高铁血红蛋白，溶血，肝脏、肾脏、晶状体、皮肤等受损，致癌等
刺激性气体	氯：电解食盐、造纸、印染、自来水消毒、漂白粉制造业等	氯气中毒：呼吸道受损，包括中毒性肺水肿、化学性气管炎、支气管炎、肺炎、急性呼吸窘迫综合征等
窒息性气体	一氧化碳：炼焦、炼铁、炼钢、锻造、铸造等 氰化氢：电镀、钢铁热处理、制药、合成纤维等	一氧化碳中毒：中枢神经系统受损，以急性脑缺氧的症状与体征为主，血中碳氧血红蛋白含量增高 氰化氢中毒：中枢神经系统受损，以呼吸困难、缺氧为主要症状，尿中硫氰酸盐增加
高分子化合物	氯乙烯：生产合成纤维、塑料、离子交换树脂等	氯乙烯中毒：神经、消化、呼吸等系统受损，多发性神经炎、肢端溶骨症、肝血管肉瘤病
农药	有机磷：农药生产和施用中	有机磷中毒：体内胆碱酯酶受抑制，出现毒蕈碱样、烟碱样、中枢神经系统症状

生产性粉尘是指在生产过程中形成的并能较长时间飘浮在空气中的固体颗粒。常见生产性粉尘的分类及来源，见表2-2。

表2-2　常见生产性粉尘的分类及来源

分类	来源
无机粉尘	矿物性粉尘：石英、石棉、滑石、煤等
	金属性粉尘：铅、锰、铁、铍、锡、锌等及其化合物
	人工无机粉尘：金刚砂、水泥、玻璃纤维等
有机粉尘	动物性粉尘：皮毛、丝、骨、角质粉尘等
	植物性粉尘：棉、麻、谷物、甘蔗、烟草、木、茶粉尘等

分类	来源
有机粉尘	人工有机粉尘：合成树脂、橡胶、人造有机纤维粉尘等
混合性粉尘	煤矽尘、金属和磨料粉尘、皮毛加工的皮毛和土壤粉尘等

这些因素以多种形态（固体、液体、气体、蒸气、粉尘、烟尘或雾）存在，可来源于生产原料、中间产品、辅助材料、成品、副产品及废弃物等。大多数有毒物质主要经呼吸道进入体内，还可以经皮肤、消化道进入体内。

2. 物理性有害因素

物理性有害因素（physical harmful factors）是生产环境中的构成要素，包括异常气象条件（如高温、高湿、低温、高气压、低气压）、噪声、振动、电离辐射（如 X 射线、γ 射线等）与非电离辐射（如可见光、紫外线、红外线、射频辐射、激光等）。这些不良的物理因素可对人体产生危害。例如减压过程所造成的机械压迫和血管内空气栓塞而引起组织病理变化致减压病。

3. 生物性有害因素

生物性有害因素（biological harmful factors）包括作业环境和生产原料中存在的致病微生物或寄生虫，如炭疽杆菌、森林脑炎病毒、伯氏疏螺旋体，以及生物病原物对职业从事者的职业性传染等。不同职业从事者接触到的生产性生物因素各不相同，因而引发的疾病后果也各有差异，具有显著的职业特征。

（二）劳动过程中的有害因素

劳动过程主要涉及劳动强度、劳动组织及其方式等，这一过程产生影响健康的有害因素包括以下几种。

（1）劳动强度过大或生产定额不当，劳动负荷超过职业从事者承受能力，造成机体的损伤及精神心理紧张。

（2）劳动组织和制度不合理，如劳动时间过长，易造成生产性事故。

（3）个别器官或系统过度紧张，如视屏作业者的视觉紧张和腰背肌肉紧张，钢琴演奏家和计算机操作人员的手指痉挛和腱鞘炎等。

（4）长时间处于某种不良体位、姿势或使用不合理的工具，如计算机操作人员、流水线工作人员座椅不适易产生颈、肩、腕损伤；长期站立、行走引起下肢静脉曲张和扁平足。

（5）不良的生活方式，如吸烟或过量饮酒；缺乏体育锻炼；个人缺乏健康和预防的知识，违反安全操作规范和忽视自我保健。

（三）生产环境中的有害因素

生产环境是指职业从事者操作、观察、管理生产活动所处的外环境，涉及作业场所建筑布局、卫生防护、安全条件和设施有关的因素。常见生产环境中的有害因素包括以下几种。

（1）自然环境中的因素：如炎热季节的太阳辐射、高原环境的低气压、深井的高温高湿等。

（2）厂房建筑或布置不合理、不符合职业卫生标准要求：如厂房面积不足、机器设备安放过密、通风不良、采光照明不足、有毒与无毒工段安置在一个车间等。

（3）缺乏应有的卫生防护措施：生产环境中缺乏必要的防尘、防毒、防暑降温等设备，造成生产过程中有害因素对生产环境的污染。

在实际劳动生产中，多种职业性有害因素往往同时存在，如金属冶炼工人同时接触高温、噪声、一氧化碳和金属烟尘等，这些有害因素对职业人群的健康产生联合作用，加剧了对职业从事者的健康损害程度。

二、职业性病损

职业性病损（occupational disorders）也称职业性损害，是指职业性有害因素引起（所致）的各种职业损伤的统称。它可以是轻微健康影响，也可以是严重健康损害，甚至导致严重的伤残或死亡。包括工伤、职业病、工作有关疾病等。

（一）工伤

工伤（occupational injuries）又称为职业性外伤，属于工作中的意外事故引起的伤害，主要指在工作时间和工作场所内，因工作原因由意外事故造成职业从事者的健康伤害。主要要素有工作时间、工作地点、工作原因。工伤事故发生常与安全意识、劳动组织、机器构造、防护措施、管理体制、个人心理状态、生活方式等因素有关，须明察秋毫，重视安全风险评估，消除潜在危险因素，积极预防。工伤性质的确定与患者劳动能力和劳动保险待遇有关。

（二）职业病

1.职业病的概念

广义的职业病（occupational disease）是指与工作有关并直接与职业性有害因素有因果关系的疾病，即当职业性有害因素作用于人体的强度和时间超出了人体代偿能力，产生功能性损害和器质性病理变化，出现相应临床征象，影响劳动能力，这类疾病统称为职业病。

狭义的职业病是指法定职业病。各国法定职业病范围不全一样，同一个国家不同历史时期法定职业病范围也不一样。《中华人民共和国职业病防治法》（以下简称

《职业病防治法》）中将职业病定义为：企业、事业单位和个体经济组织等用人单位的劳动者在职业活动中，因接触粉尘、放射性物质和其他有毒、有害因素而引起的疾病。本章内容所指职业病主要指狭义的职业病。

2. 职业病的分类

2013年12月23日，国家卫生计生委（现国家卫生健康委员会）、安全监管总局、人力资源社会保障部和全国总工会联合组织对职业病的分类和目录进行了调整。将职业病分为10大类132种，包括职业性尘肺病13种及其他呼吸系统疾病6种，职业性皮肤病9种，职业性眼病3种，职业性耳鼻喉口腔疾病4种，职业性化学中毒60种，物理因素所致职业病7种，职业性放射性疾病11种，职业性传染病5种，职业性肿瘤11种，其他职业病3种。

3. 职业病的致病条件

职业性有害因素是引发职业性损害的原因，但这些因素是否使接触者（机体）产生职业性损害，还取决于作用条件（接触机会、途径、方式、时间、强度）和个体因素（遗传因素、年龄、性别、营养状况、其他疾病情况、文化水平和生活方式等）。在同一作业条件下，不同个体发生职业性损害的机会和程度也有一定的差别，如有遗传缺陷、女性或老人、不合理膳食结构、酗酒等均能增加职业性有害因素的致病机会和程度，以上这些因素统称为个体危险因素，存在这些因素者对职业性有害因素较易感，称易感者或高危人群。

4. 职业病的特点

（1）病因明确：职业病的病因即职业性有害因素，在控制了相应病因或作用条件后，发病可以减少或消除。

（2）有剂量反应关系：所接触的病因大多是可以检测和识别的，一般需接触水平达到一定程度才发病，因此存在接触水平（剂量）-反应关系（exposure - response relationship）。

（3）群发性：在接触相同职业性有害因素的人群中，常有一定的发病率，很少只出现个别患者，具有群体发病的特点。

（4）预后较好：早期发现并及时合理处理，预后较好；发现越晚，疗效越差。

（5）重在预防：大多数职业病目前尚无特殊治疗方法，预防最重要。除职业性传染病外，治疗个体无助于控制人群发病。

5. 职业病诊断

职业病诊断应当由取得《医疗机构执业许可证》的医疗卫生机构承担，卫生行政部门应当加强对职业病诊断工作的规范管理。

承担职业病诊断的医疗卫生机构还应当具备下列条件：①具有与开展职业病

诊断相适应的医疗卫生技术人员；②具有与开展职业病诊断相适应的仪器、设备；③具有健全的职业病诊断质量管理制度。承担职业病诊断的医疗卫生机构不得拒绝劳动者进行职业病诊断的要求。

职业病诊断证明书应当由参与诊断的取得职业病诊断资格的执业医师签署，并经承担职业病诊断的医疗卫生机构审核盖章。

6. 职业病报告

各级地方劳动卫生职业病防控院（所）或卫生防疫机构负责职业病报告工作。急性职业病由最初接诊的医疗卫生机构在 24 小时之内向患者单位所在地卫生监督机构发出《职业病报告卡》。凡有死亡或同时发生 3 名以上急性职业中毒以及发生 1 名职业性炭疽时，接诊的医疗机构应立即电话报告患者单位所在地卫生行政部门，并及时发出报告卡。尘肺病、慢性职业中毒和其他慢性职业病由各级卫生行政部门授有职业病诊断权的单位或诊断组负责报告，并在确诊后填写《尘肺病报告卡》或《职业病报告卡》，在 15 天内将其报送患者单位所在地卫生监督机构。

7. 职业病的处理原则

依据《职业病防治法》和《职业病范围和职业病患者处理办法的规定》，职业病的处理包括两个方面内容：职业病患者的治疗和所享有的待遇。

（三）工作有关疾病（work-related disease）

在工作过程中受职业性有害因素影响，造成职业人群某些常见病发病率升高、潜伏疾病发作或现患疾病病情加重、病程延长等，这类疾病统称为工作有关疾病。工作有关疾病并非由职业性有害因素直接引起，但多见于某种职业人群，有时也称为职业性多发病。其共同特点如下。

（1）工作有关病的病因是多因素的，职业性有害因素虽是该病发生发展中的许多因素之一，但并不是直接的唯一病因。

（2）职业性有害因素使机体的抵抗力下降，促使潜在的疾病显露或已患的疾病加重，接触人群中某些常见病的发病率增加。

（3）通过改善劳动条件，减少对职业性有害因素的暴露，可使所患疾病得到控制或缓解。

广义地说，职业病也属于工作有关疾病，但一般所称工作有关疾病，与职业病有所区别。职业病是指某一特异职业危害因素所致的疾病，有立法意义。而工作有关疾病则指多因素相关的疾病，与工作有联系，但也见于非职业人群中，因而不是每一病种和每一病例都必须具备该项职业史或接触病史。世界劳工组织强调高度重视工作有关疾病，将该类疾病列为控制和防范的重要内容，以保护及促进工人健康，促进国民经济健康、可持续发展。

三、职业性损害的三级预防

《职业病防治法》规定：职业病防治工作坚持预防为主、防治结合的方针，构建用人单位负责、行政机关监管、行业自律、职工参与和社会监督的机制，实行分类管理、综合治理。应按三级预防措施加以控制，以保护和促进职业人群健康。

（一）第一级预防

制定和贯彻执行国家卫生法律法规，做好卫生监督工作；合理组织、安排劳动过程，建立健全劳动保护制度；做好健康教育；采用有利于职业病防控的工艺、技术和材料；合理利用职业病防护设施及个体职业病防护用品；做好就业前体格检查，发现易感者和就业禁忌证；注意平衡膳食和保健食品供给，加强锻炼，提高机体抵抗力。

（二）第二级预防

对可能发病的职业人群实施职业健康监护，开展普查、早期筛检、定期健康检查，并予以早期治疗和干预。此外，还可定期开展环境中职业性有害因素的监测。

（三）第三级预防

对患有职业病和遭受职业性伤害的劳动者进行及时诊断治疗，促进康复或防止病情发展。

三级预防相辅相成，第一级预防常针对全人群，第二、三级预防是一级预防的延伸和补充。第一级预防是最主动、最理想的预防，应积极促其实现，但由于难度高，常达不到完全安全、卫生的标准。第二级预防也是较主动的预防，容易实现，可弥补第一级预防的不足。第三级预防虽属被动，但对促进已患职业病者恢复健康有其现实意义。

四、职业性有害因素的预防与控制措施

1. 法律措施

控制职业性有害因素的措施有很多，首先要靠立法和行之有效的执法的保证。制定法律的目的是保护各种职业人群的健康，为劳动者提供安全舒适的劳动条件，提高职业者生命质量，控制职业危害，防控职业病。

2. 组织措施

职业性有害因素的防控涉及行政执法部门监督执法行为和用人单位的职业卫生自律管理，需要卫生行政部门、用人单位的领导、工人、工程技术人员等的共同努力，通过采取加强卫生行政部门专业人员的培训、明确用人单位的职责、加强对劳动者的卫生宣教、建立健全合理的职业卫生制度等综合性措施，控制和消除职业性

有害因素。

3. 技术措施

技术措施是通过改革工艺流程和／或生产设备，减少或完全消除生产过程中的有害因素，从根本上改善劳动条件，是控制职业性有害因素的第一道防线，也是一项重要的对策。主要包括：①改革生产工艺过程，消除或减少职业性有害因素；②生产过程尽可能机械化、自动化和密闭化，减少工人接触机会；③加强工作场所的通风排毒除尘；④厂房建筑和生产过程的合理设置等。

4. 卫生保健措施

职业健康监护、个体防护是卫生保健措施的重要内容。职业人群健康监护内容具体见第三节。个体防护虽然不是预防职业病的根本性措施，但在许多情况下起着重要作用。个体防护措施包括防护服、防护眼镜、防护面罩、防护口罩、皮肤防护油膏等。用人单位按规定应给劳动者提供足够有效的个人防护用品。

第二节　常见职业病预防与控制

一、铅中毒

（一）理化特性

铅（lead，Pb）灰白色重金属，质地较软，延展性较大。加热至 400 ~ 500℃，有大量铅蒸气逸出，在空气中氧化成氧化亚铅（Pb_2O），并凝集为铅烟。铅的化合物多为粉末状，大多不溶于水，但可溶于酸；而醋酸铅、硝酸铅则易溶于水。

（二）接触机会

铅是我国最常见的生产性毒物之一。铅接触工业主要有铅矿（方铅矿、碳酸铅矿、硫酸铅矿）开采及冶炼，熔铅作业和含铅化合物等的生产加工和使用。儿童铅接触主要来自工业生产、生活和交通等方面的铅排放，如工业废气、燃煤、钢铁冶金等；接触含铅的家庭装饰材料（油漆、涂料）、香烟烟雾、化妆品（口红、爽身粉）、玩具和学习用品等也是铅接触的重要来源。

（三）毒理

生产过程中，铅及其化合物主要以粉尘、烟和蒸气的形态经呼吸道进入人体，少量经消化道摄入。进入血液的铅约 90% 与红细胞结合，其余在血浆中。血循环中的铅早期主要分布于肝、肾、脑、皮肤和骨骼肌中，以肝、肾浓度最高，数周后，由软组织转移到骨，并以难溶性的磷酸铅形式沉积下来。人体内90%~95%的铅储存于骨内，比较稳定。体内的铅排出缓慢，主要通过肾脏随尿液排出，其次随粪便排出，少量可经唾液、汗液、乳汁、月经等排出。铅作用于全身各系统和器官，主要累及血液及造血系统、神经系统、消化系统、血管及肾脏。铅可影响体内许多生物化学过程，卟啉代谢障碍是铅中毒较为严重的早期变化之一。

（四）临床表现

经口摄入大量铅化合物可致急性铅中毒，多表现为胃肠道症状，如恶心、呕吐、腹绞痛等，工业生产中急性中毒少见。职业性铅中毒基本上为慢性中毒，早期表现为乏力、关节肌肉酸痛、胃肠道症状等。随着病情的进展，主要表现为神经系统、消化系统和血液及造血系统三方面的症状。

1. 神经系统

主要表现为类神经征、周围神经病，严重者出现中毒性脑病。类神经征是铅中毒早期和常见症状，周围神经病分为感觉型、运动型和混合型三种类型。感觉型表现为肢端麻木，四肢末端呈手套、袜套样感觉障碍。运动型先出现握力下降，继而伸肌无力和麻痹，甚至出现"腕下垂""足下垂"。中毒性脑病表现为头痛、恶心、呕吐、高热、烦躁、抽搐、嗜睡、精神障碍、昏迷等症状，在职业性中毒中极其少见。

2. 消化系统

主要表现为食欲不振、恶心、隐性腹痛、腹胀、腹泻或便秘。严重者可出现腹绞痛，多为突然发作，常在脐周，发作时患者面色苍白、烦躁、冷汗、体位蜷曲，一般止痛药不易缓解，发作可持续数分钟以上。口腔卫生不好者，在齿龈与牙齿交界边缘上可出现暗蓝色线，即铅线。

3. 血液及造血系统

可有轻度贫血，多呈低色素正常细胞型贫血；外周血可有网织红细胞、点彩红细胞和碱粒红细胞增多等。

4. 其他

部分患者可出现肾脏损害。铅可使男工精子数目减少、活动力减弱和畸形率增加；还可导致女工月经失调、流产、早产等。

儿童铅中毒可出现多动、易冲动、注意力不集中、智商降低、阅读障碍、认知能力下降、情绪不稳定、反应迟钝等神经系统症状；还可出现贫血、食欲缺乏、体重身高发育迟缓、腹痛、便秘或腹泻、听视力下降及体弱多病、反复发热、易感冒、龋齿、铅线等症状表现。

（五）诊断

急性铅中毒一般不难做出诊断。慢性职业性铅中毒主要依据我国现行《职业性慢性铅中毒的诊断》（GBZ 37—2015），密切结合职业接触史、参考职业卫生现场调查资料和临床表现及实验室检查结果，进行综合性分析诊断。

儿童铅中毒的诊断和分级主要依据儿童静脉血铅水平：2006 年我国标准为连续两次静脉血铅水平 100 ~ 199mg/L 为高铅血症，连续两次静脉血铅水平 ≥ 200mg/L 为铅中毒，并依据血铅水平分为轻、中、重度铅中毒。血铅水平 200 ~ 249mg/L 为轻度铅中毒；血铅水平 250 ~ 449mg/L 为中度铅中毒；血铅水平 ≥ 450mg/L 为重度铅中毒。

（六）治疗与处理

驱铅疗法、对症疗法、支持疗法。

（七）预防

关键在于控制生产环境中的铅浓度，用无毒或低毒物代替铅，改革生产工艺；加强通风；控制熔铅温度，减少铅蒸气逸出；加强个人防护，做好上岗前及上岗后定期体检等健康监护工作。

（八）职业禁忌证

中度贫血、卟啉病、多发性周围神经病。

（九）职业性健康检查

内科检查、血常规、尿常规、尿铅（血铅）等。

二、汞中毒

（一）理化特性

汞（mercury，Hg）俗称水银，为银白色液态金属。汞在常温下即能蒸发，气温越高蒸发越快，空气流动时蒸发更多。汞不溶于水和有机溶剂，可溶于热浓硫酸、硝酸和类脂质。汞可与金银等金属生成汞合金。

（二）接触机会

汞在生活和工业中广泛应用，主要有汞矿开采及冶炼，电工器材、仪器仪表制造和维修，生产含汞药物及试剂，口腔科用银汞齐填补龋齿等。除此之外，还严重污染空气、土壤和水源。

（三）毒理

生产过程中，金属汞主要以蒸气形式经呼吸道进入体内，透过肺泡壁被吸收，吸收率可达 80% 以上。金属汞很难经消化道吸收，但汞盐及有机汞化合物易被消化道吸收。汞及其化合物进入机体后，最初分布于红细胞及血浆中，并集中在肝脏，随后转移至肾脏，肾脏中汞含量可达体内总汞含量的 70% ~ 80%，主要分布在肾皮质。体内的汞主要通过肾脏随尿液排出，在未产生肾损害时，尿汞的排出量约占总排出量的 70%，但排出不规律且比较缓慢。汞作用于全身各系统和器官，主要累及血液及造血系统、神经系统及肾脏。汞可通过血－脑屏障进入脑组织，并在脑中长期蓄积。汞也易通过胎盘进入胎儿体内，影响胎儿发育。

（四）临床表现

1. 急性中毒

职业性急性中毒很少发生，多见于意外事故，因短时间吸入高浓度汞蒸气或摄入可溶性汞盐可致急性中毒。一般起病急，有发热、咳嗽、呼吸困难、口腔炎和胃肠道症状，继之可发生化学性肺炎伴有发绀、气促、肺水肿等。急性汞中毒常出现皮疹、肾损伤，急性期恢复后可出现类似慢性中毒的神经系统症状。

2. 慢性中毒

慢性汞中毒较常见。初期常表现为神经衰弱综合征，如头晕、头痛、健忘、失眠、多梦、食欲减退等，部分患者可伴有心悸、多汗、皮肤划痕试验阳性等自主神经功能紊乱，病情进一步发展则出现易兴奋症、震颤和口腔炎等典型临床表现。

（1）易兴奋症：为慢性汞中毒时所特有的精神症状和性格改变，具有重要的诊断意义，如急躁、易怒、胆怯、害羞、多疑、好哭等。

（2）震颤：最初为眼睑、舌、手指出现细小震颤，病情加重时向肢体发展，则为粗大的抖动式震颤。手腕、前臂，甚至小腿、两脚也有震颤，震颤为意向性，即震颤开始于动作时，在动作过程中加重，动作完成后停止，被别人注意、紧张或越想加以控制，则震颤程度会明显加重。

（3）口腔牙龈炎：早期多有流涎、糜烂、溃疡、牙龈肿胀、酸痛、易出血；继而可发展为牙龈萎缩、牙齿松动，甚至脱落；口腔卫生不良者，可在龈缘出现蓝黑色汞线。

（4）肾脏损害：少数患者可有肾脏损害。随着病情加重，肾小球的通透性改变，尿中出现高分子蛋白、管型尿，甚至血尿，可见水肿。

（5）其他：胃肠功能紊乱，脱发，皮炎，免疫功能障碍，生殖功能异常，如月经紊乱、不育、异常生育、性欲减退、精子畸形等。

（五）诊断

慢性职业性汞中毒主要依据我国现行《职业性汞中毒诊断标准》（GBZ 89—2024），结合职业接触史、参考职业卫生现场调查资料和临床表现及实验室检查结果，进行综合性分析诊断。

（六）治疗与处理

尽早尽快进行驱汞治疗。

（七）预防

改革工艺及生产设备，控制工作场所空气汞浓度；用无毒原料代替汞，加强通风排毒，实现生产过程自动化、密闭化；同时加强个人防护，做好就业前及上岗后定期体检等健康监护工作。

（八）职业禁忌证

中枢神经系统器质性疾病、慢性肾脏疾病等。

（九）职业性健康检查

内科常规检查，牙龈检查，血、尿常规，尿汞，肝功，尿蛋白定量等。

三、一氧化碳中毒

（一）理化特性

一氧化碳（carbon monoxide，CO）俗称"煤气"，为无色、无味、无臭、无刺激性的气体。该气体微溶于水，易溶于氨水；易燃、易爆，不易为活性炭吸附。

（二）接触机会

CO 是最常见的窒息性气体之一，含碳物质不完全燃烧或以 CO 为生产原料的生产环境中常存在 CO，主要有冶金、机械制造、化工、燃气制取、采矿爆破作业、耐火材料、玻璃、陶瓷、建筑材料等工业。

（三）毒理

CO 经呼吸道进入血液循环，入血后 80% ~ 90% 与血红蛋白（Hb）发生紧密而可逆性结合，形成碳氧血红蛋白（HbCO），失去携氧功能。CO 与 Hb 的亲和力比 O_2 与 Hb 的亲和力大 300 倍，而 HbCO 的解离速度比氧合血红蛋白（HbO_2）的解离速度慢 3600 倍，而且 HbCO 的存在还影响 HbO_2 的解离，阻碍氧的释放和传递，导致低氧血症，引起组织缺氧。进入机体的 CO 绝大部分以原形随呼气排出。中枢神经系统对缺氧最为敏感。

（四）临床表现

吸入 CO 气体可引起急性中毒、急性一氧化碳中毒迟发性脑病和慢性损害。

1. 急性中毒

起病急骤、潜伏期短，主要表现为急性脑缺氧所致的中枢神经损伤。中毒程度与血中 HbCO 浓度有关。

（1）轻度中毒：以脑缺氧反应为主要表现，出现剧烈的头痛、头昏、恶心、呕吐、四肢无力等症状；可有意识障碍，但无昏迷；血液 HbCO 浓度可高于 10%。经治疗，症状可迅速消失。

（2）中度中毒：在轻度中毒的基础上出现面色潮红、多汗、烦躁、心率加速、口唇和皮肤黏膜呈樱桃红色；意识障碍表现为浅至中度昏迷；血液 HbCO 浓度可高于 30%。经抢救可较快清醒，恢复后一般无并发症和后遗症。

（3）重度中毒：中度中毒症状进一步加重，因脑水肿而迅速进入深度昏迷或去大脑皮层状态，常见瞳孔缩小、对光反射迟钝、四肢肌张力增高、大小便失禁等；血液 HbCO 浓度可高于 50%。

2. 急性一氧化碳中毒迟发性脑病

指少数急性一氧化碳中毒患者意识恢复后，经 2 ~ 60 天的"假愈期"，又出现严重的神经精神和意识障碍症状，包括痴呆、谵妄或去大脑皮质状态；锥体外系障碍，出现帕金森病表现；锥体系损害，出现偏瘫、病理反射阳性或大小便失禁等。又称急性一氧化碳中毒神经精神后发症。

3. 慢性损害

CO 是否可引起慢性中毒尚有争论。有人认为长期反复接触低浓度的 CO 可引起类神经征和对心脑血管系统有不良影响。

（五）诊断

职业性一氧化碳急性中毒的诊断必须依据职业史、职业卫生现场调查资料、临床表现及实验室辅助检查结果，同时排除非职业性疾病的可能性，并参照我国《职业性急性一氧化碳中毒诊断标准》（GBZ 23—2002）进行综合性分析诊断。

（六）治疗与处理

脱离接触、纠正缺氧、对症支持治疗。

（七）预防

加强预防 CO 中毒的卫生宣传，普及自救、互救知识；装置 CO 自动报警器；生产场所加强通风；加强个人防护，进入高浓度 CO 的环境工作时，要佩戴特制的 CO 防毒面具。

（八）职业禁忌证

中枢神经系统器质性疾病等。

（九）职业性健康检查

内科、神经科检查，心电图、HbCO 定量、血常规等。

四、苯中毒

（一）理化特性

苯（benzene，C_6H_6）常温下为带特殊芳香味的无色液体，极易挥发，易着火，微溶于水，易溶于乙醇、乙醚、汽油等有机溶剂。

（二）接触机会

苯在工农业生产中被广泛使用：①苯的制造：煤焦油提炼、石油裂解重整或用乙炔人工合成；②用作化工原料：如制造含苯环的染料、药物、香料、农药、塑料、炸药、合成纤维、合成橡胶等；③用作溶剂、萃取剂及稀释剂：用于油漆、喷漆、皮鞋、橡胶、油墨、树脂、生药提取和药物重结晶等；④用作燃料。

（三）毒理

苯在生产环境中主要以蒸气形式由呼吸道进入人体，皮肤仅能吸收少量。进入体内的苯，主要分布在含类脂质较多的组织和器官中，如骨髓、脑等；约50%的苯以原形由呼吸道排出，约10%以原形贮存于体内，40%左右被肝脏等器官代谢，代谢产物（主要是酚类物质）随尿排出。苯代谢产物被转运到骨髓或其他器官，可能表现为骨髓毒性和致白血病作用。

（四）临床表现

1. 急性苯中毒

急性苯中毒主要表现为中枢神经系统的麻醉作用，轻者可出现头晕、头痛、恶心、呕吐、兴奋、步态蹒跚等酒醉样状态，严重者可出现神志模糊、抽搐，甚至呼吸、心跳停止。

2. 慢性苯中毒

（1）神经系统：患者常有头痛、头晕、失眠、记忆力减退等类神经征，有的伴有自主神经系统功能紊乱，个别病例有肢端麻木和痛觉减退表现。

（2）造血系统：造血系统的损害是慢性苯中毒的主要特征，有近5%的轻度中毒者无自觉症状，但血象检查发现异常，以白细胞计数减少较常见，主要是中性粒细胞减少。此外，血小板亦出现降低，皮下及黏膜有出血倾向。重度中毒可出现全血细胞减少，引起再生障碍性贫血。苯引起的白血病以急性粒细胞白血病为多见，其次为急性红白血病和急性淋巴细胞白血病。

（3）其他：长期直接接触苯，皮肤可因脱脂而变干燥、脱屑以至皲裂，有的出现过敏性湿疹、脱脂性皮炎。苯还可损伤生殖系统，苯接触女工月经量增多、经期延长，流产和胎儿畸形发生率增高。苯是国际癌症研究中心已确认的人类致癌物。

（五）诊断

急性苯中毒的诊断是根据短期内吸入大量高浓度苯蒸气，临床表现有意识障碍，并排除其他疾病引起的中枢神经功能改变，可诊断为急性苯中毒。

慢性苯中毒的诊断应根据较长时间密切接触苯的职业史，以造血系统损害为主的临床表现，参考作业环境空气中苯浓度的测定资料，同时排除其他原因引起的血象改变，并按我国《职业性苯中毒的诊断》（GBZ 68—2013）进行综合性分析诊断。

（六）治疗与处理

1. 急性中毒

应迅速将中毒者移至空气新鲜处，立即脱去被污染的衣服，用肥皂水清洗被污染的皮肤，注意保暖和休息。可静脉注射葡萄糖醛酸和维生素 C，忌用肾上腺素。

2. 慢性中毒

目前无特效解毒药，治疗根据造血系统损害所致血液疾病对症处理。可采用中西医结合疗法，给予多种维生素、核苷酸类药物及皮质激素、丙酸睾酮等。

（七）预防

以无毒或低毒的物质代替苯；改革生产工艺过程和通风排毒；对苯作业现场进行定期劳动卫生学调查，监测空气中苯的浓度。注意个人防护，佩戴防苯口罩或使用送风式面罩；做好就业前及上岗后定期体检等健康监护工作。女工怀孕期及哺乳期必须调离苯作业，以免对胎儿和乳儿产生不良影响。

（八）职业禁忌证

血象检查白细胞或中性粒细胞或血小板指标低于或接近参考值下限者，造血系统疾病。

（九）职业性健康检查

内科检查，血常规。

五、尘肺

（一）尘肺及其分类

尘肺（pneumoconiosis）是由于在生产环境中长期吸入生产性粉尘而引起的以肺组织纤维化为主的疾病。这是职业性疾病中影响面最广、危害最严重的疾病之一。据统计，尘肺病例占我国职业病总人数的 80% 以上。

根据多年临床观察，X 射线胸片检查，病理解剖和实验研究的资料，我国按病因将尘肺病分为五类。

1.硅肺（silicosis）

由于长期吸入游离二氧化硅含量较高的粉尘引起的。

2. 硅酸盐肺（silicatosis）

由于长期吸入含有结合二氧化硅的粉尘，如石棉、滑石、云母等引起的。

3. 炭尘肺（carbon pneumoconiosis）

由于长期吸入煤、石墨、炭黑、活性炭等粉尘引起的。

4. 混合性尘肺（mixed dust pneumoconiosis）

由于长期吸入含游离二氧化硅粉尘和其他粉尘，如煤尘等引起的。

5. 金属尘肺（metallic pneumoconiosis）

由于长期吸入某些致纤维化的金属粉尘，如铝尘引起的。

（二）硅肺

硅肺是在生产过程中长期吸入游离二氧化硅含量较高的粉尘而引起的以肺组织弥漫性纤维化为主的全身性疾病。硅肺是尘肺中常见、危害严重的一种。

1. 矽尘作业

自然界中游离二氧化硅分布很广，石英（quartz）中的游离二氧化硅含量达99%，故常以石英尘作为矽尘的代表。通常将接触含有10%以上游离二氧化硅的粉尘作业，称为矽尘作业。常见的矽尘作业有矿山采掘中的凿岩、爆破、运输、选矿等；铸造车间的原料粉碎、碾磨、配料、铸型、喷砂等生产过程；其他方面如修建水利工程、开山筑路等。

2. 病理改变

硅肺的基本病理改变是弥漫性间质纤维化和矽结节形成，矽结节是硅肺的特征性病理改变。硅肺病理形态可分为结节型、弥漫性间质纤维化型、矽性蛋白沉积和团块型。

3. 临床表现

（1）症状与体征：硅肺患者可在早期无明显自觉症状，随着病情的进展或发生并发症时，症状和体征才渐趋明显，出现胸闷、气短、胸痛、咳嗽、咳痰等。有时症状的轻重和严重程度与肺内病变的进展程度并不一定平行。

（2）X射线胸片表现：硅肺X射线胸片影像是硅肺病理改变在X射线胸片上的反映，与肺内粉尘蓄积、肺组织纤维化的病变程度有一定的相关关系。硅肺X射线影像诊断依据为小阴影和大阴影。X射线胸片上其他表现，如肺门改变、肺气肿、肺纹理及胸膜改变等，对硅肺诊断也有重要的参考价值。

（3）肺功能改变：硅肺早期即有肺功能损害，但临床肺功能检查多属正常。随着病变进展，肺弹性下降，可出现肺活量及肺总量降低；伴肺气肿和慢性炎症发生时，时间肺活量降低，最大通气量减少。当肺泡大量损害和肺毛细血管壁增厚时，可出现弥散功能障碍。

（4）并发症：肺结核是硅肺最常见和危害最大的并发症之一，此外还有肺部感染、自发性气胸、肺心病等。一旦出现并发症，病情进展加剧，甚至死亡。

4. 诊断

根据可靠的生产性粉尘接触史、职业卫生现场调查资料，以技术质量合格的高仟伏 X 射线后前位胸片表现作为主要依据，参考动态系列胸片及流行病学调查资料，结合临床表现和实验室检查，排除其他肺部类似疾病，并按我国《职业性尘肺病的诊断》（GBZ 70—2015）进行综合性分析诊断。

5. 治疗与处理

目前尚无特效治疗方法。硅肺患者应及时脱离接尘作业环境，根据病情需要进行综合治疗，注意增强营养，生活规律化，坚持体育锻炼，积极预防并发症和对症治疗，以改善症状、延缓病情进展、延长患者寿命、提高生命质量。

6. 预防

控制粉尘危害、消除尘肺的根本措施是贯彻执行国家有关防止矽尘危害的法律法规，坚持综合防尘，把粉尘浓度降到国家卫生标准的接触限值以下。我国在多年实践的基础上，总结出"八字"综合防尘措施，即革（改革工艺过程，改进生产设备）、水（湿式作业）、密（密闭尘源）、风（加强通风）、护（做好个人防护）、管（健全防尘设备管理制度）、教（普及防尘知识的宣传教育）、查（定期监测和健康检查），对我国控制粉尘危害具有重大指导意义。

7. 职业禁忌证

活动性肺结核病，慢性阻塞性肺疾病，慢性间质性肺病，伴肺功能损害的疾病。

8. 职业性健康检查

内科检查、胸部 X 射线摄片和肺功能检查等。

第三节　职业人群健康监护

一、职业人群健康监护的概念

职业人群健康监护（occupational health surveillance，OHS）是以预防为目的，通过对职业人群健康状况进行系统的检查，连续性地监测，评价其接触职业性有害因素的影响及其危害程度，掌握职业人群健康状况，及早发现健康损害的征象，并采取相应的预防、处理措施，防止职业性疾患的发生与发展。

二、职业人群健康监护的基本内容

职业人群健康监护内容包括医学监护、职业环境监测和信息管理。

（一）医学监护

医学监护（medical surveillance）是指对职业人群有目的地、系统地、连续性地开展职业健康检查，以便及时发现职业性有害因素对职业人群的健康损害并及时处理。

为了贯彻《职业病防治法》有关要求，规范和加强职业健康监护管理工作，2019 年 2 月 28 日国家卫生健康委员会令第 2 号公布新修订的《职业健康检查管理办法》，规定国家卫生健康委员会负责全国范围内职业健康检查工作的监督管理，县级以上地方卫生健康主管部门负责本辖区职业健康检查工作的监督管理。

职业健康检查是通过医学手段和方法，针对职业人群所接触的职业病危害因素可能产生的健康影响和健康损害进行临床医学检查，了解受检者健康状况，早期发现职业病、职业禁忌证和可能的其他疾病和健康损害的医疗行为。职业健康检查的结果应当客观、真实，医疗卫生机构对健康检查结果承担责任。职业健康检查包括上岗前、在岗期间、离岗或转岗时和应急的健康检查。

1. 上岗前健康检查

上岗前健康检查又称就业前健康检查（pre-employment health examination），是指用人单位对准备从事某种作业人员在参加工作前进行的健康检查。目的在于掌握从业者就业前的健康状况及有关健康的基础资料和发现职业禁忌证（occupational contraindication），防止接触劳动环境中的有害因素而使原有疾病加重，或对某种有害因素敏感而容易发生职业病。我国在《职业健康监护技术规范》（GBZ 188—2014）中明确地规定了作业的职业禁忌证。如患有活动性肺结核病、慢性阻塞性肺疾病、慢性间质性肺病和伴肺功能损害的疾病等人员不能从事粉尘作业的工作。

2. 在岗期间健康检查

在岗期间健康检查又称定期健康检查（periodical health examination），是指用人单位按一定的时间间隔，对已从事某种职业或接触某种职业性有害因素的作业人员进行健康状况的检查。目的是及时、及早地发现职业性有害因素对职业人群健康的早期损害和影响，对职工进行动态健康观察，以利于早期诊断、早期治疗，防止新病例继续出现，同时为生产环境的防护措施效果评价提供资料依据。一般情况下可每年检查 1 次，对疑似职业病者，应定期体检复查，及时观察病情进展情况。

3. 离岗或转岗时体格检查

离岗或转岗时体格检查（leave or transfer health examination）是指职工调离当前

工作岗位时或者改换为即将从事的岗位前所进行的健康检查，目的是掌握职工离岗或转岗时的健康状况，分清健康损害责任，同时为离岗从事新岗位的职工和接受职工新岗位的业主提供健康与否的基础资料。

4. 应急性健康检查

应急性健康检查（emergency health examination）是指对出现职业卫生与职业安全事故的工作场所或生产环境中受职业有害因素暴露的职工及时进行健康检查，其目的是了解受事故影响的职业人群范围和职工受事故的危害程度，确定事故的处理措施和职工的救治方案。

（二）职业环境监测

职业环境监测（occupational environmental monitoring）是指通过对作业环境中有害因素进行有计划、系统的检测，分析作业环境中有毒有害因素的性质、强度及其在时间、空间的动态分布及消长规律，以评价作业环境的卫生质量，以及在此作业环境下职工接触有害因素的水平。

（三）信息管理

信息管理（information management）是为了有效地开发和利用信息资源，以现代信息技术为手段，对信息资源进行计划、组织、领导和控制的社会活动。职业健康监护信息管理在于对职业健康监护的环境监测资料和有关个人健康资料（劳动者的职业史、职业病危害接触史、职业健康检查结果和职业病诊疗等）建立健康监护档案，并及时整理、分析、评价和反馈，实现职业健康监护的信息化管理，以利于职业病的防控。

1. 健康监护档案

职业健康监护档案是职业人群个体健康变化与职业病有害因素关系的客观历史记录，不仅反映个体健康状况，也利于评估群体健康水平，包括生产环境监测和健康检查两方面资料。职业健康监护档案是职业病诊断鉴定的重要依据之一，也是区分健康损害责任的重要依据，同时又是评价用人单位职业病危害治理情况的依据。

2. 健康状况分析

对职工健康监护资料应及时整理、分析、评价和反馈，使之成为开展和搞好职业卫生工作的科学依据。评价方法分为个体评价和群体评价。个体评价主要反映个体接触量及其对健康的影响，群体评价主要为作业环境中有害因素的强度范围、接触水平与机体的效应等。

3. 职业健康监护档案管理

职业健康监护档案管理是一项非常重要的工作，应利用现代化的科学技术进行管理，提高职业健康监护档案的科学性、规范性、实用性和查找资料的快速性；建立全国职业健康网络管理系统，落实职业病网络直报制度，加强职业健康监护工作的网络信息管理，不断提高职业健康监护工作管理的系统性和先进性，使之符合我国经济快速发展的要求。

（齐宝宁　李　静）

思考题

1. 职业病的特点有哪些？

2. 职业性损害的三级预防内容有哪些？

3. 简述铅中毒的临床表现及预防原则有哪些？

4. 简述职业性汞中毒的临床表现有哪些？

5. 简述慢性苯中毒的临床表现有哪些？

第三章　饮食与健康

学习目标

1. 掌握营养学基础知识及饮食因素对健康的影响，一般人群膳食指南和中国居民平衡膳食宝塔，食物中毒的分类及其特点。

2. 熟悉各类食物的营养学特点，膳食纤维的生理功能，维生素和矿物质缺乏症，食物中毒的调查与处理。

3. 了解三大产能营养素及其产能量，特殊人群的膳食指南原则，社区营养调查和评价、社区营养干预的内容，常见慢性非传染性疾病的膳食原则。

4. 树立正确的营养观，做到科学合理膳食，促进健康。

第一节　营养概述

"饮食者，人之命脉也。"（《本草纲目》）人为了维持生命和健康，保证正常生长发育和各种活动，必须从外界摄取食物，经过消化、吸收、分解、代谢等一系列生化过程，从中吸取营养物质，通常把这个过程称为"营养（nutrition）"，饮食物中的营养物质叫作"营养素（nutrients）"，包括蛋白质、脂类、碳水化合物（含膳食纤维）、维生素、矿物质和水六种，也有将膳食纤维称为第七类营养素。

一、能量和营养素

（一）蛋白质

1. 组成

蛋白质（protein）的基本构成单位是氨基酸，组成蛋白质的氨基酸约有 20 种。其中有 8 种人体不能合成而必需依赖食物供给的称为必需氨基酸（essential amino acid，EAA），包括缬氨酸、苏氨酸、亮氨酸、异亮氨酸、蛋氨酸、苯丙氨酸、色氨酸、赖氨酸。婴幼儿必需氨基酸有 9 种，除上述 8 种外，还有组氨酸。

2. 功能

（1）人体组织的构成成分：身体的生长发育、衰老组织的更新、损伤组织的修复，都需要蛋白质作为机体重要的"建筑材料"。

（2）调节生理功能：蛋白质参与构成酶、抗体、激素、转运体等活性物质，维持体液渗透压和酸碱度。

（3）供给能量：1g 蛋白质在体内完全燃烧可产生 4kcal 能量。

（4）肽类的特殊生理功能：参与机体的免疫调节，促进矿物质吸收，降血压和清除自由基等。

3. 营养价值评价

食物蛋白质营养价值的高低主要取决于该食物蛋白质含量、氨基酸组成及机体的吸收利用程度。常用的评价指标有如下几种。

（1）食物中蛋白质的含量：一般使用凯氏定氮法先测定食物中的氮含量，再乘以换算系数 6.25，即可得到食物蛋白质的含量。

（2）蛋白质消化率（digestibility）：动物性食物的蛋白质消化率一般高于植物性食物。消化率与食物的加工烹调方法有关，如大豆加工成豆腐后消化率可由 60% 提高到 90% 以上。混合膳食可提高蛋白质消化率。

（3）蛋白质利用率：包括生物价（biological value，BV）、蛋白质净利用率、蛋白质功效比值和氨基酸评分。

（4）必需氨基酸的含量与比值：食物中蛋白质必需氨基酸的含量及比值越接近人体需要的模式越容易被吸收利用，该食物营养价值就高，这种蛋白质被称为优质蛋白质（完全蛋白质）。但是有些蛋白质，因一种或几种必需氨基酸的含量过低或过高，比值与人体组织不接近，则营养价值低。如果两种或两种以上食物同时混合食用，可以使食物中的氨基酸互相补充，从而提高蛋白质的利用率，这就是蛋白质的互补作用（mutual supplementary of protein）。

4. 过多或缺乏症

蛋白质缺乏常与能量缺乏同时存在，称蛋白质 - 能量营养不良（protein-energy malnutrition，PEM）。临床上有消瘦型和水肿型之分。前者因长期蛋白质和能量严重缺乏引起，表现为明显消瘦、体重减轻、皮下脂肪减少、肌肉萎缩、皮肤干燥、抵抗力降低等；后者是蛋白质严重缺乏而能量勉强维持机体需要的极度营养不良症，表现为精神萎靡、冷淡、食欲减退、体重减轻、下肢凹陷性水肿、肝脾肿大等。当然，蛋白质摄入过多也对身体不利。高蛋白往往伴随高脂肪，导致能量过剩，还会加重肝肾负担。

5. 食物来源

优质蛋白质的食物来源主要有牛奶、鸡蛋、瘦肉、鱼类和大豆，非优质蛋白质的食物来源主要是粮谷类食物。

（二）脂类

1. 组成

脂类（lipids）包括脂肪和类脂。

（1）脂肪（fat）：由一分子甘油和三分子脂肪酸构成，其中脂肪酸又分为饱和脂肪酸、单不饱和脂肪酸和多不饱和脂肪酸三类。饱和脂肪酸有升高血脂的弊端，故不宜摄入过多。而不饱和脂肪酸可以降低血脂，对身体有益。其中亚油酸和α-亚麻酸是人体必需的，但在体内不能合成，必须由食物供给，称为必需脂肪酸（essential fatty acid，EFA）。

（2）类脂（lipoids）：包括磷脂和固醇。过去认为胆固醇与高脂血症、动脉粥样硬化、冠心病有关，但近几年陆续有研究均未发现胆固醇摄入量与冠心病发病和死亡有关，故对健康人群胆固醇的摄入不再严格限制，而且适量的摄入对人体是必需的。

2. 功能

（1）储存和供给能量：1g脂肪在体内氧化能产生9kcal能量。

（2）构成人体成分：磷脂和固醇是构成细胞膜的主要成分。

（3）供给人体必需脂肪酸：亚油酸和α-亚麻酸是促进婴幼儿生长发育和合成前列腺素所必需的物质。

（4）促进脂溶性维生素的吸收：各种植物油都含有一定量的维生素E，豆油含有丰富的维生素K。脂肪能促进脂溶性维生素的吸收。

3. 过多或缺乏症

脂肪总量过多和（或）饱和脂肪酸、胆固醇摄入过多会导致肥胖、高脂血症、动脉粥样硬化，增加患心血管病的危险。反之，脂肪摄入过少，则会导致能量不足、体脂消耗、脂溶性维生素吸收不良。

4. 食物来源

动物性食物如肥肉主要含饱和脂肪酸，动物内脏、蛋黄等含有丰富的磷脂和胆固醇，植物性食物如植物油和坚果中含丰富的不饱和脂肪酸，特别是必需脂肪酸含量丰富。

（三）碳水化合物

1. 分类

碳水化合物（carbohydrate）主要包括单糖、双糖、寡糖和多糖。

（1）单糖（monosaccharide）：主要有葡萄糖、果糖和半乳糖。

（2）双糖（bisaccharide）：有蔗糖、麦芽糖、乳糖和海藻糖。

（3）寡糖（oligosaccharide）：又称低聚糖，存在于水果和蔬菜中，多数不能或只能部分被吸收，能被结肠益生菌利用，产生短链脂肪酸。

（4）多糖（polysaccharide）：分为能被人体消化吸收的多糖（淀粉、糊精、糖原、海藻多糖）和不能被人体消化吸收的多糖（纤维素、半纤维素、木质素、果胶、抗性淀粉等），后者又称为膳食纤维。

2. 功能

（1）供给能量：1g碳水化合物在体内氧化可产生4kcal能量。

（2）构成组织结构及生理活性物质：糖类参与构成糖蛋白、核酸、糖脂等；还可构成抗体、酶和激素等生物活性物质。

（3）保肝解毒作用：摄入足够的糖类可增加肝糖原储备，增强肝细胞的再生能力和解毒功能。

（4）节约蛋白质及防止酸中毒：碳水化合物充足，可减少蛋白质消耗，使蛋白质用于最需要的地方。碳水化合物还可防止脂肪不完全氧化产生过多酮体而造成酸中毒。

（5）提供膳食纤维（dietary fiber）：膳食纤维的主要生理功能：①增加饱腹感；②促进肠蠕动，防止便秘；③降低血糖和血清胆固醇水平；④控制体重；⑤改变肠道菌群。

3. 过多或缺乏症

糖类摄入过多会转化成脂肪在体内储存，造成肥胖。糖类摄入过少不能提供足够的能量，特别是大脑和神经组织能量缺乏，会产生低血糖反应。

4. 食物来源

水果中含果糖，奶类中含乳糖，谷、薯、豆类富含淀粉，粗粮和蔬菜是膳食纤维的良好来源。

（四）能量

1. 能量（energy）来源与产热比

食物中的碳水化合物、脂肪和蛋白质在体内氧化能为机体提供能量，这三种叫作产能营养素。能量来源的合适产热比为碳水化合物占全部能量的50%～65%，脂肪占20%～30%，蛋白质占10%～15%。

2. 能量消耗

能量主要用于基础代谢、食物特殊动力作用、体力活动和生长发育等方面。

（五）维生素

维生素（vitamin）是维持机体正常生理功能和细胞内特异代谢反应所必需的一类微量低分子有机化合物。它们不构成组织，不提供能量，但在调节物质代谢过程中起重要作用。维生素分为脂溶性维生素和水溶性维生素两大类。脂溶性维生素包括维生素 A、D、E、K。水溶性维生素主要有 B 族维生素（包括维生素 B_1、B_2、B_6、B_{12}、烟酸、叶酸、生物素等）和维生素 C。几种常见维生素的生理功能、缺乏症状和食物来源见表 3-1。

表 3-1　几种主要维生素的生理功能、缺乏症状和食物来源

	生理功能	缺乏症状	食物来源
维生素 A	维持上皮细胞的正常生长与分化；参与视紫质的合成，维持正常视觉；促进人体骨骼发育；维持机体的免疫功能，抑癌	皮肤粗糙、干燥、毛囊角化；暗适应能力下降及夜盲症；幼儿发育迟缓；呼吸道炎症，反复感染	动物肝脏、鱼肝油、蛋黄；黄绿色蔬菜
维生素 D	促进钙、磷的吸收及利用，调节骨代谢	婴幼儿易患佝偻病，出现多汗、烦躁不安、手足抽搐、骨质脱钙、软化、骨骼畸形；成人易患骨质软化症和骨质疏松症，易骨折	鱼肝油、各种动物肝脏和蛋黄；晒太阳
维生素 E	抗氧化剂，可强化血管壁，改善微循环，延缓衰老	新生儿溶血性贫血；尿肌酸排出增多	各种油料种子及植物油
维生素 B_1	参与三大营养素的代谢；增加胃肠蠕动及消化液分泌，增强食欲，促进儿童生长发育	脚气病，表现为对称性周围神经炎、心力衰竭和下肢水肿	粗杂粮如谷类、豆类；瘦肉
维生素 B_2	多种酶的辅酶，促进生长，维护皮肤和黏膜的完整性	口腔-生殖综合征，如口腔炎、口唇炎、舌炎和眼睑炎；脂溢性皮炎、男性阴囊炎、女性外阴炎	动物内脏、奶类、蛋类
维生素 B_3（烟酸）	参与脂肪、类固醇的生物合成，是葡萄糖耐量因子的重要成分，可增强胰岛素的效能	糙皮病；3d 症状（腹泻、皮炎、痴呆）	动物肝脏、海鱼、畜禽肉、蘑菇
叶酸	影响 DNA、RNA、磷脂、肌酸和神经介质的合成；参与细胞器蛋白质合成中启动 tRNA 的甲基化过程	DNA 合成受阻；衰弱、精神萎靡、健忘、失眠、胃肠功能紊乱和舌炎；生长发育不良（神经管畸形）	动物肝脏、肾、绿叶蔬菜、豆类、麦胚

	生理功能	缺乏症状	食物来源
维生素 B_{12}	促进蛋白质合成，维持造血系统正常	巨幼红细胞贫血、外周神经退化	畜禽肉类、鱼贝类、奶类
维生素 C	抗氧化作用；促进胶原组织合成；参与造血功能；维持心肌功能；解毒防癌	纳差、乏力、牙龈出血、皮肤出血点	水果和蔬菜

（六）矿物质

人体由许多元素组成，在这些元素中，除碳、氢、氧、氮以有机化合物的形式出现外，其余各种元素统称为矿物质（mineral）。其中占人体总重量的 0.01% 以上的矿物质被称为常量元素（macroelement），有钙、镁、钾、钠、磷、硫和氯 7 种。其他则被称为微量元素（microelements）。我国居民容易缺乏的矿物质有钙、铁、锌等，相应的缺乏症状及食物来源见表 3-2。

表 3-2　常见矿物质的生理功能、缺乏症状和食物来源

	生理功能	缺乏症状	食物来源
钙	构成骨骼和牙齿；维持神经和肌肉活动；参与凝血、激素分泌，维持体内酸碱平衡及血管渗透压	儿童佝偻病；成人和老年人骨质软化症和骨质疏松症；抽搐	奶及奶制品、虾皮、豆芽
铁	血红蛋白、肌红蛋白、细胞色素和其他呼吸酶的重要组成成分；参与氧的运输和组织的呼吸过程	缺铁性贫血；冷漠呆板；儿童易烦躁，抵抗力下降	动物肝脏、全血、黑木耳、肉类、鱼类
锌	酶的组成成分；参与组织呼吸、蛋白质合成、核酸代谢；维持食欲、味觉、生理功能和免疫功能	儿童生长发育迟缓；性欲减退、精子减少；抵抗力下降；智力下降，胎儿中枢神经系统先天畸形	动物肝脏、牡蛎、坚果、胚芽

（七）水

水（water）是人体中含量最多的组成成分，占成人体重的 50% ~ 70%，主要分布在细胞、细胞外液和机体的各种组织中；参与机体代谢和运送营养物质；调节体温；维持消化吸收功能；起润滑作用。一般情况下，成人每日水的需要量约为 2500mL。气温高、劳动强度大、排汗增加、水分和电解质丢失多，应增加水量和盐类。水是最重要的营养素之一。

二、各类食物的营养价值

天然食物种类繁多，大致可分为五大类，其营养价值与特点见表 3-3。

表 3-3 各类食物的营养价值

	组成	主要提供营养素	营养特点
谷类和薯类	谷类：米、面、杂粮；薯类：马铃薯、红薯、木薯	碳水化合物、蛋白质、膳食纤维及 B 族维生素	加工和烹调、加碱等会损失营养；可与豆类混合食用，提高营养价值
蔬菜、水果和菌藻类	深色和浅色蔬菜；各种水果；菌类、藻类植物	膳食纤维、矿物质、维生素 C、胡萝卜素、维生素 K 及植物化学物	深色蔬菜、水果营养价值一般优于浅色；菌藻类含膳食纤维、矿物质和果胶
动物性食物	肉、禽、鱼、蛋、奶	优质蛋白质、脂类、矿物质、维生素 A、B 族维生素和维生素 D	适合与谷类或豆类搭配，补充限制氨基酸；提供较丰富的必需脂肪酸，促进脂溶性维生素的吸收
豆类和坚果	大豆、其他干豆类及花生、核桃、杏仁等坚果	蛋白质、脂肪、膳食纤维、矿物质、B 族维生素和维生素 E	豆类含丰富的优质蛋白质、不饱和脂肪酸、钙及 B 族维生素；还含有大豆异黄酮、大豆低聚糖、植物固醇等植物化学物
纯能量食物	动植物油、淀粉、食用糖和酒类	能量	植物油富含亚油酸、亚麻酸和维生素 E，动物油富含饱和脂肪酸和胆固醇

第二节　合理营养与平衡膳食

合理营养（rational nutrition）是健康的物质基础，而平衡膳食又是合理营养的根本途径。所谓平衡膳食（balance diet），就是强调由多种天然食物组成的膳食，可提供人体基本的营养需要，在支持正常发育、保持合适体重、预防营养不良的同时，减少营养过剩相关疾病的发生。中国传统膳食结构强调平衡膳食，例如《黄帝内经》中"五谷为养，五果为助，五畜为益，五菜为充"的论述与现代营养学平衡膳食的观点一致。为了给居民提供基本、科学的平衡膳食指导，2022 年 4 月，中国营养学会正式发布《中国居民膳食指南（2022）》（以下简称《指南》），由一般人群膳食指南、特定人群膳食指南和平衡膳食宝塔三部分组成。

一、一般人群膳食指南

一般人群膳食指南适用于 2 岁以上的健康人群，提出 8 条核心推荐条目。

（一）食物多样，合理搭配

坚持谷类为主的平衡膳食模式；每天的膳食应包括谷薯类、蔬菜水果、畜禽鱼蛋奶和豆类食物；平均每天摄入 12 种以上食物，每周 25 种以上，合理搭配；每天摄入谷类食物 200 ~ 300g，其中包含全谷物和杂豆类 50 ~ 150g，薯类 50 ~ 100g。

（二）吃动平衡，健康体重

各年龄段人群都应天天进行身体活动，保持健康体重；食不过量，保持能量平衡；坚持日常身体活动，每周至少进行 5 天中等强度身体活动，累计 150 分钟以上，主动身体活动最好每天 6000 步；鼓励适当进行高强度有氧运动，加强抗阻运动，每周 2 ~ 3 天；减少久坐时间，每小时起来动一动。

（三）多吃蔬果、奶类、全谷、大豆

蔬菜水果、全谷物和奶制品是平衡膳食的重要组成部分；餐餐有蔬菜，保证每天摄入不少于 300g 的新鲜蔬菜，深色蔬菜应占 1/2；天天吃水果，保证每天摄入 200 ~ 350g 的新鲜水果，果汁不能代替鲜果；吃各种各样的奶制品，摄入量相当于每天 300mL 以上液态奶；经常吃全谷物、大豆制品，适量吃坚果。

（四）适量吃鱼、禽、蛋、瘦肉

鱼、禽、蛋类和瘦肉摄入要适量，平均每天 120 ~ 200g；每周最好吃鱼 2 次或 300 ~ 500g，蛋类 300 ~ 350g，畜禽肉 300 ~ 500g；少吃深加工肉制品；鸡蛋营养丰富，吃鸡蛋不弃蛋黄；优先选择鱼，少吃肥肉、烟熏和腌制肉制品。

（五）少盐少油，控糖限酒

培养清淡饮食习惯，少吃高盐和油炸食品；成年人每天摄入食盐不超过 5g，烹调油 25 ~ 30g；控制添加糖的摄入量，每天不超过 50g，最好控制在 25g 以下；反式脂肪酸每天摄入量不超过 2g；不喝或少喝含糖饮料，儿童、青少年、孕妇、乳母及慢性病患者不应饮酒，成年人如饮酒，一天饮用的酒精量不超过 15g。

（六）规律进餐，足量饮水

合理安排一日三餐，定时定量，不漏餐，每天吃早餐；规律进餐、饮食适度，不暴饮暴食、不偏食挑食、不过度节食；足量饮水，少量多次，在温和气候条件下，低身体活动水平成年男性每天喝水 1700mL，成年女性每天喝水 1500mL，推荐喝白水或茶水，少喝或不喝含糖饮料，不用饮料代替白水。

（七）会烹会选，会看标签

在生命的各个阶段都应做好健康膳食规划；认识食物，选择新鲜的、营养素

密度高的食物；学会阅读食品标签，合理选择预包装食品；学习烹饪、传承传统饮食，享受食物天然美味；在外就餐，不忘适量与平衡。

（八）公筷分餐，杜绝浪费

选择新鲜卫生的食物，不食用野生动物；食物制备生熟分开，熟食二次加热要热透；讲究卫生，从分餐公筷做起；珍惜食物，按需备餐；提倡分餐不浪费，做可持续食物系统发展的践行者。

二、特定人群膳食指南

特定人群包括孕妇、乳母、婴幼儿、儿童、青少年、老年人及素食人群，根据这些人群的生理特点和营养需要，制定了相应的膳食指南，以更好地指导孕妇乳母营养、婴幼儿科学喂养和副食添加、儿童青少年生长发育增长时期的合理饮食，以及适应老年人生理和身体变化的膳食安排。具体内容见表3-4。

表3-4　特定人群膳食指南

对象	关键推荐
中国孕妇、乳母	
备孕妇女	①调整孕前体重至适宜水平；②常吃含铁丰富的食物，选用碘盐，孕前3个月开始补充叶酸；③禁烟酒，保持健康生活方式
孕期妇女	①补充叶酸，常吃含铁丰富的食物，选用碘盐；②孕吐严重者，可少量多餐，保证摄入含必要量碳水化合物的食物；③孕中晚期适量增加奶、鱼、禽、蛋、瘦肉的摄入；④适量身体活动，维持孕期适宜增重；⑤禁烟酒，愉快孕育新生命，积极准备母乳喂养
哺乳期妇女	①增加富含优质蛋白质及维生素A的动物性食物和海产品，选用碘盐；②产褥期食物多样不过量，重视整个哺乳期营养；③愉悦心情，充足睡眠，促进乳汁分泌；④坚持哺乳，适量运动，逐步恢复适宜体重；⑤忌烟酒，避免浓茶和咖啡
中国婴幼儿及学龄前儿童	
6月龄内婴儿	①产后尽早开奶，坚持新生儿第一口食物是母乳；②坚持6月龄内纯母乳喂养；③顺应喂养，建立良好的生活规律；④生后数日开始补充维生素D，不需要补钙；⑤婴儿配方奶是不能纯母乳喂养时的无奈选择；⑥监测体格指标，保持健康生长
7～24月龄婴幼儿	①继续母乳喂养，满6月龄起添加辅食；②从富含铁的泥糊状食物开始，逐步添加达到食物多样；③提倡顺应喂养，鼓励但不强迫进食；④辅食不加调味品，尽量减少糖和盐的摄入；⑤注重饮食卫生和进食安全；⑥定期监测体格指标，追求健康生长
中国儿童青少年	
学龄前儿童	①规律就餐，自主进食不挑食，培养良好饮食习惯；②每天饮奶，足量饮水，正确选择零食；③食物应合理烹调，易于消化，少调

对象	关键推荐
学龄前儿童	料、少油炸；④参与食物选择和制作，增进对食物的认知和喜爱；⑤经常户外活动，保障健康生长
学龄儿童	①认识食物，学习烹饪，提高营养科学素养；②三餐合理，规律进餐，培养健康饮食行为；③合理选择零食，足量饮水，不喝含糖饮料；④不偏食节食，不暴饮暴食，保持适量体重增长；⑤保证每天至少活动60分钟，增加户外活动时间
中国老年人	①少量多餐细软、预防营养缺乏；②主动足量饮水，积极户外活动；③延缓肌肉衰减，维持适宜体重；④摄入充足食物，鼓励陪伴进餐
素食人群	①谷类为主，食物多样，适量增加全谷物；②增加大豆及其制品的摄入，每天50～80g，选用发酵豆制品；③常吃坚果、海藻和菌菇；④蔬菜、水果应充足；⑤合理选择烹调油

三、中国居民平衡膳食宝塔

中国居民平衡膳食宝塔是根据中国居民膳食指南，结合膳食结构的特点设计而成，它将平衡膳食的原则转化为各类食物及其每日推荐量，并以宝塔形式直观表现出来，便于群众理解和运用，见图3-1。

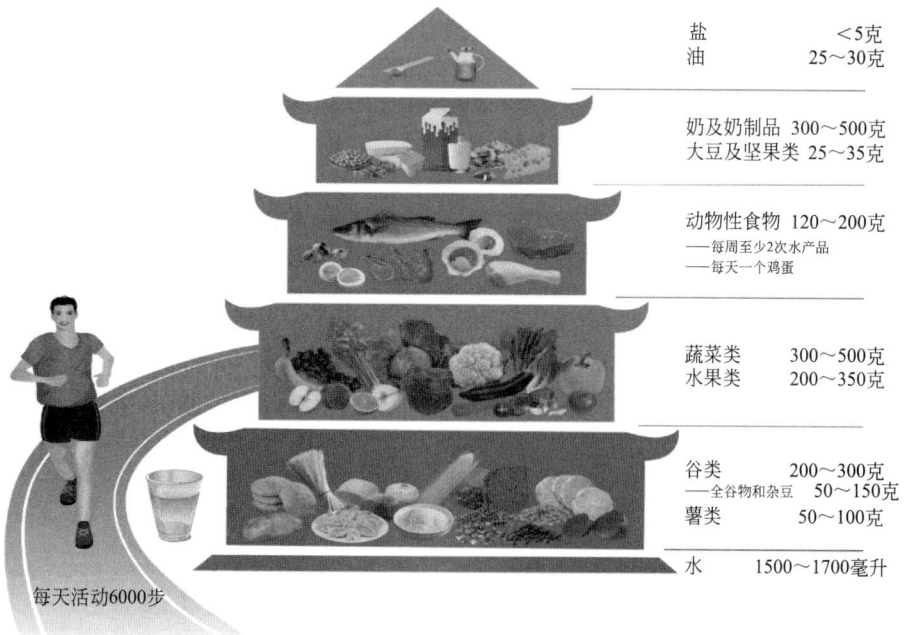

盐　　　　　　　< 5克
油　　　　　　　25～30克

奶及奶制品　　　300～500克
大豆及坚果类　　25～35克

动物性食物　　　120～200克
——每周至少2次水产品
——每天一个鸡蛋

蔬菜类　　　　　300～500克
水果类　　　　　200～350克

谷类　　　　　　200～300克
——全谷物和杂豆　50～150克
薯类　　　　　　50～100克

水　　　　　　　1500～1700毫升

每天活动6000步

图3-1　中国居民平衡膳食宝塔（2022）

（资料来源：中国居民膳食指南网站 http://dg.cnsoc.org/index.html）

第三节　社区居民营养状况监测与评价

社区营养调查和评价的目的是了解社区居民的膳食能量和营养素摄入状况，及时发现营养摄入不足和过剩的人群，并分析相关病因和影响因素，从而有针对性地制定干预策略和措施进行合理的膳食指导。

社区居民营养状况评价应在膳食调查、体格检查、实验室检查的基础上进行。

一、膳食调查

膳食调查是通过某种方法了解调查对象一定时间内进食主副食的种类和数量，利用食物成分表计算出每人每日能量和各种营养素的摄入量，然后与参考摄入量标准进行比较，来评定营养素的满足情况，可作为饮食营养指导的重要依据。

（一）常用的膳食调查方法

膳食调查方法有称重法、询问法、食物频数法、记账法和化学分析法等，前三者较常用，其具体做法及优缺点见表3-5。

表3-5　常用膳食调查方法的优缺点

	具体做法	优点	缺点
称重法	称量和记录每日每餐所消耗的食物的生重、熟重和每餐剩余食物的重量，并根据实际用餐人数，计算出平均每人每日用餐的生食物重量，再根据食物成分表，进一步计算出平均每人每日能量和各种营养素摄入量。一般调查3～7天	精确	烦琐，费时、费人力和物力
询问法（又称回顾法）	通过询问调查对象连续3天每日摄入的食物种类和数量，对膳食营养进行评价。常采用24小时膳食回顾法	简便易行	调查资料粗略，记忆较差时误差大
食物频数法	收集被调查对象过去一段时间（如数周、数月或数年）内各种食物消费频率及消费量，从而计算个人长期食物和营养素平均摄入水平	可反映长期膳食行为，用于指导慢性病的膳食咨询	费时、费力

（二）膳食调查结果的评价

1. 膳食模式

实际应用中常以"中国居民平衡膳食宝塔"为依据，对被调查对象的膳食模式进行评价。

2. 平均每人每日营养素摄入量占推荐摄入量的百分比

一般认为能量及各种营养素的摄入量应占参考摄入量的 80% 以上。低于参考摄入量的 80% 为供给不足，长期供给不足会导致营养不良。如果低于 60% 则认为是缺乏，对身体会造成严重影响。

3. 能量的来源分布

①计算能量的食物来源：按食物类别，如粮谷类、豆类、薯类等，分别计算该食物提供的能量占总能量的百分比。②计算三大营养素能量所占的比例：即膳食中蛋白质、脂肪、碳水化合物所供能量占总能量的百分比。一般认为，蛋白质应占总能量来源的 10% ~ 15%，脂肪 20% ~ 30%，碳水化合物 50% ~ 65%。③计算三餐能量比例：三餐能量分配比例以早餐 30%、中餐 40%、晚餐 30% 为宜。

4. 蛋白质的来源分布

计算每日从粮谷类、豆类、动物性食品中所摄入蛋白质分别占该口蛋白质总量的百分比。合理膳食应在总蛋白满足推荐摄入量的基础上，保证优质蛋白质的摄入占总蛋白质的 1/3 以上。

5. 脂肪的来源分布

计算每日摄入的动物性脂肪和植物性油脂分别占该日脂肪的百分比。植物油和动物脂肪都要食用，植物油中必需脂肪酸（亚油酸和 α- 亚麻酸）高于动物脂肪，成年人亚油酸和 α- 亚麻酸的适宜摄入量应分别占总能量的 4% 和 0.6%。

6. 其他

如人口特征、饮食习惯、经济状况及其相关性等。

二、体格检查

体格检查包括身体测量和营养缺乏体征检查两方面。

（一）身体测量

身体测量指标有身高、体重、腰围、臀围等。身高和体重可以综合反映蛋白质、能量和一些矿物质的摄入、利用和储备情况，是营养调查的必测项目。腰围和腰臀比是反映中心性肥胖的敏感指标，而中心性肥胖现在认为与高脂血症、高血压、糖尿病等的关系更加密切，所以也是常测指标。

1. 身高和体重

身高和体重是人体测量资料中基础的数据，是评价营养状况和生长发育的基本指标之一。身高、体重在一日之内有波动，故测量时间应固定。

（1）标准体重：标准体重（kg）＝身高（cm）－105。实测体重处于标准体重±10%范围，则认为体重正常；±（10% ~ 20%）为超重或消瘦，±20%以上为肥胖或严重消瘦，＋（20% ~ 30%）为轻度肥胖，＋（30% ~ 50%）为中度肥胖，+50%以上为重度肥胖。

（2）体质指数（body mass index，BMI）：BMI＝体重（kg）/［身高（m）］^{2}。中国人，一般认为BMI在18.5 ~ 23.9kg/m^{2}时为正常水平，24.0 ~ 27.9kg/m^{2}为超重，≥28kg/m^{2}为肥胖。

2. 腰围

腰围是反映脂肪总量和脂肪分布的综合指标。对我国成人来说，男性腰围≥90cm，女性腰围≥85cm，为成人中心性肥胖。

3. 腰臀比

臀围指耻骨联合和背后臀大肌最凸处的水平周径。用腰围除以臀围所得的结果即为腰臀比。腰臀比的合理比值：男性为0.85 ~ 0.90，女性为0.75 ~ 0.80。男性腰臀比≥0.9，女性腰臀比≥0.8，为上身性肥胖的标准。

（二）营养缺乏体征检查

营养缺乏体征是体内营养素储存量降低，导致组织中营养素缺乏，引起一系列生理功能改变，进而出现的病理状态。临床表现常不典型，检查时应认真鉴别。常见的营养缺乏体征见表3-6。

表3-6　营养缺乏体征与营养素的关系

	症状体征	缺乏营养素
全身	消瘦或水肿、发育不良	能量、蛋白质、锌
	贫血	蛋白质、铁、叶酸、维生素 B$_{12}$、维生素 B$_6$、维生素 B$_2$、维生素 C
皮肤	干燥、毛囊角化症	维生素 A
	脂溢性皮炎、癞皮病皮炎	维生素 B$_2$、烟酸
	出血	维生素 C、维生素 K
眼睛	角膜干燥、夜盲症	维生素 A
	角膜边缘充血	维生素 B$_2$
唇	口唇炎、口角炎	维生素 B$_2$

	症状体征	缺乏营养素
口腔	牙龈炎、齿龈出血	维生素 C
	舌炎、舌猩红	维生素 B_2、烟酸
	地图舌	烟酸、维生素 B_2、锌
指甲	舟状甲	铁
骨	鸡胸、O 形腿、骨软化症	维生素 D、钙
神经	肌肉无力，四肢末端蚁行感，下肢肌肉疼痛	维生素 B_1
	中枢神经系统失调	维生素 B_{12}、维生素 B_6
循环	水肿	维生素 B_1、蛋白质
其他	甲状腺肿大	碘

三、实验室检查

借助牛理、牛化检测手段测定受检者血液、排泄物或身休其他成分（如头发）中所含有各种营养素及其代谢产物或其他化学成分变化，评定膳食中营养素水平、吸收和利用情况，从而掌握营养失调早期变化，及时采取有效的防控措施。

第四节　社区营养干预

一、社区饮食干预的对象

社区饮食干预的对象应包括社区全体居民。其中老年人、孕妇、乳母、婴幼儿、学龄前儿童和青少年等人群是主要的工作对象，慢性病高危人群及现症患者是社区饮食干预的重点对象。并应用营养流行病学调查设计和统计学方法，了解各种因素，如年龄、性别、教育程度、饮食习惯、职业、社会心理等对社区居民营养状况及疾病产生的影响，为有针对性地进行干预提供科学依据。

二、社区饮食干预的措施

（一）开展社区营养教育活动

营养教育是健康教育的一个重要组成部分，是一种方便经济的饮食干预措施。通过提高人们的营养知识，实现合理获取营养，并形成合理且科学的饮食习惯，避免有害食品的摄入，从而达到改善营养状况和预防疾病的目的。

人对食物的选择是一种受多因素影响的膳食行为，一般来说良好的营养教育影响着他们的饮食方式，当人们知道某些食物对于健康有益时，就会改变其饮食行为。营养知识知晓率越高，营养态度和行为就越好。通过营养教育不断增加干预对象的营养知识，认识饮食与疾病的关系，相信饮食治疗有效果，促进其改善膳食结构、饮食行为，这是营养干预的关键所在。

（二）高危人群健康管理

高危人群的健康管理主要包括：①建立健康档案。高血压预防的最终目标是预防脑卒中和冠心病，对于已经发生过脑卒中和冠心病的患者来说，必须非常谨慎严格地进行血压管理；对于已经服药接受治疗的患者，应将健康管理和治疗联合起来，并建立健康档案。②组建高血压监控网络，定期对40岁以上社区人群进行血压监测，做到早发现、早治疗。同时要做到定期随访。③开展周期性健康教育，纠正高危人群不良的饮食和生活习惯。④强化高血压规范化管理和个体化指导，包括药物和非药物治疗。

（三）健康人群的健康监测

对于社区健康人群，要做到：①家族史调查，许多高血压患者呈现家族聚集现象，这除了遗传因素以外，近来的研究证据表明家庭共有的生活饮食习惯也是非常重要的因素。②培养血压测量志愿者，并建立血压监测信箱。③对社区卫生人员、医师和护士的高血压规范化管理进行培训，并建立高血压管理信息系统。

三、饮食干预效果评价

（一）营养教育效果评价

多采用问卷方法对干预人群进行营养知识、态度和行为（KAP）调查。可自行设计问卷内容，在非调查对象中预试后确定，印制统一的调查问卷。内容包括一般情况（年龄、性别、职业、文化程度等）、与营养相关的疾病情况和营养知识、态度、行为三个方面。同时运用膳食调查的方法定期调查干预对象每日摄入食物的种类和数量，调查时间跨度以一周为宜。分析调查结果，动态观察膳食结构的变化。慢性病高危人群及患者定期监测体重、腰围、血压、血脂、血糖等指标及询问症状，结合膳食调查的评价结果，及时进行膳食调整和改进。

（二）人群健康管理和监测评价

主要评价内容包括：①社区营养干预计划执行情况；②根据血脂、血压的变化评估高血压等慢性病管理制度的执行效果；③高血压患病率及脑卒中死亡率的变化；④高血压患者生活质量是否提高；⑤项目经费的开支是否合理。

第五节　食品安全与食物中毒

一、食品安全

"民以食为天，食以安为先"，食品安全（food safety）不仅关系到消费者的经济利益，而且直接关系着人民的生命和健康，属于"重大的基本民生问题"。《中华人民共和国食品安全法》于 2009 年 2 月 28 日第十一届全国人民代表大会常务委员会第七次会议通过，2015 年 4 月 24 日第十二届全国人民代表大会常务委员会第十四次会议修订，其对食品安全的定义是：食品无毒、无害，符合应当有的营养要求，对人体健康不造成任何急性、亚急性或者慢性危害。食品安全牵涉多个环节，包括食品的种植、养殖、加工、包装、存储、运输、销售和消费等各环节，任何一个环节不符合国家强制标准和要求，都可能引发食品安全问题。

食品安全问题通常表现为"食源性疾病和食源性危害"。食源性疾病是指"通过摄食进入人体内的各种致病因子引起的、通常具有感染性质或中毒性质的一类疾病"。影响食品安全的主要因素有生物性、化学性、物理性三大类，同时还包含营养失调及转基因食品等产生的危害因素。

（一）生物性污染

生物性污染主要包括细菌、真菌、病毒、寄生虫及其卵等造成的食品污染。①其中细菌及其毒素污染涉及面最广、影响最大，是最常见的微生物污染之一。主要包括引起细菌性食物中毒的病原菌（如沙门菌、葡萄球菌、变形杆菌、大肠埃希菌）、引起人类肠道传染病的病原菌（如霍乱弧菌、志贺氏菌等）及人畜共患病病原菌（如炭疽杆菌、布氏杆菌）。②常见的病毒性污染病原主要有引起甲肝流行的甲型肝炎病毒，引起婴幼儿腹泻的柯萨奇病毒、轮状病毒，以及引起人畜共患病的禽流感病毒和口蹄疫病毒等。③常见的真菌性污染主要包括镰刀菌属中禾谷镰刀菌产生的毒素及曲霉菌产毒株产生的毒素。④寄生虫及其卵污染主要导致人畜共患寄生虫病，包括蛔虫、绦虫、旋毛虫等。

（二）化学性污染

化学性污染包括农药、化肥和兽药的残留；工业三废造成的重金属污染、工业化学品的污染如二噁英；食品生产、加工和烹调过程中形成的有害化学物如 N- 亚硝基化合物、多环芳烃化合物及不符合卫生标准的食品添加剂和食品包装材料等。这些物质可以通过环境污染及生物富集作用进入食物。此外，人为投毒导致的食物中毒也不容忽视。

（三）物理性危害

物理性危害包括一些非化学性的杂物污染，如昆虫碎片、毛发或排泄物、草籽、泥土、灰尘和润滑油等；放射性污染，如放射性物质的开采、冶炼、生产等过程，在生活中的应用和排放，以及核废物的污染等。

二、食物中毒

（一）概念

食物中毒（food poisoning）指摄入了含有生物性、化学性有毒、有害物质的食品或把有毒有害物质当作食品摄入后所出现的非传染性急性、亚急性疾病。并排除其他食源性疾病。

（二）特点

潜伏期短，多为集体爆发；临床表现相似，多以胃肠道症状为主，即恶心、呕吐、腹痛、腹泻；发病与食物有明显关系，不食者不发病，停用该食物发病即停止；一般无传染性。

（三）分类

1. 细菌性食物中毒

细菌性食物中毒是食物中毒中最常见的一类，主要病原的中毒特征及预防措施见表 3-7。

表 3-7　常见细菌性食物中毒

	病原体	中毒表现	中毒食物	预防措施
沙门菌食物中毒	伤寒/副伤寒、鼠伤寒及肠炎沙门菌等	潜伏期 12～36 小时，表现为胃肠炎、类霍乱、类伤寒、类感冒和败血症五种类型。腹泻主要是水样便，少数有黏液和血	肉类食品	生熟分开，高温杀灭，控制繁殖细菌

	病原体	中毒表现	中毒食物	预防措施
变形杆菌食物中毒	普通变形杆菌、奇异变形杆菌	潜伏期5～18小时，表现为急性腹泻，伴恶心、呕吐、头痛、发热，体温一般在38～39℃，病程1～3日	动物性食品为主，其次是豆制品和凉拌菜	严格做到生熟用具分开、注意厨房卫生
副溶血性弧菌食物中毒	副溶血性弧菌	潜伏期6～10小时，发病急，表现为恶心、呕吐、腹痛、发热，伴有头痛、多汗、口渴。病程2～3日，重症患者可休克、昏迷而死亡	海产品及盐腌制食品	烧熟煮透，食醋浸泡，低温存储，生熟用具分开
葡萄球菌食物中毒	金黄色葡萄球菌为主，其次是表皮葡萄球菌和腐生葡萄球菌及其毒素	潜伏期2～3小时，起病急，表现为恶心、频繁而剧烈呕吐，严重者可呈喷射状，吐物中常有胆汁、黏液和血。病程1～2日，很少死亡	乳及乳制品，蛋及蛋制品，各类熟肉制品	定期检查，防止污染，防止肠毒素形成
肉毒梭菌毒素中毒	肉毒梭菌毒素	潜伏期12～48小时，表现为运动神经麻痹症状，患者症状轻重可不同，病死率较高	发酵豆类、谷类制品为主，其次是肉类和罐头食品	不吃生酱，彻底加热
蜡样芽孢杆菌中毒	蜡样芽孢杆菌	摄入活菌潜伏期6～14小时，表现为胃肠炎症状，少数患者发热；摄入毒素潜伏期1～5小时，多为自限性，病程4～24小时	含淀粉多的各类食物	不食腐败变质的剩饭、剩面。充分加热、低温保存
O_{157}：H_7大肠杆菌食物中毒	O_{157}：H_7大肠杆菌	潜伏期2～9日，主要表现为突发性腹部痉挛，伴有呼吸道症状，老人和儿童死亡率高	动物性食品、不洁水果和蔬菜	防止生熟交叉感染、彻底加热、加强食品卫生法规宣传

2. 有毒动植物中毒

由误食有毒动植物引起的中毒，主要的中毒特征和预防措施见表3-8。

表3-8　有毒动植物食物中毒

	有毒成分	中毒表现	预防措施
河豚	河豚毒素	潜伏期0.5～3小时，先表现为手指、口唇、舌尖麻木刺痛，然后恶心、呕吐、腹痛、腹泻等胃肠道症状并有四肢无力进而四肢肌肉麻痹，以致身体摇摆、行走困难，甚至全身麻痹成瘫痪状，严重者出现呼吸衰竭而死亡	严禁出售鲜河豚，加强河豚毒性的宣传教育

	有毒成分	中毒表现	预防措施
有毒贝类	石房蛤毒素	潜伏期0.5～3小时，神经麻痹症状，初期唇、舌、指端麻木，继而四肢和颈部麻痹，小脑受损，运动失调甚至呼吸困难而死亡	食用前除去贝类内脏及周围暗色部分
鱼类组胺	组胺	潜伏期0.5～1小时，表现为局部或全身毛细血管扩张、通透性增加、支气管收缩为主的过敏性症状	不吃腐败鱼，尤其是腐败青皮红肉鱼
毒蕈	毒蕈毒素	据毒蕈种类与有毒成分不同，中毒症状分为四种：胃肠炎型、神经精神型、溶血型及脏器损害型	加强宣传，教育群众不要采集野蘑菇食用
鲜黄花菜	类秋水仙碱	潜伏期0.5～4小时，以胃肠症状为主	鲜黄花菜用水浸泡或开水烫后弃水炒煮食用
生豆浆	胰蛋白酶抑制素、皂苷	潜伏期0.5～1小时，恶心、呕吐、腹胀、腹泻，一般不发热	将豆浆彻底煮开，出现泡沫后继续加热至泡沫消失，沸腾后继续煮几分钟

3. 化学性食物中毒

误食、误用或者污染食物而引起的中毒，主要的中毒特征和预防措施见表3-9。

表3-9　常见化学性食物中毒

	中毒表现	预防措施
铅中毒	体内蓄积的铅主要损害造血系统、神经系统、胃肠道和肾脏	控制工业"三废"排放，严防食品加工机械设备、包装材料、容器、食品添加剂对食品的铅污染
汞中毒	表现为头晕、疲乏，继而手指、嘴唇及舌头麻木，重者精神紊乱、全身发抖，甚至剧烈痉挛而死亡	控制工业"三废"排放，避免食用含汞食物
镉中毒	镉在肾脏蓄积最多，主要损害肾脏，可造成肾小管重吸收功能降低，并造成骨质疏松或骨质软化症	控制工业"三废"排放，避免含镉工业废水污染水体和农作物，不使用含镉金属容器盛放食物
亚硝酸盐食物中毒	高铁血红蛋白血症，造成机体缺氧，严重者常因呼吸循环衰竭而死亡	保持蔬菜新鲜，腌制蔬菜至少待腌制15日以上再食用，严格按照国家标准使用硝酸盐和亚硝酸盐
有机磷农药中毒	神经系统损害为主，典型症状为肌肉震颤、痉挛、瞳孔缩小、血压升高、心跳加快、肺水肿、呼吸困难和昏迷	加强宣传教育，正确使用有机磷农药，做好防护措施

4. 真菌毒素和霉变食物中毒

主要的中毒特征和预防措施见表 3-10。

表 3-10　真菌毒素和霉变食物中毒

	中毒表现	预防措施
黄曲霉菌及其毒素中毒	主要损伤肝脏，引发肝炎、肝硬化、肝坏死。具有极强的毒性和致癌性	控制粮食及其制品中水分，保证通风顺畅
赤霉病麦中毒	主要症状为恶心、呕吐、腹痛、头痛、嗜睡、流涎、乏力，少数患者有发热、畏寒。又称"醉谷病"	勿食被镰刀菌污染的病麦
霉变甘蔗中毒	初期消化道功能紊乱，重者出现阵发性抽搐，继而进入昏迷。患者可死于呼吸衰竭，幸存者则留下严重后遗症，导致终身残疾	勿食被甘蔗节菱孢霉菌污染的甘蔗

（四）调查与处理

1. 食物中毒的调查

当接到食物中毒报告后，医务人员应立即赶赴现场，迅速抢救患者。所在地卫生行政部门立即成立调查组，疾病控制、卫生检验等专业人员开展现场流行病学调查，其目的是确定中毒的性质和原因，以便采取合理治疗和预防措施，防止中毒事件再次发生，具体步骤如下。

（1）一般调查：核实事件并确定事件波及范围，如发生时间、患者数、患者分布情况及可能引起中毒事件的食品。根据病例定义开展病例搜索，对患者进行详细流行病学调查，重点调查患者的食物史，筛出全部患者吃过而健康者未吃过的食物，确定可疑食品并立即查封。

（2）采样送检：对可疑食物剩余部分及患者的呕吐物、粪便、尿液和血液样品采样送检以查明中毒原因，为避免采集样品的变质和再污染，应低温运输和保存。

（3）进一步调查：调查可疑食品的来源、运输、存储、加工、烹调，以及厨房和食堂的卫生状况，从业人员的健康状况等，结合检验结果，明确本次中毒的原因和污染环节，并及时向当地卫生部门报告。

2. 食物中毒的处理

包括以下四个方面。

（1）应迅速、及时、有效地治疗患者：及时催吐、洗胃、导泻，并给予支持疗法；根据现场调查分析的可能中毒原因及中毒者的临床特征，采取分级抢救原则，尽量避免患者死亡；确定中毒原因后，迅速应用特效解毒药物。

（2）及时处理可疑食品和中毒现场：可疑食品一经确定立即封存，未经卫生行政部门或专业人员许可不得擅自解除封存。若确定可疑食品为含毒食物应经消毒后予以销毁。接触过有毒食物的容器、用具等，应经煮沸或用 1% ～ 2% 碱水煮沸消毒。患者的呕吐物、排泄物，可用 20% 生石灰乳或漂白粉等消毒处理，被其污染的地面及其他物品可用 3% 来苏儿溶液消毒。

（3）污染源及其预防性处理：强制调离近期有传染病病史或病原携带的从业人员，并进行积极治疗；切断可能引起食物中毒的食品供应来源。

（4）总结评价：在食品中毒调查结束后，应对调查的情况及所有资料进行整理和总结，写出专题报告，并对本次中毒原因提出具体改进意见和措施，存档并按要求逐级上报。

第六节　常见疾病的膳食原则与供给

慢性非传染性疾病成为威胁我们居民健康的主要问题。其中膳食不合理是非常重要的危险因素，常见慢性病的膳食原则和供给如下。

一、高血压

（一）膳食原则

1. 控制总能量：高血压患者若合并肥胖或超重应控制总能量摄入，体重减轻以每周 1kg 左右为宜。建议每千克理想体重供给 25 ～ 30kcal 热能。

2. 限制脂肪和胆固醇，补充优质蛋白质：应适当控制食物中胆固醇和饱和脂肪酸的摄入，同时增加多不饱和脂肪酸的比例，经常进食如虾、鱼、蛋等低脂高蛋白动物食品及大豆制品。

3. 限制钠盐摄入：每日食盐摄入量应在 3g 以下，烹调过程中少放盐或不放盐，同时限制咸菜、酱油、味精、鸡精等的摄入。控制烤鱼片、牛肉干等休闲食品食用量，减少隐性盐的摄入。此外，酸味能增加味蕾对咸味的敏感性，甜味能降低味蕾对咸味的敏感性，在膳食中应增加酸味食品的摄入，减少甜味饮食。

4. 增加钾盐摄入：钾能通过直接扩血管作用及促进尿液排出而降低血压。同时，钾能抑制钠盐的吸收，低钠高钾膳食有利于降压。可多摄食含钾丰富的食物如杏干、芹菜、丝瓜、莴笋、柑橘、香蕉、大豆等。

5. 补充镁和钙：钙可加快钠的排出，对治疗高血压有辅助作用，但慢性肾功能不全者不宜补钙；镁能使血管舒张，血压下降，尤其是使用利尿剂治疗高血压患者更应注意补镁。

6. 限制饮酒、喝清淡茶。

（二）食物供给

1. 可选食物

可选具有保护血管、降压及降脂功效的食物，如芹菜、香蕉、山楂、木耳、洋葱、西红柿、海参、大蒜、香菇、海带、豆制品等。含膳食纤维较多的粗杂粮如糙米、玉米、小米、全麦粉、燕麦等。

2. 慎用食物

慎用含钠高的食物，如虾米、松花蛋、香肠、罐头等；浓茶、咖啡、烈酒、浓烈的调味品及刺激性食物；甜点、软饮料。

二、高脂血症

（一）膳食原则

1. 控制总能量

血脂异常往往合并肥胖，应控制总能量使体重降低并维持在标准体重范围。

2. 限制碳水化合物

高甘油三酯血症患者应限制糖类摄入，少吃蔗糖、果糖，食物烹调不加糖。

3. 控制三种脂肪酸比例

三种脂肪酸的比例中饱和脂肪酸占总能量应小于 7%，多不饱和脂肪酸占总能量的 7% ~ 10%，单不饱和脂肪酸占总能量的 10% ~ 15%。特别要限制含饱和脂肪酸和胆固醇丰富的动物脂肪，胆固醇每日摄入不超过 300mg，同时适量增加富含单不饱和脂肪酸的植物油的摄入，食用油摄入总量不应超过 25g/d。

4. 增加膳食纤维

膳食纤维能抑制胆固醇在肠道内的吸收、加速胆固醇排泄、降低血清胆固醇水平，可适量增加摄入。膳食纤维全天摄入不应低于 30g。

（二）食物供给

1. 可选食物

蛋白质食物如瘦肉、去皮禽类、海鱼、大豆及其制品；具有降脂作用的食物如洋葱、大蒜、香菇、木耳、海带、紫菜、山楂、淡茶、魔芋、粗粮及杂粮等。

2. 慎用食物

含饱和脂肪酸高的食物如肥肉；含胆固醇高的食物如动物内脏、蛋黄、鱼子、蟹黄、沙丁鱼等；高能量及高糖食物如甜点、冰激凌等。

三、糖尿病

（一）膳食原则

1. 合理控制总热量及营养素比例

以维持正常体重为宜。计算能量需要量应根据患者的标准体重（体形）、性别、年龄及劳动强度而定。不同生理需求，如孕妇、乳母、儿童生长发育期等应酌情分配。

成人蛋白质、脂肪、碳水化合物供能比例分别为15%～20%、20%～30%、50%～65%；儿童蛋白质、脂肪、碳水化合物供能比例分别为20%、30%、50%。妊娠期蛋白质、脂肪、碳水化合物供能比例分别为15%～20%、20%～25%、50%～60%，妊娠早期保证总热量不低于1500kcal/d，妊娠晚期不低于1800kcal/d。

2. 碳水化合物不宜限制过严

科学研究发现过低碳水化合物饮食，患者可能会出现负氮平衡和血液酮体过高，因此糖尿病患者碳水化合物摄入量逐步放宽，在碳水化合物含量相同情况下，优先选择血糖生成指数低的食物，占饮食总热量的50%～60%，提倡用粗制米、面和杂粮，如荞麦面、二合面（玉米面和黄豆面）、三合面（玉米面、黄豆面和白面）等。忌食葡萄糖、蔗糖、蜜糖及其制品，如各种糖果、甜糕点、含糖软饮料等。

3. 充足供给蛋白质

对于特殊生理期，如孕妇、乳母、儿童及消瘦患者，蛋白质比例可适当增加，但糖尿病肾病患者在尿毒症期需低蛋白膳食，每天蛋白质摄入30～40g（或不超过40g）。优质蛋白质占总蛋白质的1/3，多食瘦肉、鱼、虾、蛋、奶及豆类等。

4. 限制脂肪摄入

特别要限制饱和脂肪酸和胆固醇含量高的食品。对于肥胖糖尿病患者，饱和脂肪酸和多不饱和脂肪酸都应当严格限制。饱和脂肪酸摄入＜10%总热量，胆固醇摄入不超过200mg/d，多不饱和脂肪酸在代谢过程中容易氧化并损害机体，也需限量。适当多摄入单不饱和脂肪酸。

5. 高膳食纤维

膳食纤维能降低血糖、改善糖耐量，每日可摄入35g左右。可溶性膳食纤维包括果胶、树胶、豆胶、藻胶等，非溶性膳食纤维有纤维素、半纤维素和木质素。多食富含膳食纤维的食物如根茎类和绿叶蔬菜。

6. 补充维生素、矿物质和无机盐

B 族维生素、维生素 C、维生素 A、维生素 D 与糖尿病的关系密切，应适量补充。限制钠盐摄入，适当增加钾、镁、钙、铬、锌等矿物质，多食用蔬菜、牛乳、瘦肉、蘑菇等。

7. 合理安排餐次

每日至少三餐，定时定量，配合胰岛素治疗者可加 2 ~ 3 餐。切忌进餐过早过晚，禁忌暴饮暴食。三餐分配一般为各 1/3 或 3：4：3 为宜。

（二）食物供给

1. 可选食物

豆制品、瘦肉、鱼类、大白菜、油菜、芹菜、冬瓜、南瓜、苦瓜、萝卜、胡萝卜、粗粮、杂粮、橄榄油、坚果等。

2. 慎用食物

高糖、高热量、高脂肪、高胆固醇食物（如动物脂肪和内脏）及刺激性食物。

四、肿瘤

（一）膳食原则

1. 限制脂肪摄入：高脂肪饮食人群肿瘤发病率远高于低脂肪饮食人群。膳食中应重点限制饱和脂肪酸、多不饱和脂肪酸、反式脂肪酸的摄入。

2. 限制能量：能量的摄入与肿瘤发生呈现明显相关性，摄入过量能量的人易患胰腺癌。体重超重的人比体重正常的人更易患肿瘤。应避免体重过重和过轻，在成年后，终身体重变化不超过 5kg。

3. 合理摄入碳水化合物：摄入高精制糖增加患结直肠癌和乳腺癌的风险；食用真菌类食物中多糖，如蘑菇多糖、灵芝多糖等则具有防肿瘤效果。

4. 合理摄入维生素、矿物质：维生素 A、维生素 C 和维生素 E 都被发现可以破坏细胞自由基、增强机体免疫功能、减少细胞癌变；钙的摄入与结直肠癌发生呈负相关，人群硒摄入量及血清中硒含量与人类各种肿瘤死亡呈负相关。

5. 增加膳食纤维摄入。

（二）食物供给

1. 可选食物

以植物性食物为主，薯类、豆类、谷类、洋葱类、十字花科、茄科、伞状花科、青椒、红椒及各类水果等。

2. 慎用食物

盐和腌制食品、高糖食品、高热量食品、高脂肪食品、高胆固醇食品、霉变食品、含违规食品添加剂食品等。

（陈 英 张胜利 吴 娟 谢赫然）

思考题

1.如何评价食物蛋白质的营养价值？

2.膳食纤维的生理功能有哪些？

3.影响钙吸收的因素有哪些？

4.营养评价的目的是什么？

第四章 社会、心理、行为因素与健康

学习目标

1. 掌握社会、心理、行为因素的基本概念及其对健康的影响。

2. 熟悉健康相关行为与健康的关系，不良行为生活方式的特点及其对健康的危害。

3. 了解影响健康的社会、心理、行为因素。

4. 树立正确的健康观，能从社会、心理和行为方面思考健康问题，促进健康。

社会是人们交互作用的产物，是各种社会关系的总和。人类健康除了受自然环境中各种因素及遗传因素的影响外，同时还受到社会环境中各种因素的影响。

第一节 社会因素与健康

社会因素（social factors）是指社会的各项构成要素，包括一系列与社会生产力、生产关系有密切联系的因素，即以生产力发展水平为基础的经济状况、社会保障、人口、教育及科学技术等，以及以生产关系为基础的社会制度、法律体系、社会关系、卫生保健及社会文明等。

一、社会宏观环境因素与健康

在众多与人群健康状况息息相关的社会因素中，每种因素对人群健康的作用途径和重要程度是各不相同的。广义的社会制度、经济、文化、人口等因素构成了影响人群健康的外部宏观环境。

（一）社会制度与健康

社会制度是指在一定历史条件下形成的社会关系和社会活动的规范体系，是社会经济、政治、法律、文化制度的总和，包括观念、规范、组织等。

社会制度影响健康具有以下几个特点：①双向性：不平等的分配制度导致人群间贫富差距拉大，不利于保护人群的整体健康；公平性高的社会制度更能够体现人人享有卫生保健的宗旨，促进人群健康水平的提高。②普遍性和稳定性：在各个国家、民族、地区都普遍存在着各种社会制度，这些制度直接或间接地影响生存在该社会环境中的每个人的健康。社会制度一经建立，就要持续一定的时间，对人群健康将产生缓慢、持久而稳定的影响。③变异性：社会制度在具有稳定性的同时，随着社会发展，又处在不断的动态变化之中，体现在不同时期卫生工作的重点、政策、投入等方面的不同。④强制性：社会制度建立后，不同程度地对社会成员具有一定的约束性，要求社会成员共同遵守，社会制度对健康影响的强制性体现在如国家计划免疫、强制性戒毒等。

社会制度对人群健康的影响十分明显。世界各国在政治制度、法律制度及相关的公共政策、社会政策的差异被认为是造成居民健康水平差别的重要原因之一。社会制度影响健康的途径主要有以下几个方面。

1. 社会分配制度对居民健康的影响

经济发展创造的财富能否合理分配依赖于社会制度。社会财富如果掌握在少数人手中，贫富分化必然会影响人群健康。卫生资源分配不合理已成为全球普遍存在的问题，这也是世界卫生组织发起"人人享有卫生保健全球战略"的重要原因之一。

2. 社会制度对卫生政策的决定作用

人群健康水平的提高，经济是基础条件，而政策导向是决定因素。社会制度中对卫生政策及人群健康影响较广泛、较深远的是政治制度。政治制度的核心是社会各阶层在政治生活中的地位及其管理国家的原则，是经济、法律、卫生等一切制度和政策实施、发展和巩固的保证。卫生保健应该是面向大众的，卫生政策和方针必须坚持这个基本原则，才能有效地提高国民的健康水平。

3. 社会规范对健康行为的影响

社会制度实质上是一种社会规范体系，它对人的行为具有广泛的导向和调适作用。社会规范通过提倡或禁止某些行为，保持和促进社会的协调发展。社会规范对健康行为诸如禁止吸毒、控制烟草生产、禁止酒后驾车等的影响，对人群健康具有深远的意义。

（二）社会经济与健康

1.经济发展对健康的促进作用

经济发展是保障健康的物质基础，它对人群健康水平的影响是通过多渠道综合作用的。首先，经济发展是提高居民物质生活水平的前提。经济发展可为人们提供充足的食物、良好的生活与劳动条件，从而有利于居民健康水平的提高。其次，经济发展有利于卫生投资，促进医疗卫生事业发展，卫生事业发展对居民健康状况产生重要影响。不同经济水平的国家之间，人群的健康水平存在显著差异。

2.经济发展带来的负面效应

主要表现在如下几方面：①环境污染加剧：工业化和现代化的进程不断加快，生态平衡遭到破坏，人类生存的环境受到严重污染，大量合成的化学物质已渗透到人们的日常生活中，由此对健康产生潜在的危害。②不良行为和心理压力突出：随着经济和社会的发展，社会竞争越来越激烈，不良行为生活方式如吸烟、酗酒、不良饮食、睡眠习惯以及紧张、工作压力对身心健康产生的不良影响已成为现代人突出的健康问题。③社会负性事件增多：交通事故的猛增、暴力犯罪事件的增多、家庭关系紧张、教育功能失调增加了家庭暴力和青少年暴力事件的发生等。④现代病的产生：高血压、糖尿病、冠心病、肥胖等"富裕病"的发病率增加；电子电器产品的广泛应用，产生了如空调综合征、电脑综合征、电子游戏机癫痫症等机体功能失调的"文明病"。⑤社会流动人口增加：经济发展必然伴随流动人口的增加，导致城市生活设施、治安和卫生保健等负担加大；同时也加大计划免疫和传染病控制等预防工作的难度。

3.健康水平的提高对经济的促进作用

在经济对健康产生巨大影响的同时，健康也促进经济发展。经济发展从根本上说是生产力发展的结果。生产力诸要素中重要的是具有一定体力、智力和劳动技能的人。人的健康与智慧对生产力的发展起着决定性作用。人群健康水平的提高有利于保护社会劳动力，延长劳动力工作时间，创造更多的社会财富，促进社会经济的发展。

（三）社会文化因素与健康

广义的文化是指人类创造出来的物质财富和精神财富的总和。人类生产活动的一切产物，如新的发明、产品等都属于物质文化的范畴。另外，语言、文字、观念、理论及艺术等是人类智慧的精神产品，称为精神文化。狭义的文化即指精神文化，包括思想意识、宗教信仰、文学艺术、道德规范、习俗、教育、科学技术和知识等。狭义文化有较为确切的范畴。人们主要从狭义的文化概念出发，研究教育、风俗、宗教、道德等文化因素对健康的影响。

1. 教育对健康的影响

教育是文化的一个方面，是传播文化的一种方式。教育是人的社会化的过程和手段，它不仅包括学校教育，还包括社会、家庭和自我教育。教育具有两种职能：一是按社会需要传授知识，即对人的智能规范；二是传播社会准则，即对人的行为规范。教育可以从多方面影响人们健康。

一方面，教育主要通过培养人的文化素质来指导人的生活方式。不同文化程度的人群生活方式不同，首先表现在消费结构对人群健康的影响。在收入一定的条件下，文化程度不同的人，对生活资料的支配方式不同，从而产生不同的健康效果。教育正是通过传播这方面的知识，对人的物质消费进行文化导向，引导人们进行有利于健康的合理消费。其次表现为安排闲暇时间对人群健康的影响。闲暇时间的消磨方式与人群健康有密切的关系。不同文化程度的人对闲暇时间的消磨方式不同，因而接触致病因素的机会也不同，最终带来健康结果的差异。

另一方面，教育有助于提高人的保健意识，关注身心健康。文化知识水平较高的人群容易接受和正确掌握维护健康、防控疾病的知识，主动预防并合理利用卫生服务，而且文化知识水平的提高使人们更加关注自身的生活环境和生活质量，保持良好的家庭环境和心理环境，积极维护健康。

2. 风俗习惯对健康的影响

风俗也称为习俗，是逐渐形成的社会习惯。风俗习惯与人的日常生活联系极为密切，对人们健康的影响也非常广泛，且这种影响常常表现为一定的地区性和民族性。

（1）民族习俗与健康：不同民族人群有着不同的身体素质和生活习惯。疾病在各民族的分布差异一部分是由身体特质决定的，另一部分生活习惯（即民族习俗）对健康产生着重要影响，如回族严禁饮酒，认为酒是"万恶之源"，这种风俗习惯对于健康是有益的。但有些民族习俗也能损害身心健康，如藏族喜饮砖茶及食用加入砖茶水的食物而易导致氟中毒；克伦族以长颈为美，自女孩 5 岁起就在其颈上戴起既重又多的铜圈，不利于骨骼的正常发育。

（2）地区习俗与健康：地区习俗是人们自发的习惯性行为模式，涉及面广。各个国家和地区都有其本身固有的习惯，从而形成了人群特殊的健康状况。西方人的分餐进食方式比中国人围坐一桌共享菜肴卫生得多，而中国人饮用开水的习惯则避免了由于饮水条件较差可能带来的危害等。

3. 宗教对健康的影响

宗教是以神的崇拜和神的旨意为核心的信仰和行为准则的总和。宗教对健康的影响具有双面性，主要是通过教义、教规、仪式等形式对人类健康产生影响。

（1）宗教的精神力量：宗教信仰常常使人对自己难以解决或难以回答的问题

有了归宿。宗教信徒把自己的人生曲折或难题归于天命，从而达到心理平衡，这是有利于健康的。西方研究表明，虔诚的基督徒患者往往能坦然地面对绝症，从而减轻了疾病带来的精神压力，但也时常因相信上帝旨意胜过相信医嘱而影响治疗。

（2）宗教对行为的影响：宗教对人行为的影响，是通过教规及教徒的信仰来实现的，其作用有明显的强制性及高度的自觉性。一方面，宗教大多有教化人们养身修行、劝恶从善的宗旨，这种对行为的影响有益于健康。如佛教有不杀生、不奸淫、不饮酒的戒条。另一方面，教徒的盲目信仰对健康也带来危害。如世界上曾经发生过六次古典霍乱大流行，夺走了成千上万人的生命，每次流行都源于印度，时至今日，印度仍是霍乱威胁世界的疫源地。其主要原因是印度教教徒视恒河为"圣河"，若生前能饮其水，死后能用其浴身，便能除去一切罪孽。教徒常千里迢迢云集恒河饮水，把死人送到恒河洗浴，尸体或就地火焚，或任其随水漂流，致使恒河水污染严重，造成疾病的流行。

（四）社会人口与健康

人口不仅是社会存在和发展最基本的要素之一，而且与人类健康息息相关。人口包括数量、质量、构成、分布、迁移和发展等方面。

1. 人口规模与健康

人口既是生产者，也是消费者。人口与社会资源保持动态平衡，才能保证社会的可持续发展。我国自1949年中华人民共和国成立以来，人口数量不断增长。但伴随着计划生育政策的实施，我国人口数量得到了控制，人口增长速度开始放缓，人群健康状况显著提高（表4-1）。

表4-1　我国人口与健康的主要指标

年份	总人口数（亿）	城镇人口比例（%）	人口自然增长率（‰）	平均预期寿命（岁）	婴儿死亡率（‰）
1981	10.0	20.2	14.60	67.9	34.7
2000	12.7	36.2	7.60	71.4	32.2
2009	13.3	46.6	5.10	74.0	13.8
2014	13.7	54.8	5.20	75.0	8.9
2015	13.7	56.1	4.96	76.3	8.1
2021	14.1	64.7	0.34	77.9	5.0

（资料来源：中华人民共和国国家统计局网站 http://www.stats.gov.cn/）

人口问题现今已成为一个重大的全球性社会问题。人口增长过快及人口数量过多对人类健康的影响主要有以下几个方面：①加重社会负担，影响人群生活质量；②加重教育及卫生事业的负担，影响人口质量；③加重环境污染和破坏。

2. 人口结构与健康

人口结构主要是指人口的性别、年龄、婚姻、职业、文化等构成，其中年龄及性别结构与人群健康密切相关。

（1）年龄结构与健康：年龄结构指群体中各年龄层人口所占比例，是反映人口健康的重要指标。目前，人类所面临的重大人口问题之一就是人口老龄化。老年人口患病率高，卫生资源消耗量大，做好老年保健工作不仅对提高整个人群的健康水平有重要意义，而且是合理使用卫生资源的主要方面。

（2）性别结构与健康：性别结构是指男性、女性人口分别在总人口中所占的比例。性别比是指男性对女性的比率，常用来评价人口性别结构是否平衡的指标。正常情况下，出生性别比是由生物学规律决定的，一般在 103 ~ 107 之间。我国 2000年进行的第五次人口普查数据中性别比为 106.74，2010 年第六次人口普查中性别比为 105.20，2021 年人口统计中性别比为 104.61。性别比例不平衡是滋生社会问题的根源之一。从人类生殖学及生物学特点分析，人口性别比例能保持自然平衡，而性别比例失调是社会因素作用的结果，如战争、社会生产及不适当医疗措施等。

3. 人口素质与健康

人口素质是身体素质、文化素质和思想道德素质的综合体现。身体素质是指人体的身体器官和生理系统的发育、成长及功能的状况。随着生活、卫生医疗条件的改善，人口身体素质逐渐提高。文化素质是指人们在生产实践和社会实践中积累的劳动生产经验，以及在教育培训中学到的文化科技知识。一个国家的人口文化素质的高低，由社会经济发展状况决定，人口文化素质的提高又能促进社会经济的迅速发展。思想素质包括世界观、社会观、道德观、法纪观、社会公德、个人思想品行等，具有明显的社会性。我国倡导的四有、五爱和社会主义核心价值观，均有利于提高人们的思想素质。人口综合素质的提高对健康促进的正效应是不容忽视的，公民素质已经日益成为综合国力和国际竞争力的核心组成部分。

4. 人口流动与健康

人口流动是指人口在地理空间位置上的变动和阶层职业上的变动。人口流动是任何社会都经常发生和普遍存在的一种社会现象。其对居民健康造成的影响程度及性质取决于社会环境、自然条件及人口特点。人口流动可促进经济繁荣及社会发展，给居民健康带来有利影响。但是，人口流动也会出现一些特殊的卫生问题，如流动人口的健康及医疗保障、传染病的控制、妇女的计划生育和儿童的计划免疫工作等。

二、社会生活环境因素与健康

人类的生活环境由两部分组成，一方面是由人类生活所处的地理位置、气候、地貌和各种自然资源所形成的自然生活环境；另一方面也包括由人类自身所创造的各类物质和社会生活条件，人类所处的社会阶层、人际间形成的各类社会关系及生存所需的社会服务（如卫生服务系统）等环境构成了人类的社会生活环境。每个人都生活在一定的生活和工作环境中，生活工作环境是与每个人息息相关的社会环境因素。生活工作环境在一定时期内具有相对稳定性，能够影响特定人群的生活观念，使他们形成特定的生活方式和行为方式，进而对健康产生影响。这类社会因素是影响人群健康的中观层次的社会变量，介导了宏观社会因素对人群健康的影响。

（一）卫生系统与健康

WHO 将卫生系统定义为所有致力于产生卫生行动的组织、机构和资源的总和。WHO 在其《人人有责：加强卫生系统，改善健康结果》报告中明确了卫生系统的4 个总体目标：①改善健康水平和健康公平性；②卫生系统要响应人的期望与需要；③提供卫生支出的社会及资金保障；④提高效率，即从健康结果来看，资金投入要物有所值。

WHO 要求卫生系统应实现 4 个重要功能：①监督管理：政府在监控卫生体系的过程中如何行使它的权力，例如，政府如何实施政策任务、规划、管制和立法，其中监督管理是重要的功能。②筹资：即筹集经费、建立统筹及分配资金，为卫生系统提供重要的资金保障。③服务提供：即提供什么样的服务、谁来提供服务。卫生系统的一个重要功能就是提供高质量的个人卫生服务及公共卫生服务。④资源筹措：卫生服务提供系统所需的医务人员、设备、药品、医疗卫生技术和知识的生产和筹集。

卫生系统对人群健康的作用主要表现为人们对卫生服务的可及性和公平性。在WHO 提出的综合模型中，卫生系统被认为是社会决定因素中的中介变量，与卫生服务提供的组织密切相关。卫生系统可直接解决人们对卫生保健服务的公平性和可及性，同时通过部门间共同行动，如通过卫生系统的食物补贴及交通政策和干预来克服人们对卫生服务地理可及性障碍，由此来改善人群的健康状况。其更重要的作用是调节疾病结局对人们生活的影响。卫生系统应保证健康问题不会导致人们社会状况的进一步恶化，帮助人们重新融入社会。例如，许多慢性病项目帮助人们恢复劳动能力，通过适宜的筹资方式避免人们由于医疗费用而陷入贫困。另外，卫生系统还可通过社会参与和民众赋权，使人们更多地参与到公平导向的卫生政策制定和卫生系统优先领域确定、资源投入的监督、评价和决策中。

底德里森认为卫生系统在改善健康不公平问题上有5种形式：①通过干预因贫致病的因素，改善营养、卫生条件、住房和工作条件，降低贫困人口的不公平状况。②降低人群对疾病的易感性，降低其不公平的接触机会，采用各种手段，如免疫、赋权和社会支持等。③通过治疗和康复某些可能导致社会经济状况差异的疾病和健康问题，进而降低人群的健康不公平状况。④加强政策背景因素，如社会资本等可改变贫困对健康的影响。⑤通过医疗保险受益包的设计和劳动力市场保护政策来防止人们不受疾病带来的社会和经济状况的影响。

（二）社会支持与健康

社会支持（social support）是个人在其社会网络中获得的物质和情感的帮助。一定的社会支持可减少个体的负面情绪并能提供应对压力的策略，降低压力事件对个体身心健康的危害。社会网络、社会关系或社会联系等属于社会支持的来源。社会支持的最主要来源是配偶和其他家庭成员，其次是朋友、同事、同学等。此外，还有各种社会组织和团体的支持，包括宗教团体、政治团体和职业团体等。

目前一般认为社会支持有4个维度：①物质支持（material support）是指个人从社会网络中获得的实际的、具体的帮助，既包括物质的帮助，如金钱、食物，也包括其他的帮助形式，如帮助做家务和生病时获得的照顾等。②情感支持（emotional support）是指从社会网络中获得友谊、爱、关心、温暖等非物质的支持和体验，主要来自社会网络中关系较为密切的成员，如家人和密友，但在某些特定情况下也可能来自其他社会关系，如恶性肿瘤患者之间相互情感支持。③信息支持（informational support）是指从社会网络中获得知识和个人需要的信息。④评价性支持（appraisal support）是指从社会网络中获得对自己的价值观、信念、选择、行为等肯定性的看法和反馈。

人生活在由一定社会关系构成的社会群体之中，包括家庭、邻里、朋友群、工作团体等，这些基本社会群体编织成社会关系网络。人在社会网络中的相互关系是否协调，是否相互支持，不仅是健康的影响因素，也是健康的基础。大多数研究已证实社会支持是有益于健康的。社会支持影响健康的作用机制主要包括：①影响神经免疫内分泌系统；②满足情感上的需要；③影响自尊水平和应对方式；④影响健康相关行为。

（三）家庭与健康

家庭是以婚姻和血缘关系组成的社会基本单位。家庭的社会功能主要包括：生育功能、生产和消费功能、赡养功能、休息和娱乐功能。家庭环境是个体所处社会生活环境中最为具体的综合体现，对个体健康带来非常重要的影响。家庭的结构、功能和家庭关系处于完好状态的健康家庭有利于增进家庭成员的健康。反之，则可能危害家庭成员的健康。

1. 家庭结构与健康

家庭结构主要指家庭的人口构成情况。家庭结构的建立是以婚姻和血缘关系的确定为标志的。最常见最基本的家庭类型是由父母和未成年子女所组成的核心家庭。由三代以上或两个以上的核心家庭构成的家庭称为扩大家庭。常见的家庭结构破坏及缺陷有离婚、丧偶、子女或同胞死亡等，这些因素可对家庭成员造成很大的心理压力和精神损害，使得他们感到孤独、焦虑，降低对疾病的抵抗能力而诱发各种健康问题。

2. 家庭功能与健康

家庭功能对健康的影响广泛。在生育方面，优生和优育有利于控制人口数量，提高人口质量；家庭经济状况良好、消费方式正确，可保障儿童健康生长发育，有利于防止营养不良、传染病及慢性病等；关怀照料老人及儿童是其身心健康的保障。家庭功能失调主要是通过破坏提供物质及文化生活的微环境而对人的健康产生不良影响。家庭成员往往具有相似的生活习惯和行为方式，一些不良的生活习惯和行为方式明显影响家庭成员的健康，如高脂饮食、缺乏运动等；尤其是儿童及老年人在缺乏家庭支持的情况下，将出现诸多健康问题。

3. 家庭关系与健康

家庭中每个成员通常承担多种不同角色，形成错综复杂的家庭关系。在家庭发展周期的不同时期，具有不同的特点，需要不同的保健。协调家庭中各种关系，维持家庭的和谐气氛有利于家庭成员生理和心理调节控制处于稳定状态，促进身心健康。家庭关系失调主要表现为夫妻关系失调、父母与子女关系失调等。家庭关系失调可导致各类家庭暴力问题发生，直接或间接地影响家庭成员的身心健康。

4. 家庭物质条件与健康

物质生活条件是影响健康最为重要的中介变量之一。家庭的物质生活条件包括住房、消费能力及所处社区环境等。这些物质条件的状况直接影响家庭成员的健康。住房条件是物质条件的重要指标，房屋的结构、内部条件如潮湿、寒冷、室内污染等及房屋所处的邻里环境等对健康的影响越来越被人们重视。房屋内设施，如是否有冷热水供给、空调、单独的浴室和卫生间、室内或室外厕所等是物质条件的标志，与家庭成员疾病的发生有关。例如，过分拥挤的环境为许多疾病的传播提供了条件；家庭与邻居的关系、社区的卫生环境和治安状况等都会影响家庭成员的身心健康。

（四）社会地位与健康

社会地位（social position）是指社会成员在社会系统中所处的位置。一般由社会规范、法律和习俗限定。它常用来表示社会威望和荣誉的高低程度，也泛指财产、权力和权威的拥有情况。WHO 健康的社会决定因素委员会主席 Michael Marmot 在《地位决定你的健康》一书中指出：人们的社会地位有差距，通常判断人们地位高低的依据是职业声望、收入、职位、权力、教育水平等指标。在诸多影响健康因素中，社会地位比基因，快餐、抽烟等不良生活方式要重要得多。

在社会地位的次序中，地位越高的人，他们的健康水平就越高。其原因在于这些人在控制自己的工作与生活中有较大的自主权，能够参与社会事务，容易获得成就感，拥有社会关系网的支撑，容易受到肯定与尊重。而地位较低的人多会出现"无助感"，工作对他们的需求很多，但是自己在工作中能做的决定却很少，自主的空间很小，社会资源也很少，生活的社区环境、家庭环境也不好，还会产生相对剥夺感、不平衡的心理，同时，爱、信任、归属感等幸福体验比较欠缺，这都是致病原因。

第二节　行为因素与健康

一、行为及生活方式的概念

行为（behavior）是指具有认识、思维能力的人对环境刺激所做出的能动反应，是人在主客观因素影响下产生的外部活动。广义的行为包括内在行为和外显行为。内在行为即人的心理活动过程，外显行为是可被他人观察到的行为。人的行为除了受生物遗传本能活动支配外，更重要的是受心理调节和社会环境制约。人的行为可以分为健康相关行为、不良行为和疾病行为等。

生活方式（behavior life-style）是指人们长期受一定的民族文化、经济、社会习惯、规范及家庭影响所形成的一系列生活意识、生活习惯和生活制度的总和，简言之即怎样生活。个体的行为和生活方式的选择明显地受到人们教育、认知水平、所处的社会和经济状况的影响。

二、健康相关行为与健康

健康相关行为（health-related behavior）是指任何与疾病预防、增进健康、维护健康及恢复健康紧密相关的生活方式，其形成受特殊文化、社会和经济状况等因素制约。一般可分为促进健康的行为和危害健康的行为两大类，前者为保护和增进自身健康的行为，后者是产生健康危险因素的行为。

1. 促进健康行为

健康行为是指人们为了增强体质和维持身心健康而进行的各种活动，这是一种理想的行为模式。促进健康行为一般分为：①基本健康行为：指日常生活中一系列有益于健康的基本行为，如合理营养、平衡膳食、积极锻炼、积极的休息与适量睡眠等。②预警行为：指预防事故发生前和事故发生时正确处置的行为，如使用安全带，溺水、车祸、火灾等意外事故发生后的自救和他救属于此类健康行为。③保健行为：指正确、合理地利用卫生保健服务，以维护自身身心健康的行为，如定期体格检查，预防接种，发现患病后及时就诊、咨询、遵从医嘱、配合治疗、积极康复等。判断促进健康行为必须结合个体心理及身体特征。例如，一个身体功能正常的青年人每天晨跑 3000m 是一个很好的健康行为，但对一个患有心脏病的七旬老者，则不一定能促进健康。

2. 危害健康行为

危害健康行为是指个体或群体在偏离个人、他人及社会的健康期望方面表现出来的一系列相对明显、相对不确定的行为。众多行为生活方式中，以不良行为生活方式最具有研究意义。

三、不良行为生活方式与健康

不良行为生活方式（unhealthy lifestyle）是指对人类健康存在明显或潜在损害的行为和生活方式。

1. 不良行为生活方式的特点

①自创性：主要是为了满足个人的某些欲望，自发形成了某些不良生活方式，说明了个体在选择生活方式中的自主性。②社会性：人们对于生活方式的选择往往会受到社会的影响和环境的制约。③播散性：不良生活方式可通过模仿、学习及适当的社会和心理环境得以传播。④多样性：不良生活方式具有多样性，可分为失范性不良生活方式和差异性不良生活方式。失范性不良生活方式是已经不受社会规范制约，甚至有违法犯罪倾向的危害健康的生活方式。⑤家族性（或遗传性）：不良生活方式形成的原因具有不确定性，比如喜吃甜食往往具有家族倾向，很难区分是

遗传结果还是长期生活同化的结果。⑥可改变性：意味着不良生活方式的可控制性。通过健康教育和必要的生活方式干预可以控制和改变不良的行为生活方式。

2. 不良行为生活方式对健康的影响

大量研究表明，对人类健康危害较大的不良行为生活方式主要有吸烟、酗酒、吸毒、不良饮食习惯、不良性行为、网络成瘾、滥用药物和缺乏体育锻炼等。

（1）吸烟：这是诸多慢性非传染性疾病的主要危险因素。流行病学调查资料显示，吸烟可增加肺癌、胃癌、肝癌等20多种疾病的发病率或死亡率，缩短人的期望寿命。孕妇吸烟可致死胎、自发性流产、早产、低体重儿增多。此外，吸烟会给被动吸烟者造成危害，并且与职业有害物质有协同作用。

（2）酗酒：对健康的危害分为急性和慢性危害两类。一次性过量饮酒可发生急性酒精中毒，不仅对身体有直接损害，而且是车祸、犯罪、斗殴、家庭不和等的重要根源；长期过量饮酒会导致酒精综合征、胃溃疡、肝硬化、心脑血管疾病、神经精神疾患、消化系统癌症等。酒精的最大危害是损害脑细胞，导致智力下降、记忆力减退，严重的甚至会引起酒精中毒精神病。酗酒的同时大量吸烟，对脑血管病和癌症的发生有协同作用。

（3）不良饮食习惯：指人们在日常生活中养成的，对自身身体健康不利的饮食习惯。如不吃早餐，晚餐太丰盛，暴饮暴食，偏食，低纤维素饮食，进食过快，喜食干、硬、烫食物，经常食用高盐、腌制、熏制和烧烤食物，饮咖啡成瘾，餐后吸烟，饮水不足等。

（4）不良性行为：指卖淫嫖娼、多个性伙伴等不符合社会道德规范的越轨行为。性滥交是艾滋病、淋病、梅毒、软下疳、性病淋巴肉芽肿、非淋菌性尿道炎、尖锐湿疣和乙型病毒性肝炎等疾病的重要传播途径，也是性传播疾病在全世界蔓延和流行的重要因素。

（5）网络成瘾：这是指个体反复过度使用网络导致的一种精神行为障碍，表现为对网络的再度使用产生强烈欲望，停止或减少网络使用时出现戒断反应，同时可伴有精神及躯体症状。网络成瘾综合征（internet addiction disorder，IAD）指由于长期过长时间使用电脑而引起的一系列以自主神经功能紊乱为主要症状的症候群，属于一种心身疾病。常见症状：①眼睛：视物模糊、眼睛干涩；②神经系统：注意力不易集中、头晕、头痛、多梦、失眠、易受惊吓、易怒；③心血管系统：心悸、心律不齐、血压高；④胃肠系统：不思饮食、恶心、呕吐；⑤四肢：手脚麻木颤抖、可有盗汗、易累、耐力降低；⑥泌尿系统：尿频等。

预防网络成瘾的主要措施：理智控制上网时间，每次不应超过2小时；培养高尚的道德情操和文化认知，拒绝色情网站和信息；积极参与社会活动，进行正常的社会交往；有心理疾病者应积极求助心理医生；借助亲友及社会支持来帮助矫治。

第三节　社会心理因素与健康

社会心理因素（psychosocial factors）或称心理社会因素，是指一组与健康和疾病相关的心理现象，这些心理现象直接或间接地与个体所处的社会环境和社会生活联系在一起。随着医学模式的转变，社会心理因素对健康的影响越来越受到人们的重视，WHO 的概念性框架提出，影响健康的宏观社会因素和结构性变量是通过中介变量影响人群健康的，这些中介变量包括物质生活条件、生物学因素、社会心理和行为因素。

与健康关系密切的社会心理因素包括个性、情绪、心理社会应激等。目前认为社会心理因素致病机制是社会心理因素刺激通过中枢神经、内分泌和免疫系统对机体产生作用，从而影响健康。

一、个性心理特征与健康

（一）气质与健康

气质是人的典型的、稳定的心理特征，主要表现为个人心理活动过程的速度和稳定性、心理过程的强度及心理活动的指向性。它是高级神经活动类型在后天行为活动中的表现，主要由遗传因素决定。通常将气质分为胆汁质、多血质、黏液质和抑郁质四种类型。胆汁质的人以情感和动作发生的迅速、强烈、持久为特征；多血质的人是以情感和动作发生的迅速、微弱、易变为特征；黏液质的人是以情感和动作缓慢、平稳、善于抑制为特征；抑郁质的人则是以情感体验深而持久、动作迟缓为特征。气质主要表现为心理活动的动力和方式，并无好坏之分。研究表明，不同的气质类型对人的心身健康有不同的影响，许多疾病有明显的气质分布。例如，对确诊为精神分裂症患者的前期心理特征的研究表明，抑郁型气质者占被调查者的 40%。

（二）性格与健康

性格是个体在社会实践活动中所形成的对人、对自己、对客观现实所持的稳定的态度及与之相适应的习惯了的行为方式。许多研究表明性格与健康密切相关。A型性格者冠心病发病率、复发率、死亡率均较高。A 型性格的特征：有雄心壮志，喜欢竞争，性情急躁，缺乏耐心，容易激动；有时间紧迫感，行动匆忙；对人有敌意。而把与此相反的性格，如不争强好胜，做事不慌不忙的性格称为 B 型性格。流行病学调查证明，A 型性格被认为是与高胆固醇血症、吸烟及高血压并列的四项冠心病危险因子。C 型性格是指情绪受压抑的抑郁性格，特征表现：过分压抑负面情绪，行为退缩，常感觉无助、无望。C 型性格者是癌症的易患人群。

二、情绪与健康

情绪是人对客观事物是否符合自身需要而产生的态度的体验。情绪有三个特征：①情绪不是固有的，是由客观现实的刺激引起的；②情绪是主观体验；③情绪的产生是以客观事物是否满足人的需要为中介。

情绪致病主要分两个方面，一是作为疾病发作或复发的诱发因素；二是直接作为致病因素或疾病的促发因素。西医学研究证明，临床上常见的高血压、冠心病、恶性肿瘤、糖尿病、消化性溃疡、哮喘和偏头痛等多种疾病，都与不良情绪有关。如急剧的情绪变化被认为是心肌梗死、脑出血、精神病发作等的重要诱发因素。流行病学及实验医学研究证明消极情绪与多种疾病有密切关系。

三、心理社会应激与健康

（一）概念

应激是躯体对所施加的任何刺激做出的非特异性反应。导致这种非特异性反应的刺激称为应激源。根据来源，刺激大致可以分为物理刺激（如高温、寒冷）、化学刺激（如强酸、强碱）、生物刺激（如细菌感染）、心理刺激（如内心冲突）、社会刺激（如社交隔离）等。来源于心理和社会刺激引起的应激反应即为心理社会应激。大量流行病学研究发现心理社会应激是许多不良结局的致病因素，包括各种慢性躯体性疾病、抑郁、危害健康行为如酗酒、吸毒和自杀等。

（二）分类

人们的主要应激来源有三方面：①生活事件应激源：生活事件是指生活中遭遇到的大变故，可以扰乱人们的心理和生理稳态。消极的生活变故对健康的影响较大，而且越是不可预料的、不可控制的生活变故所致的心理应激作用就越强烈。②环境应激源：环境应激源是指自然和社会环境中的一些重大或突然的变故破坏了个体的生理、心理稳态。如自然灾害发生后导致机体许多生理和心理症状出现，生理上的不适包括疲劳感增加、头痛及其他病症；心理方面则包括恐慌、焦虑、孤独、脆弱、挫折感等。③工作应激源：工作中的应激已成为人们普遍关心的问题。来自工作中的消极应激源主要有不安全的工作环境、超负荷的工作强度、职业角色冲突、同事间人际关系紧张等。

（三）心理社会应激对健康的影响

心理社会应激会引起体内的生理应激反应，下丘脑 - 垂体 - 肾上腺轴活动增强，激素水平变化，心跳加快、血压升高、血糖增高，同时出现胃肠功能、消化道、泌尿与排尿功能、生殖系统功能、代谢与营养功能变化，睡眠节律变化，这些变化统称为机体内环境的失衡。临床上，患者表现为进食障碍、睡眠障碍、性功能障碍和躯体不适感，这是心理社会因素引起的生理功能障碍。应激过强或持续存在，生理反应趋于激烈或持续时间过长，合并存在其他致病因素都可致病理解剖变化，出现器质性改变，称为心身疾病。心理社会应激导致的免疫功能下降还能致机体对其他致病因素的易感性增高，增加个体患感染性疾病和恶性肿瘤等疾病的风险。除外躯体疾病，心理社会应激还与许多心理行为障碍有关，如抑郁症、各类神经症、急性应激障碍、酒与物质滥用、人格障碍与人格改变、社会适应不良行为等。

（徐　刚　吴异兰）

思考题

1. 社会因素对健康影响的表现及其特点是什么？

2. 个性心理特征与健康的关系是什么？

3. 不良行为方式主要有哪些及其对健康的危害作用是什么？

第五章 疾病预防控制策略

学习目标

掌握疾病预防的策略，了解疾病预防的概念，了解"健康中国 2030"战略。

为达到预防医学的目的——促进健康、预防疾病和防止劳动力过早丧失，需制定疾病预防策略、政策，并通过有效实施疾病预防措施来实现。

第一节 概述

一、基本概念

（一）疾病预防与控制

疾病预防（disease prevention）即预防疾病、伤害和残疾的发生，阻止或延缓其发展的一系列活动。预防的主要目的是消灭或消除疾病、伤害和残疾，或将疾病、伤害和残疾对生活质量的影响降到最低，如果这些难以实现，至少推迟疾病的发生，或延缓疾病和残疾的发展。

疾病控制（disease control）即将疾病发病率、患病率等指标控制在一定水平下。

疾病预防体现了第一级预防，疾病控制体现了第二级和第三级预防。疾病预防与控制与疾病防控的概念不同。疾病防控包括两个方面的内容：策略与措施、流行病学监测。疾病防控包括疾病预防和疾病治疗，体现了预防为主，防控结合的原则。

疾病预防与控制职责包括：疾病预防与控制、突发公共卫生事件应急处置、疫情报告及健康相关因素信息管理、健康危害因素监测与干预、实验室检测分析与评价、健康教育与健康促进、技术管理与应用研究指导等。

（二）策略与措施

策略（strategy）是为了实现某一特定目标而制定的引领全局的指导思想、行动方针。措施（measure）是为了实现预期目标所采取的具体方法、步骤。策略与措施密切相关，相互影响。只有在有效策略的指导下，采取对疾病或健康问题行之有效的一系列必要的措施，才能达到预期的效果。相反，不考虑措施可行性和有效性所制定的策略，也很难实现预期目标。

虽然措施服从于策略，但一些措施的发展有时也会促进策略的改变。例如，针对某些传染病（如麻疹、脊髓灰质炎）的疫苗的研制成功和推广，改变了相应疾病的预防策略。

社会、经济和文化背景既影响个体疾病易感性，也决定着疾病流行特点和发展趋势。疾病预防策略的制定必须客观地考虑现有可利用的资源，寻求如何合理、有效地利用现有资源。没有适合于所有国家、所有地区的通用疾病预防策略。

二、疾病预防控制策略的内容

疾病预防控制策略包括三级预防策略、双向策略、高危人群策略、全人群策略、生命全程策略及健康促进策略等。

（一）三级预防策略

根据疾病发生发展过程及健康决定因素的特点，把预防策略按等级分类，称为三级预防策略（three levels of prevention），包括第一级预防、第二级预防、第三级预防，是各类疾病的防控、伤害的防控等都适用的疾病预防控制策略。

（二）双向策略

双向策略（two pronged strategy）即高危人群策略与全人群策略并重，高危人群策略、全人群策略是英国流行病学家 Geoffrey Rose 提出的预防策略。针对全人群的普遍预防和对高危人群的重点预防联合起来使用。

（三）高危人群策略

高危人群策略（high-risk strategy）指对未来发病风险高的一小部分个体，针对致病危险因素采取有针对性的措施，降低危险暴露水平及其未来发病的风险。高危人群策略是以临床医学思维为导向的实现第一级预防的策略。

（四）全人群策略

全人群策略（population-based strategy）指通过消除有害暴露，尤其是那些个体难以觉察或控制的环境暴露，或针对人群中有害暴露的决定因素，即病因的原因采取措施，降低整个人群有害暴露的水平，进而降低人群总的疾病负担。全人群策略是以公共卫生思维为导向的实现第一级预防的策略。

（五）生命全程策略

在慢性病防控中，慢性病的预防应从生命的早期开始，贯穿生命全过程，即生命全程策略（life-course approach）。

（六）健康促进策略

1986 年首届国际健康促进大会上通过的《渥太华宣言》提出了健康促进的 5 条策略，其中核心策略是社会动员。健康促进策略（health promotion strategy）指个体及其家庭、社区和国家一起采取措施，如建立和完善各项社会制度、创造安全的工作和生活环境、鼓励健康的行为生活方式等，增强人们改进和处理自身健康问题的能力。如在工作场所开展岗位培训和职业教育，加强工人预防工伤的能力，同时改善不合理的生产环境，建立安全的工作环境等可有效控制工作场所伤害的发生。

1. 制定健康的公共政策

世界卫生组织（WHO）把健康问题提到了各个部门、各级领导的议事日程上，要求了解他们的决策对健康后果的影响并承担健康的责任。健康促进的政策是由多样而互补的各方面综合而成，包括政策、法规、财政、税收和组织改变等。

健康公共政策是以保证健康为先决条件，强调要改善健康的决定因素并将这些政策转化为法律以保护社区、家庭和个人免受危险因素侵害，保证提供必要的条件去建立健康的生活方式，并实现资源的公平分配。

2. 创造支持性环境

世界卫生组织（WHO）指出生活、工作和休闲模式的改变对健康有重要的影响，是人们的健康资源。健康促进在于创造一种安全、舒适、满意、愉悦的生活和工作条件，强调保护自然资源是全球的责任。

3. 强化社区行动

世界卫生组织（WHO）倡导给社区和个人赋权，发扬社区与个人自主、自立的精神。倡导社区利用现有的人力、物力、资源以增进自我帮助和社会支持，通过社区政府的领导并促进群众积极参与社区卫生工作。同时要求社区群众能充分、连续地得到卫生信息和学习机会及资金支持，并参与社区项目规划的制定、执行和评价的全过程。

4. 发展个人技能

提高生活技能以支持个人和社会的发展，帮助群众更有效地维护自身的健康和他们的生存环境，并做出有利于健康的选择。促成群众终身学习，了解和处理人生各个阶段慢性病和伤害是非常重要的。

5. 调整健康服务方向

医疗机构需通过组织的改革和功能的改变以适应新的需求，卫生改革必须坚持初级卫生保健原则和健康促进的方向，应强调以人为本、以健康为中心，从社会、经济、环境全方位解决健康问题。在卫生服务中要求个人、社区组织、卫生专业人员、卫生服务机构和政府共同承担，以满足全体人民的健康需求。

第二节　疾病预防控制策略实践

完善的卫生系统和高效的疾病预防控制网络是保障居民健康的基础，疾病的预防与控制需要疾病预防控制中心、妇幼保健系统人员、全科医师和临床医务工作者等公共卫生机构网络及医疗保健体系在日常疾病预防控制工作中共同实现。

一、全球主要健康策略

世界卫生组织（WHO）在其宪章中宣告，享受最高标准的健康是每个人的基本权利之一。1977年第30届世界卫生大会决定"各国政府和世界卫生组织的主要卫生目标应该是：到2000年使世界所有的人民在社会和经济方面达到生活的有成效的健康水平"，提出了"2000年人人享有卫生保健"（Health for All by the Year 2000）的战略目标。旨在改变卫生资源分配严重不公平局面，缩小卫生保健和无卫生保健的鸿沟，使人人享有预防保健，目标的重点是针对发展中国家人民人人能够得到最低限度的卫生保健服务。其具体含义如下。

1. 人们在工作和生活场所都能保持健康。

2. 人们将运用更有效的办法去预防疾病，减轻不可避免的疾病和伤残带来的痛苦，并且通过更好的途径进入成年、老年，健康地度过一生。

3. 在全体社会成员中均匀地分配一切卫生资源。

4. 所有个人和家庭，通过自身充分地参与，将享受到初级卫生保健。

5. 人们将懂得疾病不是不可避免的，人类有力量摆脱可以避免的疾病。

20世纪90年代，联合国开发计划署提出了以健康为主要内容的"人类发展指数"，并发表了《人类发展报告》。在联合国召开的千年峰会上（2000年），189个国家联合签署了《联合国千年宣言》，提出了八项千年发展目标，其中三项是人群健康和预防疾病指标，还有三项与公共卫生有密切联系。

1978 年由 WHO 和联合国儿童基金会在阿拉木图组织召开的国际初级卫生保健大会上通过了《阿拉木图宣言》（*Almaty Declaration*），正式提出了"初级卫生保健"（primary health care，PHC），并明确指出初级卫生保健是实现"2000 年人人享有卫生保健"这个战略目标的关键途径。初级卫生保健指的是那些国家和地区能够负担得起的基本卫生保健服务，这些服务采用的方法和技术可行、科学合理、能为社会所接受。社区中的每个个体和家庭都能获得这些基本的服务。

二、中国疾病预防策略与实践

（一）爱国卫生运动

中华人民共和国成立后，发起爱国卫生运动（patriotic health campaigns，PHC），要求发动群众，坚持标本兼治，以治本为主。灭鼠、灭蝇、灭蚊、灭蚤及消灭其他病媒昆虫，此为治标。在治本方面，城市主要抓上下水，建立公厕、垃圾点，加强清扫队伍和运输工具建设及净化美化环境，农村主要抓管水、管粪，改水井、改厕所、改畜圈、改炉灶、改造环境的"两管五改"工作。同时，广泛开展卫生宣传教育，建立健全卫生法制和卫生制度，加强卫生管理、卫生监督，使讲卫生、爱清洁向经常化、制度化、习惯化发展。很快，鼠疫、霍乱等烈性传染病的流行得到控制，并彻底粉碎了敌人的细菌战争。爱国卫生运动是"政府主导、多部门协作、全社会参与"解决卫生问题的独具中国特色的公共卫生实践创举，初步创立了中国式的卫生工作方法。

（二）"预防为主"的卫生工作方针

1991 年，第七届全国人民代表大会第四次会议提出了中国在新的历史时期的卫生工作方针："贯彻预防为主，依靠科技进步，动员全社会参与，中西医并重，为人民健康服务。"1997 年根据我国社会和经济发展的现状，《中共中央 国务院关于卫生改革与发展的决定》提出了新时期的卫生工作方针："以农村为重点，预防为主，中西医并重，依靠科技与教育，动员全社会参与，为人民健康服务，为社会主义现代化建设服务。"这是我国疾病预防与控制工作的基本指导思想。2002 年 10 月 19 日在北京召开了全国农村卫生工作会议。《中共中央 国务院关于进一步加强农村卫生工作的决定》中指出，农村卫生工作关系到保护农村生产力、关系到我国经济和社会发展目标的实现，对提高全民族素质具有重大意义，还对加强农村公共卫生工作、推进农村卫生服务体系建设、加大农村卫生投入力度、建立和完善农村合作医疗制度和医疗救助制度、依法加强农村医药卫生监管和加强对农村卫生工作的领导等 6 个方面的 25 个问题做出了明确的规定和要求。2016 年 10 月，中共中央、国务院下发了《"健康中国 2030"规划纲要》，明确新时期卫生与健康工作方针："以基层为重点，以改革创新为动力，预防为主，中西医并重，将健康融入所有政策，人民共建共享。"

改革开放以来，通过建立农村三级卫生服务网和乡村医生队伍，推行农村合作医疗制度，用有限的卫生资源，承担了占人口大多数的农村居民的基本医疗卫生服务，农村缺医少药的状况得到较大改善，广大农村居民的健康水平有了较大提高。但是，从总体上看，农村卫生工作仍比较薄弱，体制改革滞后，资金投入不足，卫生人才匮乏，基础设施落后，农村合作医疗面临很多困难，一些地区传染病、地方病危害严重，农民因病致贫、返贫问题突出，必须引起高度重视。

（三）"健康中国2020"战略

2007年9月8日中国科协年会上，卫生部部长陈竺公布了"健康中国2020"战略。

"健康中国2020"战略是从现在起到2020年的卫生发展中长期规划，是提高全民族的健康素质，实现以"健康促小康"、以"小康保健康"的重要战略，是实现人人享有基本医疗卫生服务奋斗目标的重要内容。

战略分三步走：第一步到2010年，初步建立覆盖城乡居民的基本医疗卫生制度框架，实现《卫生事业发展"十一五"规划纲要》规定的各项目标，使我国进入实施全民基本卫生保健的国家行列；第二步到2015年，使我国医疗卫生服务和保健水平位于发展中国家的前列；第三步到2020年，建立起比较完善、覆盖城乡居民的基本医疗卫生制度，全民健康水平接近中等发达国家。

每个阶段都要有具体的指标和措施，包括人均期望寿命、婴儿死亡率和孕产妇死亡率的指标，重大传染病和重大慢性疾病控制指标，卫生服务可及性指标和生物药械产业发展水平，卫生服务规模和卫生投入指标等，以实现卫生制度建设与健康促进目标的有机统一。

（四）"健康中国2030"战略

2016年10月，中共中央、国务院发布了《"健康中国2030"规划纲要》（简称《纲要》），这是今后15年推进健康中国建设的行动纲领。《纲要》充分体现了党和国家卫生和健康工作的新思路，即从以治病为中心转变为以人民健康为中心，从小卫生到大卫生，从小健康到大健康，标志着我国卫生与健康工作步入新阶段，具有重要里程碑意义。

推进健康中国建设，要坚持以人民为中心的发展思想，牢固树立和贯彻落实创新、协调、绿色、开放、共享的新发展理念，坚持正确的卫生与健康工作方针，坚持健康优先、改革创新、科学发展、公平公正的原则，以提高人民健康水平为核心，以体制机制改革创新为动力，从广泛的健康影响因素入手，以普及健康生活、优化健康服务、完善健康保障、建设健康环境、发展健康产业为重点，把健康融入所有政策，全方位、全周期保障人民健康，大幅提高健康水平，显著改善健康公平。要坚持预防为主，推行健康文明的生活方式，营造绿色安全的健康环境，减少疾病发生。要调整优化健康服务体系，强化早诊断、早治疗、早康复，坚持保基本、强基层、建机制，更好地满足人民群众的健康需求。要坚持共建共享、全民健康，坚持政府主导，动员全社会参与，突出解决好妇女儿童、老年人、残疾人、流动人口、低收入人群等重点人群的健康问题。要强化组织实施，加大政府投入，深化体制机制改革，加快健康人力资源建设，推动健康科技创新，建设健康信息化服务体系，加强健康法治建设，扩大健康国际交流合作。

（徐　芳　李　璐　王晓波）

思考题

1. 疾病预防策略有哪些？

2. 如何解读"健康中国 2030"战略？

第六章　传染病的预防与控制

学习目标

1. 掌握传染病流行的三个环节及传染病发生与传播的基本条件。

2. 熟悉传染病预防和控制的策略和措施。

3. 了解传染病流行过程的影响因素。

第一节　传染病的流行机制

传染病（communicable diseases）是由特异性病原体（及其毒性产物）所引起的、在一定条件下可造成流行的疾病。这种病原体可以通过被感染的人、动物或储存宿主直接地或间接地传染给易感宿主。

感染性疾病（infectious diseases）是由病原生物引起的所有人类疾病，除了传染病外，还包括非传染性感染性疾病。

一、传染病的分类

1989 年我国颁布了《中华人民共和国传染病防治法》，经 2013 年第二次修订，使我国的传染病防控管理从行政管理过渡到法制管理。

《中华人民共和国传染病防治法》把传染病分为甲、乙、丙三大类，共 41 种，其中甲类 2 种，乙类 28 种，丙类 11 种。2020 年 1 月 20 日，国家卫生健康委员会将新型冠状病毒肺炎纳入乙类传染病，并采取甲类传染病的预防、控制措施，2023 年 1 月 8 日调整为"乙类乙管"。2023 年 1 月 7 日《新型冠状病毒感染防控方案（第十版）》将"新型冠状病毒肺炎"更名为"新型冠状病毒感染"。

甲类传染病：鼠疫、霍乱。

乙类传染病：传染性非典型肺炎、艾滋病、病毒性肝炎、脊髓灰质炎、人感染高致病性禽流感、甲型 H1N1 流感、麻疹、流行性出血热、狂犬病、流行性乙型脑炎、登革热、炭疽、细菌性和阿米巴性痢疾、肺结核、伤寒和副伤寒、流行性脑脊髓膜炎、百日咳、白喉、新生儿破伤风、猩红热、布鲁氏菌病、淋病、梅毒、钩端螺旋体病、血吸虫病、疟疾、新型冠状病毒肺炎、猴痘。

丙类传染病：流行性感冒、流行性腮腺炎、风疹、急性出血性结膜炎、麻风病、流行性和地方性斑疹伤寒、黑热病、包虫病、丝虫病，除霍乱、细菌性和阿米巴性痢疾、伤寒和副伤寒以外的感染性腹泻病，手足口病。

对乙类传染病中的传染性非典型肺炎、炭疽中的肺炭疽和人感染高致病性禽流感，按甲类传染病的预防、控制措施执行。其他乙类传染病和突发原因不明的传染病需要采取甲类传染病的预防、控制措施的，由国务院卫生行政部门及时报经国务院批准后予以公布、实施。省、自治区、直辖市人民政府对本行政区域内常见、多发的其他地方性传染病，可以根据情况决定按照乙类或者丙类传染病管理并给予公布，报国务院卫生行政部门备案。

二、传染病的流行过程及影响因素

（一）传染病的流行过程

传染病流行过程的发生需要三个基本条件，即传染源、传播途径和易感人群。

1. 传染源

传染源（source of infection）指体内有病原体生长、繁殖，并且能排出病原体的人和动物，包括患者、病原携带者和受感染的动物。

（1）患者：患者是最重要的传染源之一，患者作为传染源的意义主要取决于病程不同阶段所排出病原体的数量和频度。感染者排出病原体的整个时期，称为传染期（communicable period）。传染期是决定传染病患者隔离期限的重要依据。

（2）病原携带者（carrier）：指没有任何临床症状而能排出病原体的人。

①潜伏期（incubation period）病原携带者：潜伏期是指从病原体侵入机体，到最早出现临床症状的这一段时期。

②恢复期（convalescent period）病原携带者：临床症状消失后病原体携带时间超过 3 个月者，称为慢性病原携带者；3 个月以内者，称为暂时性病原携带者。在恢复期应多做病原学检查，连续三次以上均阴性，才视为携带状态被消除。

③健康病原携带者：指整个感染过程中均无明显临床症状与体征而排出病原体者。

病原携带者作为传染源的流行病学意义取决于其排出病原体的量、携带病原体的时间长短、携带者的职业、社会活动范围、个人卫生习惯、环境卫生条件及防疫措施等。对饮食服务行业、供水企业、托幼机构的工作人员要定期进行病原学检查和病后随访，及时发现病原携带者。

（3）受感染的动物：有自然疫源性疾病，如鼠疫、森林脑炎、钩端螺旋体病、狂犬病、炭疽等；也有以人为主的人畜共患疾病，如人型结核、阿米巴痢疾等；还有以人和动物作为终宿主和中间宿主的，如绦虫病。动物作为传染源的意义主要取决于人与受感染的动物接触的机会和密切程度、动物传染源的种类和密度，以及环境中是否有适宜该疾病传播的条件等。如家养宠物鼠造成的"猴痘"暴发。

2. 传播途径（route of transmission）

指病原体离开传染源，进入新的易感宿主前，在外环境中所经历的全部过程。常见的传播途径有如下几点。

（1）经空气传播（air-borne transmission）：见表6-1。

表6-1　传染病经空气传播的方式

	概念	传播的疾病
飞沫传播	传染源通过咳嗽、打喷嚏、说话等将病原体随飞沫排入环境，直接被传染源周围的密切接触者吸入引起传播。在人口密度大、通风不良、拥挤的公共场所较易发生	流行性脑脊髓膜炎、流行性感冒、百日咳等疾病
飞沫核传播	飞沫失去水分，只剩下由蛋白质和病原体组成的飞沫核，悬浮在空气中，可造成远距离的传播	白喉、结核等耐干燥的病原体引起的疾病
尘埃传播	含有病原体的分泌物或较大飞沫落在地面，干燥后形成尘埃重新飞扬在空气中，被易感者吸入后感染	对外界抵抗力强的结核杆菌和炭疽芽孢等病原体引起的疾病

（2）经水传播（water-borne transmission）：包括经被病原体污染的饮用水和经疫水传播。许多肠道传染病、部分人畜共患疾病及寄生虫病都可经水传播。

（3）经食物传播（food-borne transmission）：食物本身带有病原体或受到病原体污染，又未经彻底消毒或生食、半生食时可引起传染病的传播。

（4）接触传播（contact transmission）：包括直接接触传播和间接接触传播。

①直接接触传播：指在没有外界因素参与下，传染源与易感者直接接触而发生的传播，如性传播疾病、狂犬病、鼠咬热。

②间接接触传播：指易感者接触了被传染源的排出物或分泌物等污染的日常生活用品所造成的传播。被污染的手在间接传播中起重要作用。

（5）经媒介节肢动物传播（arthropod vector-borne transmission）：见表6-2。

表6-2　传染病经媒介节肢动物传播的方式

	概念	传播的疾病
机械性传播	媒介生物（如苍蝇、蟑螂等）通过接触、反吐和粪便排出病原体，污染食物或餐具，媒介生物仅起机械携带作用	伤寒、痢疾等肠道传染病
生物性传播	指病原体在节肢动物体内需要完成其生命周期的某个阶段后（如生长、发育或繁殖等）才具有传染性，这段时间称为外潜伏期	黄热病、寒卡、疟疾、丝虫病、流行性乙型脑炎、登革热等疾病，包括200多种虫媒病毒传染病

（6）经土壤传播（soil-borne transmission）：有些传染病可通过被污染的土壤传播。一些能形成芽孢的病原体（如炭疽杆菌、破伤风杆菌、气性坏疽杆菌等）可在土壤中存活数十年之久，通过破损皮肤进入易感者体内，引起感染。有些寄生虫卵从宿主排出后，需在土壤中发育到一定阶段（如钩虫卵发育成丝状蚴、蛔虫卵发育为含杆状蚴的虫卵等），才具有感染易感者的能力。土壤被污染的机会主要有传染源的排泄物或因传染病死亡的人、畜尸体掩埋不当而污染土壤。

（7）医源性传播（iatrogenic transmission）：指在医疗、预防工作中，由于未能严格执行规章制度和操作规程，人为地造成某些传染病的传播。如医疗器械消毒不严格，药品或生物制剂被污染，使用了被病原体污染的血及血液制品等。

（8）围生期传播（perinatal transmission）：指在围生期病原体通过母体传给子代，也被称为垂直传播或母婴传播。见表6-3。

表6-3　传染病垂直传播的方式

	概念、传播的疾病
经胎盘传播	受感染的孕妇的病原体经胎盘血液传给胎儿引起宫内感染。如风疹、艾滋病、梅毒和乙型肝炎等
上行性传播	病原体从孕妇阴道到达绒毛膜或胎盘引起胎儿宫内感染。如葡萄球菌、链球菌、单纯疱疹病毒等
分娩时传播	分娩过程中胎儿在通过严重感染的产道时被感染。如淋球菌、疱疹病毒等

3. 易感人群

人群作为一个整体对传染病易感程度称为人群易感性（herd susceptibility）。人群易感性高低取决于该人群中易感个体所占的比例。当人群中免疫个体足够多时，由免疫个体构筑的"屏障"使传染源"接触"易感个体的概率减小，虽然此时还有相当比例的易感者存在，但新感染发生的概率却降至很低，从而可阻断传染病的流行，这种现象称为"免疫屏障"现象。有计划地对易感人群进行预防接种可以增强免疫屏障，阻断或预防传染病的流行。此外，传染病流行过后或隐性感染也可以降低人群易感性；而新生儿增加、易感人口迁入、免疫人口免疫力的自然消退及免疫人口的迁出或死亡都可使人群易感性增高。

（二）影响传染病流行过程的因素

传染病的流行依赖于传染源、传播途径和易感人群这三个环节的连接和延续，任何一个环节的变化都可能影响传染病的流行和消长。三个环节的连接往往受到自然因素和社会因素的影响和制约。

1. 自然因素

自然环境中的各种因素，包括地理、气象和生态等，对传染病流行过程的发生和发展都有重要影响。

（1）对传染源的影响：某些自然生态环境为野生动物传染源的繁殖创造了良好条件，人类进入这些地区后感染。如鼠疫、恙虫病和钩端螺旋体病等。

（2）对传播途径的影响：寄生虫病和虫媒传染病对自然条件的依赖性尤为突出，大多数都具有明显的地区性分布和季节性增高的特点，如血吸虫病在南方有地方性流行区，该病与钉螺的分布一致，而黑热病则流行在我国长江以北有中华白蛉分布的地区。自然因素可直接影响病原体在外环境中的生存能力，如钩虫病主要发生在温暖、潮湿、多雨的夏季。近年来全球气候变暖带来了新的降雨格局，使湿地面积扩大，为蚊蝇孳生和钉螺的繁殖创造了条件，温度的上升也促进了媒介昆虫的繁殖生长，增强了其体内病原体的致病力；这些因素使局限于热带亚热带的传染病蔓延至温带。

（3）对人群易感性的影响：气候变化可通过降低机体的非特异性免疫力而促进流行过程的发展，如寒冷可减弱呼吸道抵抗力，炎热可减少胃酸的分泌等。

2. 社会因素

社会因素包括人类的一切活动，如人们的卫生习惯、卫生条件、生活条件、居住环境、人口流动、风俗习惯，宗教信仰、社会动荡等。社会因素对传染病的流行有双向影响。

（1）对传染源的影响：饮食谱和饮食方式的变化，使原来很少有机会与人接触的病原生物（尤其是野生动物所携带的病原生物）进入机体；野外探险、森林旅游等，使更多的人接触野外环境；家庭饲养宠物、不洁性行为、抗生素滥用导致的耐药，都可能导致传染病发生和流行；全球旅游业的急剧发展，航运速度的不断增快给传染源的控制带来困难，有助于传染病的全球性蔓延。

（2）对传播途径的影响：杀虫剂的滥用使传播媒介耐药性日益增强，如蚊媒对杀虫剂的普遍抗药，严重影响了灭蚊，从而引起了疟疾、登革热、黄热病等的流行。环境污染和森林砍伐改变了媒介昆虫的栖息习性，导致传染病的蔓延和传播。

（3）对人群易感性的影响：易感人口大量流动，为某些传染病的流行创造了条件，因而要加强对流动人口传染病的预防和监控。

我国通过建立完善的卫生防疫体系对传染病进行预防、管理和监控，消灭了天花，控制了人间鼠疫，并使其他传染病的发病率也降到了非常低的水平。国家还通过建立规范化的供水系统和排污系统，加强饮用水消毒，加强食品卫生监测，建设公共设施，开展群众性的爱国卫生运动等措施，极大地改善了卫生环境和生活环境，人民的健康水平得到了很大的提高。

第二节　传染病预防控制策略与措施

预防、控制和消除传染病的发生与流行是各级医务人员的神圣职责。传染病预防措施可分为疫情未出现时的预防措施、疫情出现后的防疫措施和治疗性预防措施。

一、传染病的预防控制策略

传染病的预防控制策略主要有预防为主，建立传染病疾病监测系统和加强国家合作。

二、传染病的预防控制措施

（一）传染病的报告

根据《中华人民共和国传染病防治法》和《突发公共卫生事件与传染病疫情监测信息报告管理办法》的规定，凡执行职务的医务人员和检疫人员、疾病预防控制人员、乡村医生和个体开业医生皆为疫情责任报告人，中华人民共和国的每个公民都是义务报告人。

甲类传染病和乙类传染病中的肺炭疽、传染性非典型肺炎、脊髓灰质炎、人感染高致病性禽流感为强制管理的传染病，发现患者或疑似患者时，或发现其他传染病和不明原因疾病暴发时，城镇应于发现后 2 小时内将传染病报告卡通过传染病疫情监测信息网络报告；未实行网络直报的责任报告单位应于 2 小时内以最快的通信方式（电话、传真）向当地县级疾病预防控制机构报告，并于 2 小时内寄送出传染病报告卡。农村不超过 6 小时。

其他乙类传染病为严格管理的传染病，发现患者或疑似患者和规定报告的传染病病原携带者在诊断后，城镇要求发现后 6 小时内进行网络报告，未实行网络直报的责任报告单位应于 6 小时内寄送出传染病报告卡。农村不超过 12 小时。

丙类传染病为监测管理的传染病，发现患者或疑似患者和规定报告的传染病病原携带者诊断后，在 24 小时内进行网络报告；未实行网络直报的责任报告单位应于 24 小时内寄送出传染病报告卡。

（二）传染病预防控制的实施与分类

1. 经常性预防措施

（1）认真宣传防控传染病的卫生知识，充分利用广播、板报、宣传栏、图片、口头宣讲等方式，按季节有重点地进行宣传。让群众掌握预防和识别传染病的知识，加强自我保护。培养健康的、科学的行为习惯和生活方式。

（2）在全社区开展经常性的消毒、杀虫、灭鼠工作，并铲除其孳生的条件；加强社区家养宠物的卫生宣传工作。

（3）有计划地建设和改造社区公共卫生设施，对污水、污物、粪便进行无害化处理。

（4）改善社区公共饮用水卫生条件，加强二次供水的卫生管理。农村集户供水（农村自来水）水源附近，禁止有污水池、粪堆（坑）等污染源，禁止在饮用水水源附近洗刷便器和运输粪便的工具。定期检查饮用水的消毒情况。

（5）社区医疗、预防、保健机构，必须严格执行有关的管理操作规程，杜绝传染病的医源性传播，建立、健全和完善消毒隔离制度。

（6）认真贯彻《中华人民共和国食品安全法》，加强社区食品卫生监督管理，防止有害食品进入社区。

（7）做好计划免疫工作。国家对儿童实行预防接种证制度。给适龄儿童办理预防接种证，建立预防接种卡片，并按儿童计划免疫程序按时接种疫苗。对漏种儿童要及时补种，对外来流动儿童要查验预防接种证，并及时补种。

2. 疫情出现后的措施

（1）控制传染源：针对患者的措施应做到"五早"即早发现、早报告、早隔离、早诊断，早治疗。患者一经诊断为传染病或可疑传染病，就应按《中华人民共和国传染病防治法》规定实行分级管理。对病原携带者应做好登记、管理和随访至其病原体连续 3 次检查阴性后，才能解除管理。凡与传染源有过密切接触者应酌情采取措施，包括隔离观察、医学观察和应急接种或药物预防。对危害大且经济价值不高的动物传染源应予以捕杀，焚烧或深埋。对危害不大且有经济价值的病畜可予以隔离治疗。此外，还要做好家畜和家养宠物的预防接种和检疫。

（2）切断传播途径：这是许多传染病防控的主要措施。肠道传染病通过粪便等污染环境，应加强对患者排泄物的消毒；呼吸道传染病通过痰和飞沫污染空气，通风和空气消毒至关重要；艾滋病可通过注射器和性活动传播，因此应大力推荐使用避孕套，杜绝吸毒和共用注射器；杀虫是防止虫媒传染病传播的有效措施。

①预防性消毒：对可能受到病原微生物污染的场所和物品施行消毒。

②疫源地消毒：疫源地（infectious focus）是指传染源排出病原体可能波及的范围，即易感者可能受到感染的范围。范围较小的疫源地（如只有一个传染源）称为疫点，范围较大的疫源地称为疫区。疫源地消毒分为随时消毒和终末消毒。对于强制性管理的传染病，对疫源地可进行必要的封锁，限制疫区与非疫区之间各种形式的交往。疫源地被确定以后，必须满足下列条件才能被解除，即疫源地消灭的条件：传染源已被移走（住院或死亡）或消除了排出病原体的状态（治愈）；传染源播散在环境中的病原体被彻底消灭；所有易感接触者经过该病的最长潜伏期没有新病例或新感染发生。

（3）保护易感者：包括预防接种、药物预防和个人防护。

（4）传染病暴发、流行的紧急措施：根据《中华人民共和国传染病防治法》规定，在有传染病暴发、流行时，当地政府需立即组织力量防控，报经上一级政府决定后，可采取下列紧急措施：限制或停止集市、集会、影剧院演出或者其他人群聚集活动；停工、停业、停课。临时征用房屋、交通工具；封闭被传染病病原体污染的公共饮用水源；社区应按照当地政府的统一部署，采取相应措施。

三、计划免疫与预防接种

根据《疫苗流通和预防接种管理条例》，目前我国疫苗可分为第一类疫苗和第二类疫苗。第一类疫苗是为了优先控制严重危害我国儿童健康的传染病，由国家免费提供、公民有义务接种的疫苗。第二类疫苗指的是公民以自愿为原则，自费接种的疫苗，如肺炎疫苗、流感疫苗、狂犬病疫苗等。

（一）计划免疫

1. 计划免疫的概念

计划免疫（planned immunization）是根据疫情监测和人群免疫状况分析，按照规定的免疫程序，有计划地利用疫苗进行预防接种，以提高人群免疫水平，达到控制乃至最终消灭针对性传染病的目的。

2. 扩大免疫规划

扩大免疫规划（expanded programme on immunization，EPI）是全球一项重要的公共卫生行动，始于20世纪70年代，目的是防控白喉、百日咳，破伤风、麻疹、脊髓灰质炎、结核病等传染病。重点提高上述6种疫苗在儿童中的免疫覆盖率，使每一个儿童在出生后都能按计划获得免疫接种。进入 20 世纪 90 年代后，EPI 的重点转移到对疫苗可预防疾病的控制、消除和消灭。

我国 1980 年起正式加入 EPI 行动，《九十年代中国儿童发展规划纲要》提出：到 1995 年消灭野毒株引起的麻痹型脊髓灰质炎，消除新生儿破伤风。进入 21 世纪后，《中国儿童发展纲要（2001—2010 年）》要求全国儿童免疫接种率以乡（镇）为单位达到 90% 以上。

3. 中国的计划免疫程序

中国的计划免疫程序的主要内容是儿童基础免疫，即对 7 周岁及 7 周岁以下儿童进行卡介苗、脊髓灰质炎三价疫苗、百白破混合制剂和麻疹疫苗免疫接种，以及以后的适时加强免疫。最新的计划免疫还要求添加乙型肝炎疫苗，并在部分地区增加对乙型脑炎、流行性脑脊髓膜炎等的免疫接种工作。根据《国家卫生健康委关于印发国家免疫规划疫苗儿童免疫程序及说明（2021 年版）的通知》，目前我国实施的儿童基础免疫程序见表 6-4。

表 6-4　国家免疫规划疫苗儿童免疫程序表（2021 年版）

| 疫苗种类 | | 接种年（月）龄 | | | | | | | | | | | | | | |
名称	缩写	出生时	1月	2月	3月	4月	5月	6月	8月	9月	18月	2岁	3岁	4岁	5岁	6岁
乙肝疫苗	HepB	1	2					3								
卡介苗	BCG	1														
脊灰灭活疫苗	IPV			1	2											
脊灰减毒活疫苗	bOPV					3								4		
百白破疫苗	DTaP				1	2	3				4					
白破疫苗	DT															5
麻腮风疫苗	MMR								1		2					
乙脑减毒活疫苗	JE-L								1			2				
乙脑灭活疫苗[1]	JE-I								1、2			3				4
A群流脑多糖疫苗	MPSV-A							1		2						
A群C群流脑多糖疫苗	MPSV-AC												3			4
甲肝减毒活疫苗	HepA-L										1					
甲肝灭活疫苗[2]	HepA-I										1	2				

注：1 为选择乙脑减毒活疫苗接种时，采用两剂次接种程序。选择乙脑灭活疫苗接种时，采用四剂次接种程序；乙脑灭活疫苗第 1、2 剂间隔 7～10 天。

　　2 为选择甲肝减毒活疫苗接种时，采用一次接种程序。选择甲肝灭活疫苗接种时，采用两剂次接种程序。

（二）预防接种

1. 预防接种的概念

预防接种又称为人工免疫，是将抗原或抗体注入机体，使人体获得对某些疾病的特异性抵抗力，从而保护易感人群，预防传染病的发生。

2. 预防接种的种类

（1）人工自动免疫（active immunization）：将减毒或灭活的病原体、纯化的抗原和类毒素制成疫苗接种到人体内，使机体对相应传染病产生特异免疫抵抗力的方法，也称人工主动免疫。人工主动免疫的接种时间一般要求在传染病流行前数周进行或按计划免疫程序进行，从而使机体有足够的时间产生免疫反应。

（2）人工被动免疫（passive immunity）：是将含有抗体的血清或其制剂直接注入机体，使机体立即获得抵抗某种传染病的能力的方法。

（3）被动自动免疫：是在注射破伤风或白喉抗毒素实施被动免疫的同时，接种破伤风或白喉类毒素疫苗，使机体在迅速获得特异性抗体的同时，产生持久的免疫力。

第三节　传染病的中医药防控

中医学对传染病的认识可以追溯到《黄帝内经》或更久远的年代。由于在中华民族数千年的历史长河中，瘟疫不断地发生和流行，致使历代医家在反复的临床医疗实践和学术争鸣中不断探求其病源。

汉代著名医家张仲景正是在疫病流行的年代，在对"伤寒"类疾病的诊疗过程中，完成了中医药治疗外感疾病的经典著作《伤寒杂病论》，形成了针对外感热病的辨证论治理论。明末医家吴又可大胆提出瘟疫的致病因素有别于外感六淫，是特殊的致病因素，如"异气""戾气""疠气"等。传入人体主要的门户是口鼻，并特异性侵入有关脏腑组织。这是中医学对瘟疫性疾病致病规律的认识，中医学的特点就是善于把握疾病共性的发生规律。

中医药针对瘟疫性疾病的预防要点主要是防患于未然、防病中变化、防病后反复。具体的防控措施一是避其疫气，二是利用药物疗法和非药物疗法提高人体的正气，三是中医药在防控传染病过程中，还积累了许多行之有效、可重复性的"专方专药"。如《伤寒论》中的茵陈蒿汤治"阳黄"，葛根黄芩黄连汤治"热利"，白头翁汤治"湿热痢",现分别用于治疗病毒性肝炎、痢疾等肠道传染病，疗效显著；再如《摄生众妙方》荆防败毒散、《温病条辨》银翘散，治疗流感、发疹性传染病等都有效。《东垣试效方》普济消毒饮治疗急性腮腺炎、丹毒、猩红热等病毒、细菌感染疾病有效。

2020 年新型冠状病毒感染流行时，中医药有效地预防和控制新型冠状病毒感染的传播和流行，获得国家和世界卫生组织好评。

（刘　菲　杨华生）

思考题

1. 根据《中华人民共和国传染病防治法》，传染病分为几类、多少种？

2. 传染病流行的三个环节是什么？

3. 传染病的传播途径有哪些？

4. 疫情出现后的预防措施有哪些？

第七章　慢性非传染性疾病的预防与控制

学习目标

1. 掌握慢性非传染性疾病的主要危险因素。

2. 熟悉慢性非传染性疾病的防控原则。

3. 了解常见慢性病的三级预防策略与措施。

慢性非传染性疾病（non-communicable disease，NCD）简称"慢性病"，是一组由多因素引起的发病潜伏期长且很难治愈、长期持续并逐渐进展的非传染性疾病。包括以心脑血管疾病、恶性肿瘤、糖尿病、慢性呼吸系统疾病等为代表的疾病。

此类疾病的发病率、致残率、死亡率高，对人们的健康损害极其严重，并且长期、大量地浪费社会资源，危害着经济社会的持续发展。随着传染性疾病的有效控制和人口老龄化的到来，慢性病已经成为全球的公共卫生问题，

第一节　慢性非传染性疾病的主要危险因素

慢性病是"生物－心理－社会－环境"模式的产物，是遗传、生理、环境和行为因素相结合的结果，体现为"一因多果、一果多因、多因多果、互为因果"，多个危险因素综合作用，形成交互和协同效应。

研究表明常见慢性病的主要危险因素有吸烟、酗酒、不健康饮食、静坐生活方式等可控的因素，另外还有一些不可控制的危险因素如年龄、性别、遗传和种族等，这些危险因素与常见慢性病的关系见图7-1。

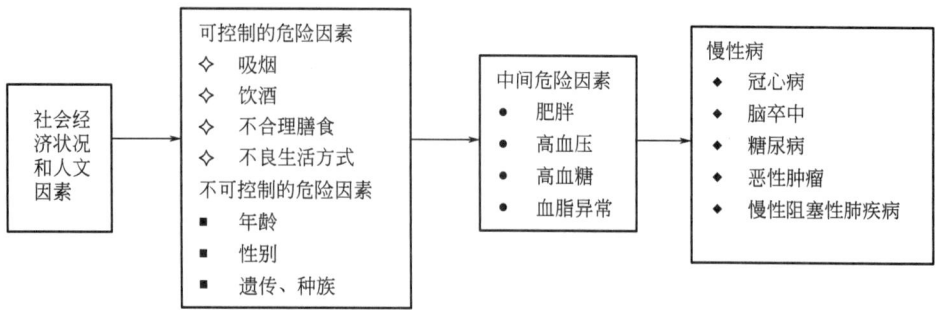

图 7-1 常见慢性病主要危险因素与疾病的关系

一、吸烟

吸烟（smoking）是一种成瘾性行为，它是许多慢性病的主要危险因素。我国是世界上烟草生产和消费大国，中国烟民队伍在不断扩大，且有大量未成年者和女性加入其中，吸烟已成为严重影响我国人民群众健康的公共卫生问题。

吸烟几乎损害各个系统和脏器，包括呼吸、循环、神经、泌尿系统及其他重要脏器。对女性，吸烟还会造成一些特殊伤害：容颜早衰，月经紊乱，痛经，雌激素分泌水平低下，绝经期提前，骨质疏松，尿失禁。孕妇吸烟易导致自发性流产、早产、死产或宫外孕；会严重影响胎儿发育，引起胎儿发育迟缓、先天畸形（如唇裂、腭裂、无脑儿、先天性心脏病、肢体残缺），影响孩子的智力及身体生长发育。

此外，由于烟草的烟雾中含有大量的致癌物质，儿童吸入受到烟雾污染的空气后不仅导致许多肺部疾病发生，而且与儿童的急性白血病、肝癌、大脑肿瘤、淋巴瘤的发生密切相关。

世界卫生组织明确指出 40% 的癌症是可以预防的，戒烟是预防癌症最有效的方法之一，它可减少 80% 以上的肺癌和约 30% 的癌症总死亡，同时还可减少慢性肺病、脑卒中、缺血性心脏病和肺结核等的发生。对吸烟者来说，早戒烟比晚戒烟好，即使中年戒烟，也会减少患癌症的危险。

二、静坐生活方式

静坐生活方式（physical inactivity）的定义是"工作、家务、交通行程期间或休闲时间内，不进行任何体力劳动或仅有非常少的体力活动"。身体活动不足与慢性病年轻化及高死亡率密切相关，成为当今慢性病发生的独立危险因素。身体活动不足较直接的后果就是引起体重增加和营养素分布不均衡，与冠心病、糖尿病、脑卒中、乳腺癌、大肠癌、骨质疏松等疾病的发生均有关系。到 2015 年，每年约有 160 万例死亡可归因于身体活动不足。

研究表明：身体活动不足对健康的危害相当于每天吸 20 支烟或体重超过理想体重的 20%（轻度肥胖）。对于从事静坐职业者，应积极进行体育锻炼，坚持中等强度的体力活动，如跳舞、骑自行车、慢跑、游泳、散步等，以提高生活质量，减少慢性病的发生。

三、酗酒

酗酒（excessive drinking）指过度饮酒或饮酒成瘾。

酗酒的危害主要包括两个方面：一是影响安全。饮酒会损害协调和判断力，引起家庭或工作场所的事故和意外伤害的发生。二是某些慢性病的高危因素。酗酒与口腔癌、肝癌、食管癌、喉癌等癌症，以及高血压、脑出血、肝硬化、抑郁症等疾病密切相关，对饥饿者、青年人、孕妇的危害更大。2015 年全球约有 330 万人死于酒精的有害使用，其中超过半数有慢性病。

四、代谢性危险因素

代谢性危险因素（metabolic risk factors）主要通过四种关键的代谢变化，增加慢性病的风险，包括升高血压，超重 / 肥胖，高血糖，高脂血症。高盐、高脂饮食主要导致超重、肥胖及高血压、高血脂等疾病的发生。

超重和肥胖的危害主要表现在影响寿命。随着肥胖程度的增加，死亡率也增加。肥胖者的冠心病、高血压、糖尿病发病率是正常体重者的 3 倍，癌症的发病率是正常体重者的 2 倍。肥胖还是脑卒中、高血脂、呼吸道疾病、乳腺癌、结肠癌、胆结石等多种疾病发生的危险因素。为减少肥胖的危害，控制体重是必不可少的手段，而改变膳食方式和结构、增加体力活动是控制体重的主要措施。

高血压（hypertension）是一种由血管神经调节障碍引起的动脉压力升高的慢性疾病，收缩压 ≥ 140mmHg 和舒张压 ≥ 90mmHg 或仅有收缩压 ≥ 140mmHg 即为高血压。据 2015 年慢性病报告，2012 年全国 18 岁及 18 岁以上成人高血压患病率为 25.2%，与 2002 年比有上升趋势。而他们对高血压的知晓率、治疗率和控制率却不高，大约分别为 42.6%，34.1%，9.3%。高血压既是一种常见的心血管疾病，又是心脑血管疾病的危险因素。血压越高，患心肌梗死、心力衰竭、脑卒中、肾脏疾病的危险性越高。通过降低血压，可有效地预防心脑血管疾病的发生，降低心脑血管疾病的死亡率。

血脂异常（dyslipidemia）包括血清总胆固醇（TC）、甘油三酯（TG）、低密度脂蛋白（LDL-C）增加，高密度脂蛋白（HDL-C）减少等变化。

血脂异常是公认的引起冠心病及其他大动脉粥样硬化的危险因素，导致心肌梗死、脑卒中和高血压的发生；血脂异常还是糖尿病患者发生大血管病变的主要危险因素，还可导致脂肪肝、胆石症、胰腺炎等疾病。通过纠正血脂异常可有效地预防冠心病的发生。

第二节　慢性非传染性疾病的防控原则及策略

绝大多数慢性病具有可治疗但不可治愈的特性，因此慢性病防控的目的是预防和控制慢性病的发生；降低慢性病的致残率和死亡率；提高患者的生活质量。

一、慢性非传染性疾病的防控原则

1.重视慢性病的预防和控制，提升居民健康意识，早发现、早治疗，努力降低慢性病发病率、致残率和死亡率。

2.重点防控心脑血管疾病、癌症、慢性呼吸系统疾病和糖尿病四类疾病，控制烟草使用、不合理膳食、身体活动不足和酗酒四种行为危险因素，监测高体重、高血压、高血糖和血脂异常四种生物危险因素。

3.明确政府责任，坚持预防为主，以社区为基础，关注农村地区，社会广泛参与，提高个人能力。

二、慢性非传染性疾病的防控策略

慢性病防控策略包括全人群和高危人群策略，防控措施包括公共卫生措施和临床措施。

（一）全人群策略

全人群策略是面向全社会宣传，倡导全社会对健康的共同参与的策略。由政府制定相应的卫生政策，通过健康教育、健康促进和社区干预等方法，在全人群中控制慢性病的主要危险因素，预防和减少慢性病的发生与流行。此策略属于一级预防。

1.健康教育与健康促进

与其他卫生服务相比，健康教育与健康促进服务有成本低、收效好、普及广、可及性高等特点，是慢性病防控的一个主要策略。研究表明，有近60%的慢性病可以依靠行为干预、改变生活行为等手段来避免或推迟发病。加强全民健康教育与健康促进工作，提高全民预防疾病和健康保健技能，实现中医倡导的"治未病"理念是慢性病健康教育与健康促进的重点工作内容。

2. 社区参与

无论是对一般人群实施的健康教育，还是对高危人群进行的干预，以及慢性病的康复均需要在社区进行。社区在慢性病的防控工作中有着临床医院不具备的明显优势，表现在社区具有健康人群、高危人群和患者三个不同层次的服务对象；具有相对稳定的人群构成；具有预防机构、医院和康复部门的共同参与；具有较完善的社会服务职能体系如卫生部门、居委会、公安、学校、工商等。因此，社区参与是慢性病防控工作的基础，社区干预是慢性病综合防控的核心，社区卫生服务的开展是慢性病防控策略得以实施的重要保证。北京朝阳区对心血管病经过11年综合防控，使心肌梗死、脑卒中的发病率分别由防控前的31/10万、117/10万降至防控后的21.1/10万、67/10万；大庆市开展了6年的社区糖尿病随访干预措施证实，控制饮食和（或）增加锻炼可有效预防糖尿病。

（二）高危人群策略

高危人群策略是针对具有慢性病危险因素的人群开展的三级预防策略。对慢性病的高危人群开展重点的三级预防。对主要危险因素实施干预和监测，达到病因预防；进行高危人群筛检，以达到早期发现患者、早期诊断、早期治疗的二级预防目的；对慢性病患者进行规范化治疗和康复指导，以提高治疗效果，减少并发症和伤残，实现三级预防。

1. 一级预防

通过对高危人群进行健康生活方式和合理的膳食结构的健康教育和健康促进，鼓励人们增加蔬菜、水果的摄入量，减少肉类、动物性脂肪的摄入，禁烟限酒，积极开展体育锻炼，从而达到祛除慢性病主要危险因素、降低慢性病发病率的目的。

2. 二级预防

通过对高危人群普查和筛检，达到早期发现、早期诊断、早期治疗的目的。主要是针对40岁以上的心血管疾病高危人群开展定期测量血压、检测血脂、询问心绞痛病史、检查心电图等措施，检出高血压、冠心病患者；另外还有针对癌症开展的各种检查手段以早期检出癌症患者。

3. 三级预防

主要是针对患病后所采取的预防措施，目的是促进生理、心理和社会功能的康复，防止病情恶化，减轻痛苦，减少致残，提高生存质量，延长寿命。

（三）公共卫生措施

通过开展慢性病流行病学特点的研究，发现慢性病的流行规律，筛选慢性病危险因素，提出慢性病的预防措施。

（四）临床卫生措施

主要是帮助识别和评价慢性病的危险因素，建立和实施筛检试验，研究与选择最佳的治疗方案，观察与评价康复措施等。

第三节　慢性非传染性疾病的自我管理

一、慢性病自我管理的目的

慢性病自我管理的目的是增进和改善患者的健康行为和健康状态，以提高患者的自我管理能力、自我效能，同时也能改善患者和健康服务提供者的关系。绝大多数患者只停留在知识层面，知而不行，通过自我管理项目，可实现传播自我管理知识，提高自我管理能力，增强自信心及心理调节技能，改善患者血压、血糖等的控制，预防并发症，减少死亡，以及提高生活质量。尽管自我管理由患者完成，但医疗保健系统有责任为患者提供自我管理支持，即让患者学会自我管理的技能。

二、自我管理的五项核心技能

（一）解决问题的技能

在管理疾病的过程中，患者能够认识自身问题所在，能与他人一起找到解决问题的方法，采用适合自己的方法积极尝试解决自身问题并能够帮助他人；评估用该方法是否有效。

（二）制定决策的技能

学会与医护人员一起制订适合自己的、切实可行的目标、措施和行动计划。例如，掌握什么时候锻炼足够或过量了？怎样才能知道某个症状是否有严重的临床后果？

（三）获取和利用资源的技能

知道如何从医疗机构或社区卫生服务机构、图书馆、互联网、家人、朋友等渠道获取和利用有利于自我管理的支持和帮助。如了解社区卫生服务中心在哪里？有多远？如何联系？

（四）与卫生服务提供者建立伙伴关系

学会与卫生服务提供者交流沟通、相互理解和尊重、加强联系，最终建立起伙伴关系，共同管理疾病。

（五）采取行动的技能

学习如何改变个人的行为，制订行动计划并付诸实施，确保对行动的信心和决心，对采取的行动进行评估，完善自己的行动计划使其更易于实施。

慢性病自我管理健康方法因对参与者的显著益处和其可操作性，已被世界各国广泛采用，并且随着互联网＋人工智能在系统水平上的改变和资源的动员与利用，将会使慢性病得到更多更好的预防、诊治和控制。

第四节　社区内常见慢性非传染性疾病的防控

慢性病的防控重心在社区，社区预防是慢性病防控最有效的手段之一，社区慢性病防控工作的好坏直接关系到慢性病防控的效果。

一、社区慢性病防控的基本原则

在卫生行政部门的统一领导下，以疾病预防控制机构为业务指导中心，以二、三级医疗机构为依托，以社区卫生服务机构为骨干，通过三级医疗保健网，实现患者、高危人群和一般人群的结合，疾病与危险因素的结合，一级预防为主，二、三级预防并重的社区慢性病综合防控目的。

二、社区常见慢性病防控措施

高血压、心脑血管疾病、糖尿病和恶性肿瘤是社区常见的慢性病，其防控措施主要采取的是针对患者、高危人群和健康群体的三级预防策略，见表7-1。

表7-1　社区常见慢性病的危险因素与防控措施

慢性病	主要危险因素	一级预防	二级预防	三级预防
高血压	遗传、年龄（40岁以上）、超重和肥胖、吸烟、不健康饮食习惯、酗酒、精神紧张、静坐生活方式等	健康教育、适当运动、适当饮食、戒烟限酒、心理平衡	高危人群血压监测和危险因素控制、早发现、早诊断、早治疗	指导患者进行高血压自我管理，动员家属参与并提供支持，定期随访，实施规范有效的治疗，防控并发症

慢性病	主要危险因素	一级预防	二级预防	三级预防
心脑血管疾病	血脂异常、高血压、糖尿病、吸烟、静坐生活方式、超重和肥胖、不合理膳食等	合理膳食、戒烟限酒、适量运动、控制体重、控制血压血糖等	加强宣传教育，增强群众自我检查、早期发现疾病和就诊意识；定期体检，监测危险因素	合理、适当的康复治疗，防止病情恶化，减少并发症
糖尿病	遗传、超重和肥胖、静坐生活方式、不合理膳食等	健康教育、提倡健康的生活方式和合理膳食、加强锻炼、预防和控制肥胖	尽早和尽可能地控制血糖，纠正饮食习惯、肥胖和吸烟等导致糖尿病并发症的危险因素	严格控制血糖，减少糖尿病的残废率和死亡率，改善糖尿病患者的生活质量
恶性肿瘤	吸烟饮酒、多食腌制食品、环境污染、性格暴躁、心理压力大、药物不良反应、职业危险因素等	健康教育、改变不良生活方式、加强环境保护与劳动保护、心理平衡	定期体检、对高危人群进行预防性筛查、积极治疗癌前病变、阻断癌变发生，做到早发现、早诊断、早治疗	积极进行临床治疗与康复，开展无疼痛治疗和临终关怀，提高生存质量、预防和早期发现肿瘤转移并及时处理

（魏高文　杨胜辉　陈　丽　董　菊）

思考题

1. 慢性非传染性疾病预防与控制的原则有哪些？

2. 慢性非传染性疾病自我管理的五项核心技能是什么？

第八章 伤害预防与控制

学习目标

1. 掌握伤害的防控策略与措施。

2. 熟悉伤害的概念及特征；伤害的病因及研究方法。

3. 了解伤害的常见病因及危害，提高对伤害的重视程度。

第一节 伤害概述

据世界卫生组织（WHO）统计，伤害（injury）每年导致全球 500 多万人死亡，现已与传染病和慢性非传染性疾病并列为三大公共卫生问题，构成危害人类健康的三大疾病负担。目前，中国伤害死亡人数约占总死亡人数的 11%，其中交通伤害、自杀、溺水及跌落导致的死亡占全部伤害死亡人数的 79%。全面认识伤害对居民健康和国家可持续性发展均具有重要意义。

一、伤害的概念

伤害是有意识的行为（如自杀、谋杀、暴力）和无意识的行为（如车祸、溺水、跌倒等）的后果。对全科医生而言最为重要的是，伤害是可预防的。

由于运动、热量、化学、电或放射线的能量交换超过机体组织的耐受水平而造成的组织损伤和由于窒息而引起的缺氧，以及由此引起的心理损伤统称为伤害。随着心理学和行为科学的发展及人们认识的不断深入，伤害的外延不仅拓展到精神伤害、突发事件应急管理、残疾预防和老年人跌倒，且延伸到了运动伤害、休闲娱乐伤害、玩具伤害、校园安全和社区安全等。

在实际的伤害研究过程中，为了正确纳入"伤害病例"，还制定了可操作性强的伤害诊断标准（或称为操作性定义）。即凡具有下列情况之一者可视为伤害：①到医疗机构诊治，诊断为某一种伤害；②由家人、老师或其他人做紧急处置或看护；③因伤请假半天以上。

二、伤害的分类

根据研究目的的不同，伤害的分类方法主要有以下几种。

（一）按造成伤害的意图分类

①意外伤害（如车祸、跌落、烧烫伤、中毒、溺水、切割伤、动物叮咬、医疗事故等）；②自杀／自伤（如自杀、自虐、自残等）；③暴力与他杀（如家庭暴力、虐待儿童、强奸、他杀、斗殴等）。

（二）按伤害发生的地点分类

①家中；②公共场所；③工作场所；④公路／街道；⑤体育和运动场所；⑥贸易和服务场所；⑦其他。

（三）按伤害的性质分类

①骨折；②扭伤／拉伤；③锐器伤、咬伤、开放伤；④挫伤、擦伤；⑤烧烫伤；⑥脑震荡、脑挫裂伤；⑦器官系统损伤；⑧其他。

（四）按伤害部位分类

①全身广泛受伤；②多部位；③头部；④上肢；⑤下肢；⑥躯干；⑦呼吸系统；⑧消化系统；⑨神经系统；⑩其他。

根据《国际疾病分类》（International Classification of Diseases，ICD-10，1993年）确定的伤害分类是目前国际上比较公认和客观的分类方法（表8-1）。

表8-1　ICD-10 损伤与中毒的外部原因分类

损伤与中毒的外部原因分类	ICD-10 编码	损伤与中毒的外部原因分类	ICD-10 编码
损伤与中毒的全部原因	V01–Y98	暴露于自然力量下	X30–X39
交通事故	V01–V99	有毒物质的意外中毒	X40–X49
跌倒	W00–W19	过度劳累、旅行及贫困	X50–X57
砸伤、压伤、玻璃和刀刺割伤、机械事故	W20–W31、W77	暴露于其他和未特指的因素	X58–X59
火器伤及爆炸伤	W32–W40	自杀及自残	X60–X84
异物进入眼或其他腔口、切割和穿刺器械损伤	W41–W49	他人加害	X85–Y09
体育运动中的拳击伤及敲击伤	W50–W52	意图不确定的事件	Y10–Y34

损伤与中毒的外部原因分类	ICD-10 编码	损伤与中毒的外部原因分类	ICD-10 编码
动物咬伤或动、植物中毒	W53–W59、X20–X29	刑罚与战争	Y35–Y36
潜水或跳水意外、溺水	W65–W74	药物反应、医疗意外、手术及医疗并发症	Y40–Y84
窒息	W75–W84	意外损伤后遗症及晚期效应	Y85–Y89
暴露于电流、辐射、极度环境气温及气压	W85–W99	其他补充因素	Y90–Y98
火灾与烫伤	X00–X19		

三、伤害的危害

伤害是严重威胁人群生命健康、消耗大量医疗资源和国民生产力的世界性公共卫生问题，具有常见、多发、死亡率高、致残率高的特征。伤害的危害主要体现在以下几个方面。

（一）伤害是人类主要死因之一

全球每年由各类伤害造成的死亡有 500 多万人，我国每年有 70 万～80 万人死于各种伤害，占死亡总数的 11%，居死因顺位第 5 位，尤其是 1～14 岁儿童的首要死因，平均每年有近万名 1～14 岁的儿童因伤害而死亡。

（二）伤害是威胁人们健康的主要原因之一

道路交通伤害是我国人群的第一位伤害死因，同时也是造成非致命伤害并造成残疾的一项重要因素，已经成为我国重要的公共卫生问题。

（三）伤害造成的直接和间接经济损失巨大

我国每年仅职业伤害造成的经济损失约占国民生产总值的 1.1%。同时，伤害的高发生率和高致残率消耗着大量的卫生资源，给国家、社会、家庭和个人带来了沉重的疾病负担。

四、伤害流行病学

（一）伤害发生的基本条件

1. 致病因子

所有伤害都是以能量的异常转移为特征的，引起伤害的能量主要有热能、动能、电能、辐射能和化学能。

2. 宿主

在伤害研究中，宿主的人口学特征（年龄、性别、种族、职业等）和心理行为（饮酒、安全带、心理因素）对于伤害发生的种类和后果有重要影响。

3. 环境

环境包括社会环境，即伤害预防法律法规的制定和执行情况；自然环境，如浓雾或雨天撞车事故频发；生产环境，包括安全防护措施、劳动强度及操作规范等；生活环境等。

（二）伤害的分布特征

1. 人群分布特征

不同年龄发生各类伤害的危险性不同。如儿童溺水为首位死因，交通事故是导致 5 ~ 44 岁的儿童及青壮年伤害的首要因素，老年人则更容易发生跌落；大多数伤害的发生率和死亡率均为男性高于女性。

2. 地区分布特征

发展中国家的伤害死亡率高于发达国家，地区分布呈农村高于城市的特点。城市伤害的死亡原因依次为交通事故、自杀、意外坠落、中毒、他杀、溺水、火灾与烧伤。农村伤害的死亡原因依次为自杀、交通事故、溺水、意外坠落、中毒、他杀、火灾与烧伤。

3. 时间分布特征

2013 年第六届全国伤害预防与控制学术会议显示，我国每年因各类伤害死亡人数约 70 万，其中道路交通伤害已成为我国首位伤害死因，而在发达国家，由于交通工具和道路安全性能的提高，道路交通伤害的发生率有下降的趋势。

（三）伤害流行病学研究的主要内容

1. 收集、整理伤害的发生率、死亡率、潜在减寿年数（PYLL）及其动态变化资料，建立健全全国性或地区性伤害监测系统。

2. 动态观察伤害发生的种类、频率和分布，探索伤害的发生发展规律。为分析伤害发生的原因及危险因素提供科学依据和线索。

第二节　伤害的防控策略和措施

伤害是可预防的公共卫生问题，伤害防控是一项社会系统工程，涉及的部门和机构十分广泛，必须把健康教育与健康促进、自救互救、现场调查、临床救护、功能恢复、基础研究及社会各界群众的积极参与有机地结合起来，建立和发挥学科间、部门间的有效协作，才能减少伤害的发生、死亡和残疾。

一、防控流程

世界卫生组织（WHO）提出伤害预防四步骤公共卫生方法，可作为伤害防控的框架，即现状评估监测→确定危险因素→制定和评估干预措施→组织实施（图 8-1）。

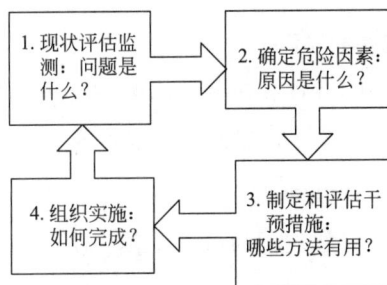

图 8-1　伤害预防四步骤

二、防控策略和措施

（一）三级预防策略

1. 一级预防

在伤害发生前针对病因采取相应的预防措施，旨在通过降低能量传递或人体暴露机会来防止和减少伤害的发生。一级预防通过以下策略实现。

（1）全人群策略：针对全人群（如社区居民、企事业单位职工、学校师生等）开展伤害预防的健康教育，以提高人群的伤害预防意识，加强自我保护。

（2）高危人群策略：对伤害发生的高危人群（如老年人、儿童、驾驶员等），有针对性地开展伤害预防教育与培训，消除高危人群对某种伤害的特殊暴露和降低危害。

（3）健康促进策略：该策略是环境与健康的整合策略。

2. 二级预防

在伤害发生时及时进行院前急救和院内治疗，旨在降低伤害的发生率和致残率。创伤一旦发生，第一时间的紧急救护是提高生存机会和减少后遗残疾的关键。分析伤害发生后的自救互救、院前医护和急救处理等与生存及预后的关系，可以评价院前救护在各类伤害中的作用。

3. 三级预防

在伤害发生后期阶段对受伤害者施行康复与照料等措施，旨在促进伤者恢复正常功能，早日康复，以及使残疾人士得到良好的照顾和医治。

（二）"5E" 防控策略

1. 教育预防策略（education）

通过教育和知识普及来改变人群态度、信念以影响人们的行为。如在高危人群（尤其是有一定教育背景的人群）中开展积极的健康教育，这是一种十分经济有效的干预手段。

2. 工程干预策略（engineering）

通过对环境改善与产品的设计和革新，来减少和消除伤害发生的危险。如城市道路中的盲人道路建设、汽车设计时配置儿童专座等。

3. 强制执法策略（enforcement）

通过国家制定法律法规对危险行为进行干预，防范伤害。如严禁酒后驾车、强制使用安全带等。

4. 环境改善策略（environmental modification）

通过减少环境危险因素来降低个体受伤害的可能性。如保险公司低价对住宅安装烟雾自动报警器或喷水系统来防止火灾。

5. 评估策略（evaluation）

涉及判断哪些干预措施、项目和政策对预防伤害有效。通过评估使研究者和政策制定者知道什么是研发和控制伤害的最佳方法。

此外，伤害监测、增加人体对危险因素的抵抗力、伤害发生后的及时急救也是减少和预防伤害的基本策略。

（三）哈登模型

美国威廉·哈登（William Haddon）被认为是伤害研究的奠基人，他根据伤害发生的三个时间阶段和三个发生条件，提出了一个伤害预防模型（表 8-2）。

表 8-2　Haddon 伤害预防模型简表

	发生条件	伤害预防主要内容
发生之前	宿主	遴选合适司机
	致病因子	上路前车辆安全检查，特别是车闸、轮胎、灯光
	环境	公路的状况及维修
发生之中	宿主	司机的应变能力和乘车者的自我保护意识
	致病因子	车辆内部装备（尤其是轮胎）性能

	发生条件	伤害预防主要内容
发生之中	环境	路面状况与路边障碍物
发生之后	宿主	防止失血过多，妥善处理骨折
	致病因子	油箱质地的改善与防止漏油
	环境	车祸急救、消防、应急系统与措施
结局	宿主	伤害严重程度制定和预防死亡
	致病因子	车辆损坏度评价及修复
	环境	公路整治与社会、家庭经济负担

（四）主动防控与被动防控相结合

主动防控指个体主动选择一定的安全措施或采取某些行为方式避免伤害，如主动使用安全带；被动防控指在外界环境中配置安全设施来减少伤害的发生，如在车辆设计中安装安全气囊。被动防控相比主动防控更具有成效，如在预防儿童误服药物时，使用安全药盖（被动防控）比教育儿童不要乱服药物（主动防控）更有效。在实际工作中，可根据具体情况将两者结合来更有效地达到预防伤害的目的。

第三节　常见伤害的预防与控制

目前，交通伤害、自杀、溺水及跌落导致的死亡占全部伤害死亡人数的 79%，是现阶段伤害预防与控制工作的重点。

一、交通伤害的防控

道路交通伤害（road traffic injuries，RTI）是全球主要伤害死因之一，也是目前世界各国面临的一个主要的、不容忽视的、可防可控的公共卫生问题。

（一）危险因素

主要的危险因素包括自然环境因素（如气候、地理、地域等）、驾驶员因素（饮酒、疲劳、心理、技术经验、视力、疾病等）和道路管理状况。

（二）防控策略和措施

1. 加强立法与执法

立法是预防道路交通伤害的有力措施。道路安全法可改进道路使用者的行为并减少道路交通事故和伤亡，特别是与道路安全五大风险因素，即超速、酒后驾驶、摩托车头盔、安全带和儿童约束装置的使用有关的法律，包括加强机动车驾照管理、加强两轮机动车管理、强化酒后驾驶执法力度、使用儿童安全座椅、佩戴头盔。

2. 改善环境

如改善路况、提高交通工具安全性能等。

3. 宣传与教育

在有关道路交通伤害预防的众多公共卫生措施中，加强健康教育与安全意识教育仍然是最重要的措施之一。

4. 医疗、救护与康复

建立完善、高效的交通伤害急救和康复系统。伤害事故发生后，可通过加强院前急救、医院救治和康复治疗三个方面来减少道路交通伤亡，降低伤害严重程度和由此带来的痛苦，确保幸存者能最大限度地康复。

二、溺水的防控

在全球范围内，溺水（drowning）是儿童伤害的第二位死因，全世界每年有17.5 万名 0 ~ 19 岁儿童及青少年因溺水死亡，其中 97% 发生在中低收入国家。死亡并非溺水的唯一结局，住院治疗后，常常留有严重神经损伤，并导致终身残疾，给家庭带来情感和经济上的沉重负担。

（一）相关危险因素

发生溺水因素复杂，既有环境因素（暴露的自然水体或储水容器、未加盖的各种工程设施），也有本身因素（年龄与发育水平、性别、游泳能力、同伴影响等）、社会经济因素（医疗卫生服务水平、心肺复苏技术普及率等）。

（二）防控策略和措施

进行必要的环境改善是防控溺水的重要措施之一，如在池塘、小溪、沟渠等自然水体周围安装围栏并设立明显的警示牌，家庭水容器加盖，加强水井、排水管道等工程设施的管理。同时在家庭、学校、社区等加强溺水安全教育，加强游泳、心肺复苏等技能的普及。

三、跌倒的防控

跌倒是我国伤害死亡第四位原因，在 65 岁以上老年人中居首位。跌倒除了导致老年人死亡外，还导致大量残疾，并影响老年人身心健康。跌倒也是导致儿童发生非致命伤害和残疾的首要原因，成为儿童伤害领域的重点问题之一。

（一）危险因素

跌倒是多因素交互作用的结果，既有内在的危险因素，也有外在的危险因素。

1. 内在危险因素

①生理因素：步态的稳定性和平衡功能受损、感觉系统灵敏度降低、骨骼肌肉系统功能较差等因素是老年人跌倒的常见原因，而生长发育阶段和不成熟的认知能力则是导致儿童跌倒的重要原因。②心理因素：如儿童的冒险心理、沮丧、抑郁、焦虑、情绪不佳等均增加跌倒的危险。

2. 外在危险因素

①环境因素：如昏暗的灯光、地面湿滑或不平坦、楼梯台阶、雨雪天气、拥挤等。②社会因素：老年人的教育和收入水平、卫生保健水平、与社会的交往和联系程度等都会影响其跌倒的发生率。对于儿童，缺乏成人的看管是造成跌倒的重要危险因素。③医疗救护因素：由于人们一般容易忽视跌倒的影响，故常常缺乏及时的救治或恰当的紧急救护，增加伤残的发生。

（二）防控策略和措施

根据跌倒的流行病学危险因素资料、人群生理特点及环境特点，跌倒的预防可将"5E"等策略措施通过个人、家庭和社区三个不同层面来实施。

1. 个人防控措施

加强体育锻炼，以增强肌肉力量、柔韧性、协调性，减少跌倒的发生；按照医嘱正确服药，及时停用不必要或诱发跌倒的药物。

2. 家庭防控措施

合理安排室内家具的高度和位置，移走可能影响老年人或儿童活动的障碍物；地面设计应防滑，并保持干燥；家中保持光线充足对于预防跌倒也很重要。

3. 社区防控措施

定期在社区内开展防跌倒健康教育，提高公众对于跌倒的预防意识；关注社区公共环境安全，督促物业管理部门或向当地政府申请，及时消除可能导致跌倒的环境危险因素。

（魏高文　蔡　琨）

第九章　社区卫生服务与临床预防服务

学习目标

1. 掌握社区卫生服务的概念和特点、社区临床预防服务的概念和内容、社区健康管理的概念。

2. 熟悉社区卫生服务的内容、社区临床预防服务的实施过程、社区健康管理的内容和工作流程。

3. 了解中医药在社区卫生服务中的作用、社区健康管理的模式和形式。

第一节　社区卫生服务

社区卫生服务是世界卫生组织（WHO）根据对世界卫生状况和有关社会经济问题及其发展趋势进行系统分析后提出的一个预示全球卫生服务发展方向的全新概念。

社区卫生服务是一种能适应"生物－心理－社会医学模式"发展的新型服务模式，被国际社会公认为实施初级卫生保健的基本战略。发展社区卫生服务可以适应人口老龄化、疾病谱的改变，带动和促进医疗保险制度、药品生产流通体制和医疗救助制度等方面的改革与发展。社区卫生服务不仅是满足居民基本卫生保健需求较方便、有效的一种方式，也是实现"人人享有卫生保健"，获得基本健康保障，实现卫生服务可及性与公平性的迫切要求和有效手段；同时也是增强卫生服务功能，提高卫生服务效率，改善卫生服务质量，优化卫生服务体系，有效控制医疗费用不合理增长的根本途径。

一、基本概念

（一）社区的概念

社区（community）是指一固定的地理区域范围内的社会团体，其成员有着共同的兴趣，彼此认识且互相来往，行使社会功能，创造社会规范，形成特有的价值体系和社会福利事业。每个成员均经由家庭、近邻、社区而融入更大的社区。现代社会学认为社区有五个要素，即人口、地域、生活服务设施、特有的文化背景和生活方式的认同、一定的生活制度和管理机构。社区是社会的缩影，家庭是社区的基本单位。

（二）社区卫生服务的概念

社区卫生服务（community health service，CHS）是社区建设的重要组成部分，是在政府领导、社区参与、上级医疗卫生机构指导下，以基层医疗卫生机构为主体，全科医师为骨干，合理使用社区资源和适宜技术，以健康为中心、家庭为单位、社区为范围、需求为导向，以妇女、儿童、老年人、慢性病患者、残疾人、贫困居民等为服务重点，以解决社区主要健康相关卫生问题、满足基本卫生服务需求为目的，融预防、医疗、保健、康复、健康教育、计划生育技术服务功能等为一体的，有效、经济、方便、综合、连续的基层卫生服务。

二、社区卫生服务的特点

（一）属于基层卫生保健

基层卫生保健（primary care）主要包括 6 个方面的内容：①疾病的首诊与诊疗；②心理诊断与诊疗；③向患者提供个体化的支持；④信息交流；⑤慢性病患者照顾；⑥预防疾病和康复。全科医生为基层卫生服务的主体。

（二）以健康为中心

社区卫生服务必须以人为本，以健康为中心。工作重点是预防和控制导致疾病的各种危险因素及保护和促进健康，要求社区卫生服务走进社区和家庭，动员每个人主动地改变社会环境，建立健康的生活方式和行为，预防疾病和残疾，促进身心健康。

（三）以人群为对象

社区卫生服务应以维护社区内整个人群的健康为准则，以妇女、儿童、老年人、慢性病患者、残疾人及低收入人群等为重点服务对象。

（四）以家庭为单位

家庭可通过遗传、环境、饮食和情感反应等途径影响个人健康，个人健康问题也可以影响家庭其他成员乃至整个家庭的结构和功能。家庭又是诊治患者的重要场所和可利用的有效资源，如需照顾老人的健康，必须动员家庭子女承担起责任和义务。以家庭为单位的医疗保健服务，是社区卫生服务区别于其他形式卫生服务的重要特点。

（五）以社区为范围

社区卫生服务立足于社区，以解决社区主要卫生问题、满足基本卫生服务需求为目标。强调特定社区在健康状况、影响居民健康因素及拥有卫生资源方面的特殊性，将重点放在社区常见健康问题上，在社区层面上采取卫生保健措施。

（六）以预防疾病、促进健康为导向

社区卫生服务对社区、个人和家庭的健康整体负责、全程控制，强调预防为主的理念。社区卫生工作者借助与社区居民良好的协作关系，便于对社区居民做全面了解和细致观察，随时提供有关疾病预防的针对性意见，使居民乐意接受社区卫生工作者的意见和建议。

（七）提供综合性、全方位的服务

1. 人格化服务（personalized care）

重视人胜于重视病，建立亲密的医患关系，从个体的生理、心理、行为和社会环境中寻找影响健康的危险因素，实施诊疗措施时注重患者的个性及其社会心理特点。

2. 综合性服务（comprehensive care）

服务内容包括健康促进、疾病预防、治疗和康复，涉及生理、心理和社会文化等层面，服务范围包括个人、家庭和社区。

3. 连续性服务（continuity of care）

服务从围产期保健开始到濒死期临终关怀。其连续性主要体现在两方面：①人生各个阶段，婚前咨询—孕期—产期—新生儿期—婴幼儿期—青春期—中年期—老年期—濒死期，当患者去世后，全科医生还要顾及其家属居丧期的保健。②健康—疾病—康复的各个阶段，社区卫生服务对服务对象负有一、二、三级预防的连续责任。

4. 协调性服务（coordinated care）

服务包括两方面：①掌握各级各类专科医疗的信息和转会诊专家的名单，以便为患者提供全过程"无缝式"的转会诊服务。②了解社区各类健康资源，如社区管理人员、健康促进组织等。必要时可为患者联系有效的社区支援。

5. 可及性服务（accessible care）

服务包括地理位置上接近、使用上方便、关系上亲切、结果上有效、价格上合

理等。

三、社区卫生服务对象、服务任务和基本原则

（一）服务对象

1. 健康人群

躯体的结构完好和功能正常（躯体健康）；正确认识自我、正确认识环境、及时适应环境（心理健康，又称精神健康）；具有良好的社会适应能力：能在社会系统内得到充分的发挥、有效地扮演与其身份相适应的角色、其行为与社会规范相一致。

2. 高危人群

指存在明显的对健康有害因素的人群，其发生疾病的概率明显高于其他人群。

3. 重点保健人群

指由于各种原因需要在社区得到系统保健的人群，如儿童、妇女、老年人、疾病康复期人群、残疾人等。

4. 患者

患有各种疾病的患者，如常见病患者、慢性病患者、需急救的患者等。

（二）服务任务

1. 提高人群健康水平、延长寿命、改善生活质量。通过对不同的服务人群采取促进健康、预防疾病、各类人群的系统保健和健康管理、疾病的早期发现、诊断、治疗和康复、优生优育等措施提高人口素质和人群健康水平、延长健康寿命、改善生活质量。

2. 创建健康社区。通过健康促进，使个人、家庭具备良好的生活方式和生活行为，在社区创建良好的自然环境、社会心理环境和精神文明建设，紧密结合社区服务和社区建设，创建具有健康人群、健康环境的健康社区。

3. 保证区域卫生规划的实施、保证医疗卫生体制改革和城镇职工基本医疗保险制度改革的实施。

（三）发展社区卫生服务基本原则

1. 坚持社区卫生服务的公益性质，注重卫生服务的公平、效率和可及性。

2. 坚持政府主导，鼓励社会参与，多渠道发展社区卫生服务。

3. 坚持实行区域卫生规划，立足于调整现有卫生资源、辅以改扩建和新建，健全社区卫生服务网络。

4. 坚持公共卫生和基本医疗并重，中西医并重，防控结合。

5. 坚持以地方为主，因地制宜，探索创新，积极推进。

四、社区卫生服务的内容

社区卫生服务机构是具有公益性质，不以营利为目的，提供公共卫生服务和基本医疗服务的国家卫生服务体系中的基层机构。其服务内容包括基本公共卫生服务和基本医疗服务。

（一）基本公共卫生服务

基本公共卫生服务项目是党中央、国务院关注民生，造福百姓所做出的重大决定；是由政府购买、社区卫生服务机构落实的医改重要惠民政策；是符合医学规律、体现国家责任、满足群众需求、奠定健康基础、展现科学管理、实现健康中国的民生项目。根据 2017 年《国家基本公共卫生服务规范（第三版）》和 2019 年《新划入基本公共卫生服务相关工作规范（2019 年版）》相关内容，目前，社区基本公共卫生服务项目共有 14 项内容。

1. 居民健康档案管理

（1）建立档案：社区医护人员为居民建立纸质或电子形式的健康档案，并根据居民的主要健康问题和服务提供情况填写相应记录。

（2）使用档案：日常工作中能调取并查阅居民健康档案，并根据居民的实际情况及时更新、补充相应的记录。

（3）档案终止和保存：已建居民由于死亡、迁出、失访等原因，可以终止档案，迁出的居民记录迁往地点基本情况及档案交接记录等资料；健康档案参照病历保存年限和方式保存。

2. 健康教育

（1）重点宣传、普及最新版《中国公民健康素养——基本知识与技能》及相关医疗卫生法律法规，配合相关部门开展公民健康素养促进行动。

（2）为全人群开展健康教育工作，尤其是青少年、妇女、0～6 岁儿童家长、老年人、残疾人等重点人群。

（3）有针对性地开展健康生活方式、可干预危险因素、传染及非传染性疾病防控、食品卫生及其他公共卫生问题专题的健康教育与健康促进活动。

（4）开展防灾减灾、突发公共卫生事件应急处置及家庭急救等应急救援专题的健康教育。

3. 预防接种

（1）按照国家免疫规划接种程序、疫苗的种类及相关禁忌证，根据国家免疫程序，督促适龄儿童监护人配合履行免疫规划接种的义务。

（2）为传染病易感高危人群提供适宜的疫苗接种建议。

（3）发现疑似预防接种异常反应，并按照《全国疑似预防接种异常反应监测方案》的要求进行处理及报告。疑似预防接种异常反应（adverse events following immunization，AEFI）是指在预防接种后发生的怀疑与预防接种有关的反应或事件。

（4）根据控制传染病的需要，开展应急接种或群体接种工作。

4. 0 ~ 6 岁儿童健康管理

（1）0 ~ 6 岁儿童各阶段健康管理：在新生儿出院一周内提供家庭访视服务，为 1、3、6、8、12、18、24、30、36 月龄儿童在社区医疗机构提供随访服务，为 4 ~ 6 岁儿童每年在托幼机构提供集中健康管理服务。内容包括体格检查、生长发育评估、心理行为发育评估，并对家长进行喂养、发育、防病、口腔保健、预防接种等健康指导。

（2）健康问题处理：对儿童健康管理中发现的营养不良、贫血、肥胖、龋齿等常见健康问题应当分析其原因，给出健康指导或建议转诊，并追踪随访转诊后结果。

5. 孕产妇健康管理

（1）孕早期健康管理：孕 13 周前为孕妇建立《母子健康手册》，并进行第 1 次产前检查，开展孕早期生活方式、心理和营养保健指导。

（2）孕中、晚期健康管理：孕 16 ~ 20 周、21 ~ 24 周、28 ~ 36 周、37 ~ 40 周分别提供 1 次健康教育和指导服务，为异常孕妇及时转诊至上级医疗卫生机构。

（3）产后访视与产后 42 天检查：为出院后 1 周内的产妇提供上门产后访视，产后 42 天提供社区医疗机构进行的健康检查。

6. 老年人健康管理

对辖区内 65 岁以上常住居民进行体格检查（包括体温、脉搏、呼吸、血压、身高、体重、腰围、皮肤、浅表淋巴结、肺部、心脏、腹部等常规体格检查，并对口腔、视力、听力和运动功能等进行粗测判断）和辅助检查（包括血常规、尿常规、肝功能、肾功能、空腹血糖、血脂、心电图、腹部 B 超），对生活方式和健康状况评估及健康指导。

7. 高血压患者健康管理

（1）筛查：对辖区内 18 岁及 18 岁以上居民进行血压测量，尤其是 35 岁及 35 岁以上的居民，发现辖区内的高血压患者及高血压高危人群。

（2）随访评估：对辖区内高血压患者每年提供至少 4 次面对面随访，随访患者的血压、身高体重、疾病发生、生活方式、服药情况等内容，评估患者是否存在危急情况，是否需要转诊。

（3）分类干预：根据患者的随访评估结果，给予患者相应的干预方案，并进行有针对性的健康教育。

（4）健康体检：每年为辖区内高血压患者进行 1 次较全面的健康检查，内容包括问诊常见症状和生活方式、疾病和服药情况与进行体格检查等。

8. 2 型糖尿病患者健康管理

（1）通过日常诊疗、家庭医生签约服务、宣传咨询活动和结合当地部分体检项目等途径开展糖尿病筛查，对高危人群进行有针对性的健康教育。

（2）对已确诊的 2 型糖尿病患者每年至少进行 4 次面对面随访，对其进行血糖和体重指数监测，询问疾病状况、生活方式和服药情况，检查足背动脉搏动。

（3）患者若出现危急情况，须在处理后紧急转诊，2 周内主动随访转诊情况。若非危急情况，定期随访，必要时调整血糖控制方案。

（4）每年为 2 型糖尿病患者进行 1 次较全面的健康体检，体检可与随访相结合。

9. 重型精神疾病患者管理

（1）患者信息管理：了解严重精神障碍确诊患者疾病诊疗相关信息，为患者的行全面评估，并建立居民健康档案。

（2）随访评估：为管理的严重精神障碍患者提供每年至少 4 次随访，对患者的危险性、精神状况、躯体疾病、社会功能、用药情况等进行评估。

（3）分类干预：根据患者的随访评估结果，对患者进行分类干预，并对患者及其家属进行有针对性的健康教育和生活技能训练等康复指导。

（4）健康体检：在患者病情许可的情况下，征得监护人与（或）患者本人同意后，每年进行 1 次健康检查。

10. 肺结核患者健康管理

（1）对肺结核患者的早期筛查、发现、转诊、追踪及随访。

（2）辖区所有肺结核患者的管理、督导服药、信息收集与上报。

（3）宣传结核病防控知识，给予患者生活指导。

（4）对肺结核密切接触者进行结核防控知识培训与指导。

11. 中医药健康管理

（1）每年为 65 岁及 65 岁以上老年人提供 1 次中医体质辨识，并根据体质辨识结果，从情志调摄、饮食调养、起居调摄、运动保健、穴位保健等方面为老年人提供相应的中医药保健指导。

（2）在婴幼儿 6、12、18、24、30、36 月龄时，向家长提供婴幼儿中医饮食调养、起居活动指导，并传授中医保健穴位按揉方法：6、12 月龄——摩腹、捏脊；18、24 月龄——按揉迎香穴、足三里穴；30、36 月龄——按揉四神聪穴。

12. 传染病及突发公共卫生事件报告和处理

（1）在疾病预防控制专业机构的指导下进行传染病疫情和突发公共卫生事件发现、登记、报告、处理及风险管理，对传染病及突发公共卫生事件实行管控。

（2）传染病和突发公共卫生事件信息报告和处置，防止疫情加重及危害进一步扩大。

（3）协助上级专业防控机构做好肺结核和艾滋病患者的宣传、指导服务及非住院患者的治疗管理工作。

13. 卫生监督协管

（1）食源性疾病及相关信息报告：发现或怀疑有食源性疾病、食品污染等对人体健康造成危害或可能造成危害的线索和事件，及时报告，并协助开展食物中毒等食源性疾病流行病学调查。

（2）饮用水卫生安全巡查：协助开展饮用水水质抽检服务，发现异常情况及时报告；协助有关专业机构对供水单位从业人员开展业务培训；发现与饮用水相关的异常情况及时报告。

（3）学校卫生服务：协助卫生监督执法机构定期对学校传染病防控开展巡防，发现问题隐患及时报告；指导学校设立卫生宣传栏，协助开展学生健康教育；协助有关专业机构对校医（保健教师）开展业务培训。

（4）非法行医和非法采供血信息报告：协助定期对辖区内非法行医、非法采供血开展巡防，发现相关信息及时向卫生监督执法机构报告。

14. 免费提供避孕药具

在基层医疗卫生机构等设立避孕药具服务网点，以全体育龄人群为服务对象，开展药具发放、咨询、随访、不良反应监测等服务，加强对免费提供避孕药具项目的宣传，同时充分发挥医技人员作用，推广应用高效可逆避孕方法，逐步实现优生优育。

（二）基本医疗服务

1. 基本医疗服务的定义

社区基本医疗服务是社区卫生服务的重要网底功能。我国对基本医疗服务存在广义和狭义两种理解。广义的基本医疗服务是国家举办的基层医疗卫生机构向每个居民提供免费基本医疗服务，体现公平性。狭义的基本医疗服务是指现阶段能够实现的、最大成本－效用的、充分体现公平性的、基本免费的、在基层卫生机构可以开展的服务。

2. 基本医疗服务的内容

社区卫生服务机构提供的基本医疗服务主要包括以下几方面。

（1）一般常见病、多发病的诊断、治疗、护理和诊断明确的慢性病的治疗。

（2）社区现场应急救护。如止血、包扎、固定、搬运和心肺复苏处理等。

（3）家庭出诊、家庭护理、家庭病床等家庭医疗服务。

（4）双向转诊服务。对诊断不清、治疗管理有困难、病情加重或急性发作需要抢救及需要上级医院提出管理意见的患者施行双向转诊方式。

（5）康复医疗服务。对病、伤残者进行功能训练，以减轻其身心、社会功能障碍，使其活动能力和生活质量达到尽可能高的水平，争取重返社会。

（6）政府卫生行政部门批准的其他适宜医疗服务。

五、社区卫生服务方式

社区卫生服务方式依据不同的社区环境、卫生服务需求、人口特征等有所变化，社区卫生服务往往是多种方式并存，形式灵活，经济方便，主要的服务方式有以下几种。

1. 门诊服务：这是主要的社区卫生服务方式，以提供基本卫生服务为主。

2. 出诊（上门）服务：一种是根据预防工作、随访工作或保健合同要求的主动上门服务，另一种是因居民要求而一时安排的上门服务。

3. 急诊服务：依靠社区卫生服务中心提供全天候的急诊服务、院前急救，及时高效地帮助患者利用当地急救网络系统。

4. 家庭护理、家庭照顾和家庭访视。

5. 家庭病床服务。

6. 日间住院/日间照顾服务。

7. 长期照顾（long-term care）：如护理院（nursing home）服务。

8. 临终关怀服务（hospice care，又称作安宁照顾）及姑息医学（palliative medicine，又称缓和医学）照顾。

9. 电话/网络咨询服务：无偿的服务，如热线服务、预约服务；或有偿的服务，如电话心理咨询服务等。

10. 转诊服务：在社区卫生服务机构与综合性医院或专科医院建立了稳定的、通畅的双向转诊关系的基础上，帮助患者选择上级医生或医院，并提供转诊服务。

11. 医疗器具租赁服务与便民服务：为减轻患者经济负担，避免浪费，对于家庭照顾中必备的短期使用的某些医疗器具，可开展租赁服务，并指导患者或其家属恰当使用，如氧气瓶、病床、简易康复器具等。

12. 契约制服务：包括卫生服务机构与家庭或个人签订健康合同，按照合同的规定，社区卫生服务人员在社区卫生服务中心或上门为客户提供服务。

13.承包制服务：由一名或多名社区卫生服务人员，对某项或某几项卫生服务进行承包，负责一定数量人群的卫生服务。如健康教育、慢性病管理、妇幼保健等。

六、社区中医药卫生服务

国务院印发《关于发展城市社区卫生服务的指导意见》（国发〔2006〕10号）指出，应发挥中医药和民族医药在社区卫生服务中的优势与作用。

（一）社区中医药卫生服务的基本原则

社区中医药卫生服务是以社区卫生服务网络为基础，充分利用现有中医药资源，发挥中医药的优势和特色作用，来满足社区群众对中医药的需求，将中医药知识、理论与技术充分运用到社区卫生服务各个环节中，为社区群众提供方便、优质、价廉、可及的社区卫生基本服务。社区中医药卫生服务是具有中国特色和地区特征的社区卫生服务新模式。《关于在城市社区卫生服务中充分发挥中医药作用的意见》明确提出了社区中医药卫生服务的基本原则，主要包括：①坚持中西医并重，突出中医药特色，充分发挥中医药的优势与作用。②坚持以社会需求为导向，不断拓宽中医药服务领域，提高中医药服务能力。③坚持在城市社区卫生服务网络建设中，合理配置和充分利用中医药资源，完善社区中医药服务功能。④坚持因地制宜，分类指导；点面结合，稳步发展。

（二）社区中医药卫生服务的基本内容

1. 中医药预防服务

根据社区居民的主要健康问题和疾病的流行趋势，制订社区中医干预方案和突发公共卫生事件应急预案。利用中医药预防流感、水痘、腮腺炎等传染病在社区和学校的发生，如流感易发期发放艾叶燃熏、板蓝根等中药煎水服用；开展中医"治未病"服务，指导居民的起居调养、药膳食疗、情志调摄、动静养生和经络腧穴按摩保健等。

2. 中医药医疗服务

在门诊、病房、出诊、家庭病床等工作中提供基本的中医医疗服务，运用中医理论辨证论治处理社区的常见病、多发病、慢性病；根据"简、便、验、廉"的原则，运用包括中药、针灸、推拿、火罐、敷贴、刮痧、熏洗、穴位注射、热熨等在内的4种以上的中医药治疗方法；提供中成药和中药饮片品种数量应当满足开展中医药服务的需要。

3. 中医药保健服务

制订具有中医特色的适合社区老年人、妇女、儿童等重点人群及亚健康人群的保健方案，并组织开展养生保健工作。开展具有中医特色的针灸、推拿、按摩及经络养生；四时养生；常见病食疗与药膳；冬病夏治、夏病冬治；五禽戏、八段锦、扇舞、太极拳及气功等运动；健康检查、用药指导等保健服务。以老年人、妇女、儿童、慢性病患者、残疾人和对养生保健有特殊需求的人群为重点人群，指导其进行自我养生保健活动，增强社区居民健康意识，达到未病先防、既病防变、病后调护、瘥后防复，提高社区居民健康水平。

4. 中医药康复服务

中医康复是指在中医药理论指导下，运用中医药康复手段，结合现代理疗手段，组织康复对象及其家属共同参加，帮助病、伤、残者逐步改善躯体、心理、精神和社会的功能，改善或恢复其独立生活、学习和工作的能力，以更好地适应环境，提高生活质量。

5. 中医药健康教育

在社区居民中开展有组织、有计划的多种形式的中医药预防、养生保健和心理咨询等活动，普及中医药基本知识与养生保健技术，指导对补益类中药的正确使用，增强居民的健康意识和自我保健能力，引导人们健康投资，促使人们自觉采纳有益于健康的起居、饮食，增强体质，消除或减轻影响健康的危险因素，预防疾病、促进健康、提高生活质量。

6. 中医药计划生育咨询及技术指导

运用中医药知识开展优生优育、生殖保健和孕产妇保健的咨询及指导。孕期妇女的某些健康问题适宜采用中药复方、针灸、推拿等疗法，毒副作用小，如指导孕妇产后饮食起居、断乳可采用中药方法回乳、中医药治疗不孕症等。

第二节　临床预防服务

临床预防医学是随着医学模式转变而形成的一门新学科。它不仅是预防医学的重要组成部分，也是临床医学的重要内容。临床预防医学是在临床场所对病伤危险因素进行评价和预防干预，主要是健康维护、健康促进及减少病伤危险因素。

一、临床预防服务的概念

临床预防服务（clinical preventive service）是指在临床场所（包括社区卫生服

务工作者在家庭和社区场所）对健康者和无症状者的健康危险因素进行评价，然后实施个体的预防干预措施来预防疾病和促进健康。

"无症状（asymptomatic）"和"健康（healthy）"并非指患者目前没有任何主诉，而是针对某些严重威胁生命的特定疾病而言目前没有相应的症状和体征。

临床预防服务内涵是在临床环境下第一级和第二级预防的结合，在具体的预防措施上，它强调纠正人们不良的生活习惯、推行临床与预防一体化的卫生服务，是预防医学和临床医学两者之间的一个连接点，是医学未来发展的必然趋势。

二、临床预防服务的内容

临床预防服务的原则：①重视危险因素的收集；②医患双方共同决策；③以健康咨询与教育为先导；④合理选择健康筛检的内容；⑤根据不同年龄阶段的特点开展针对性的临床预防服务。

（一）健康咨询

健康咨询（health counseling）是通过收集求医者的健康危险因素，与求医者共同制订改变不良健康行为的计划，督促求医者执行干预计划，促使他们自觉地采纳有益于健康的行为和生活方式，消除或减轻影响健康的危险因素，预防疾病、促进健康、提高生活质量。一般可就下列内容开展健康咨询：①劝阻吸烟和酗酒；②增进体育活动；③促进健康饮食（平衡膳食）；④保持正常体重；⑤妇女进行乳房自我检查；⑥预防意外伤害和事故；⑦预防传染病的流行等。

（二）筛查

筛查（screening）是运用快速、简便的体格检查或实验室检查，以及危险因素监测与评估等手段，在健康人群中发现未被识别的患者或有健康缺陷的人。通过筛查可以积累健康基础信息，发现高危人群、亚健康者、早期患者（表9-1）。

表 9-1　筛检的项目、对象、频次及内容

筛检项目	适合对象	检查频次	具体内容
血压	DBP ≤ 85mmHg 者	每 2 年检查一次	血压
	DBP 85 ～ 89mmHg 者	每年检查一次	
	DBP ≥ 90mmHg 者	经常检查	
	≥ 35 岁就诊者	常规检查	
体重	成年人	每 2 年测量一次	身高、体重、腰围和臀围等
血脂	35 ～ 65 岁男性 45 ～ 65 岁女性	定期测定	血胆固醇、甘油三酯等

筛检项目		适合对象	检查频次	具体内容
五官	视力	3～4岁幼儿	1次	弱视和斜视检查
	青光眼	＞65岁老年人		青光眼筛检
	听力	老年人	定期询问	老年人听力损害
	牙齿	老年人	每年1次	牙科检查
妇科	子宫颈癌	有性生活妇女	每1～3年进行1次	脱落细胞涂片检查
	乳腺癌	＞40岁妇女	每年接受1次	乳房临床检查
		50～75岁妇女	每1～2年进行1次	乳腺X射线照相检查
	结肠直肠癌	＞50岁人群	每年进行1次	大便隐血试验或/和不定期乙状结肠镜检查

（三）免疫接种

免疫接种（immunization）是用人工方法将免疫原（即特异性抗原）或免疫效应物质（即特异性抗体）输入机体内，使机体通过人工自动免疫或人工被动免疫的方法获得防控某种传染病的特异性抵抗力，从而保护易感人群，预防传染病发生。如卡介苗预防结核病，乙肝免疫球蛋白（HBIG）预防乙型肝炎，狂犬疫苗与狂犬免疫球蛋白预防狂犬病等。

（四）化学预防

化学预防（chemoprevention）是指对无症状的人使用药物、营养素（包括无机盐）、生物制剂或其他天然物质作为第一级预防措施，提高人群抵抗疾病的能力以防止某些疾病的发生。常用的方法：①对育龄妇女和幼儿补充含铁物质来降低患缺铁性贫血的风险；②孕期妇女补充叶酸以降低神经管缺陷婴儿出生的风险；③绝经后妇女使用雌激素预防骨质疏松和心脏病；④阿司匹林预防心脏病、脑卒中及可能的肿瘤等；⑤癌症化学预防；⑥维生素用于肿瘤的预防。

三、临床预防的实施

（一）制订健康维护计划

健康维护计划（health maintenance schedule）指在特定的时期内，依据求医者的年龄、性别、病种及危险因素而计划的一系列干预措施。

1. 健康危险因素评估

健康危险度评估（health risk assessment）属于疾病的初始级预防，是根据所收集到的健康危险因素，对个人健康状况及未来患病或死亡危险性的量化估计。危险因素评估是阐明一系列健康问题必不可少的起点，在临床预防服务中，大多数服务对象还没有发生特定的疾病，要求医务人员具备将患者的危险因素与未来可能发生的主要健康问题联系起来的思维模式。健康危险度评估是一项积极的健康促进措施，也是预防慢性病的有效手段，在疾病尚未出现时评估危险因素对疾病的影响，帮助患者预测健康状况，及时识别危险因素，教育人们改变不良生活方式，建立健康的生活方式。

2. 制订健康维护计划的原则和方法

制订健康维护计划的原则：①根据危险度评估找出的最主要危险因素进行干预；②结合"患者"具体情况选择合适的具体干预措施；③与"患者"一起制订健康维护计划；④制订的行为改变目标要切实可行；⑤确定筛检频率和健康维护的随访。健康维护计划的制订采用以问题为导向的医疗记录（problem-oriented medical record，POMR）格式，以建立完整的居民个人健康档案、家庭健康档案、社区健康档案，实行网络化管理。见表9-2。

表9-2　建立社区健康维护计划所需居民健康档案资料

建档资料	具体内容
主观资料	主诉、症状、疾病史、家族史、社会生活史等
客观资料	体检、实验室检查、心理行为测量、患者行为等
对健康问题的评价	诊断、鉴别诊断、预后及对危险因素评价等
健康维护计划	诊断、治疗、预防保健、健康指导等

（二）实施健康维护计划

1. 实施临床预防服务的原则

实施临床预防服务时应注意：①重视危险因素的收集；②医患双方共同决策；③以健康咨询与教育为先导；④合理选择健康筛检的内容；⑤根据不同年龄阶段的特点开展针对性的临床预防服务。

2. 实施临床预防服务的步骤

①建立健康维护流程表：在此基础上，为了有效地纠正某些高危人群的行为危险因素，还需与"患者"共同制订另外一份某项健康危险因素干预行动计划。②实施健康咨询与教育。③评估与指导：在实施过程中，需要加强健康维护的随访，跟踪执行计划的情况及感受和要求，以便及时发现曾被忽视的问题。

第三节　社区健康管理

社区健康管理（community health management）是将被动的疾病治疗变为主动的健康管理，是实现健康管理关口前移和重心下沉的战略选择。社区健康管理植根于社区，有体现社会公平性、发挥社区能动性、完善健康和福利、解决民生健康问题的优势。

2011 年，国务院出台《关于建立全科医生制度的指导意见》中已明确提出：健康管理是全科医生的基本工作内容之一，在一定程度上明确了全科医生在社区健康管理中的重要使命及社区作为健康管理的基地和平台的重要作用。2016 年 10 月 25 日，中共中央、国务院印发《"健康中国 2030"规划纲要》，其目标：到 2030 年，要基本实现高血压、糖尿病患者管理干预全覆盖，实现全人群、全生命周期的慢性病健康管理，总体癌症 5 年生存率提高 15%，最终达到 WHO 全球非传染性疾病所致的过早死亡降低 25% 的这一目标。实现目标的三大主体：即政府主导建设"健康中国"、社会倡导建设"健康社区"、人民共同建设"健康之家"。健康已提升至国家战略层面。

一、社区健康管理概述

（一）社区健康管理的概念

社区健康管理是指以现代健康概念和中医"治未病"思想为指导，运用医学、管理学等相关学科的理论、技术和方法，对社区居民和群体的健康危险因素进行系统的全面监测（发现健康问题）、分析（认识健康问题）、干预（解决健康问题）、评估（健康风险评估）、咨询和指导（维护和促进健康），以及干预健康危险因素（主动增进健康）、提供健康管理服务等，促进人人健康为目标的新型医学服务过程。其宗旨是调动个体和群体（包括政府）及整个社会的积极性，有效利用有限的资源并采取行动来改善健康。

（二）社区健康管理的科学基础

健康和疾病的动态平衡关系，疾病的发生、发展过程，预防医学的干预策略是健康管理的科学基础。

一般来说，一个人从健康→处于低危险状态→高危险状态→发生早期改变→出现临床症状→诊断为疾病，要经历一个完整的发生和发展过程。如果其间进行健康管理，通过系统检测和评估可能发生疾病的危险因素，建立完善、周密和个性化的保健、预防、医疗服务程序，进行有针对性的预防性干预，就有机会成功地阻断、延缓，甚至逆转疾病的发生和发展进程，实现维护健康的目的。

（三）PDCA 社区健康管理模式

PDCA 理论源于美国"统计质量控制之父"休哈特于 1930 年提出的 PDCA 质量循环构想，1950 年美国质量管理专家戴明博士再度完善并加以推广，运用于持续改善产品质量的过程，是现代通用的质量控制模型。

PDCA 社区健康管理模式是将"健康档案建立、危险因素评估、健康干预、效果评价"4 个健康管理环节（风险评估、健康干预、跟踪监测、效果评价）与PDCA 循环质量管理理论的 4 个过程 Plan（计划），Do（执行），Check（检查），Action（纠正、处理）相结合，将社区卫生服务中心工作分为"两个重点部分"，通过"3 个信息采集途径"建立健康档案，进行危险因素评估，将"4 类重点人群"分为群体和个体，进行"3 个个性化干预措施"。在健康干预过程中不断发现新问题，改善干预措施，解决一项健康问题后进入下一项健康管理循环，以此全面保障居民健康。见图 9-1。

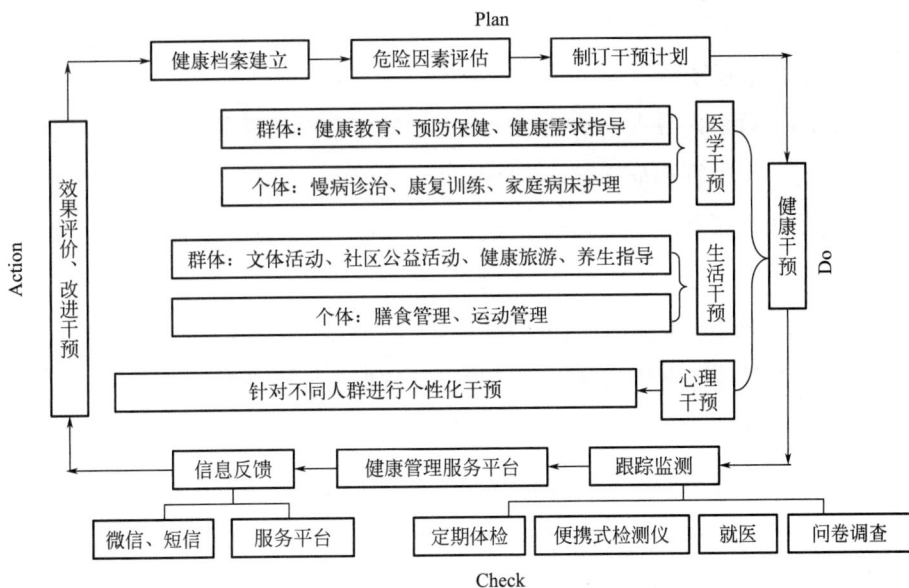

图 9-1　PDCA 社区健康管理流程图

Plan（计划），Do（执行），Check（检查），Action（纠正、处理）

（四）4CH8 社区健康管理模式

4CH8 社区健康管理模式是由中华医学会健康管理学分会的健康管理专家于

2013年首次正式提出的社区健康管理模式。4CH8社区健康管理模式是指通过健康管理的4个环节，针对健康管理的4个重点人群，通过8个居民自测的健康模块进行个体及人群的健康管理。

"4C"是指健康管理的4个环节，包括：①社区诊断和健康档案建立；②健康风险评估；③社区健康风险干预；④健康干预和效果评价。

"4H"是指健康管理的4个人群及对应的管理场所，包括：①老年人健康关爱家园；②慢性病患者健康关爱家园；③妇女健康关爱家园；④儿童健康关爱家园。

"8"是指8个健康管理模块，包括：①生物学健康管理（血压和血糖）模块；②心理学健康管理模块；③社会学健康管理模块；④睡眠健康管理模块；⑤眼保健管理模块；⑥体质量管理模块；⑦膳食管理模块；⑧体质分析模块。在实际操作中，将8个模块转化为不同的检测指标，即血压监测、血糖监测、体质量监测、人体成分分析、骨密度检测、眼视光检测、心理干预、中医综合评估8个模块服务项目，针对上述不同家园健康人群和患者人群的健康危险因素进行全面监测。

通过"4C"进行逐级健康管理；通过"4H"将社区需要关注的人群进行分类纳入；以"8"个健康管理模块为健康管理相关数据的获取手段，三者有机结合起来，就是4CH8社区健康管理模式的核心内容。

二、社区健康管理服务

（一）健康管理分层

健康管理是对个人或人群的健康危险因素进行全面管理的过程，无论是健康人群还是患者群，健康管理都给予一定的指导或治疗。如健康人群给予预防性健康管理（体检、预防性服务、健康改善和健康教育等），一般患者群给予常规医疗服务需求管理（门诊治疗、临床预防服务等）。

（二）健康管理服务的内容和流程

健康管理的具体服务内容和工作流程必须依据循证医学和循证公共卫生的标准及学术界已经公认的预防和控制指南及规范等来确定和实施。健康评估和干预的结果既要针对个体和群体的特征和健康需求，又要注重服务的可重复性和有效性，强调多平台合作提供服务。

1. 健康管理服务的内容

（1）建立健康体检档案：健康档案是社区卫生服务工作中收集、记录个人健康信息的系统文件，是社区顺利开展预防、医疗、保健、康复、健康教育等卫生服务需求及提供经济、有效、综合、连续的基层卫生服务的重要保证。完善的健康档案有利于全面了解社区居民的健康状况，及时提供居民相应的健康管理服务，有助于居民了解自身状况，进行"知己健康管理"。

（2）健康及疾病风险评估：健康及疾病风险评估是根据个人健康信息，即包括个人的基本情况、目前的身体健康状况、有无家族遗传病史、生活方式（膳食、体力活动、吸烟、饮酒情况等）、体格检查（身高、体重、血压等）及血、尿实验室检查、精神压力问卷调查等情况，为服务对象提供反映各项检查指标的个人健康体检报告、个人总体健康评估报告、精神压力评估报告、疾病危险度评估报告、心理健康评估报告、运动状况评估报告，鼓励和帮助人们纠正不健康的行为和习惯，制订个性化的健康干预措施并对其效果进行评估。

（3）健康管理咨询及行为干预管理：针对上述评估结果，进行不同层次的个人健康咨询。咨询方式包括：个人前往社区卫生服务中心健管科/室或健教科/室接受咨询，健康管理师通过电话、E-mail 提供咨询及上门服务进行面对面交流沟通。咨询内容：解释个人体检信息、健康评估结果及其对健康的影响，制订个人健康管理计划，提供健康指导，制订随访跟踪计划等。行为干预管理包括：帮助服务对象采取行动，纠正其不良的生活方式和习惯，降低或控制危险因素，实现个人健康管理计划的目标。可通过互联网的服务平台及相应的用户端计算机系统来帮助实施。

（4）健康管理跟踪服务：社区个人健康管理跟踪服务的内容主要取决于被服务者的健康情况和资源的多少。服务形式包括：通过互联网查询健康信息、接受健康指导、定期寄送健康管理通信、发送健康提示短信、提供个性化的健康管理计划、监督随访等。服务的主要内容：检查健康管理计划的实施情况、检查主要危险因素的变化及处理服务对象所遇到的问题等。

（5）专项及疾病健康管理服务：包括精神压力缓解服务；戒烟、体重管理、运动指导、营养及膳食管理、糖尿病管理；心血管病管理、高脂血症管理、高尿酸血症管理、颈椎病管理及疾病相关危险因素管理；针对不同人群进行健康管理：儿童健康管理、更年期妇女健康管理、中老年人健康管理等。

（6）健康教育讲座服务：健康教育讲座也是健康管理服务的重要措施，对人群树立健康理念、营养改善、生活方式改变、疾病控制都具有很好的效果。

2. 健康管理服务流程

健康管理是一个长期的、连续的、周而复始的过程，即在实施健康干预措施一定时间后，需要评价效果、调整计划和干预措施。只有周而复始、长期坚持，才能达到健康管理的预期效果。健康管理服务流程包括建立健康体检档案、健康及疾病风险评估、健康管理咨询及行为干预管理、健康管理跟踪服务、专项及疾病健康管理服务、健康教育讲座服务 6 个部分。

三、社区健康管理形式

（一）社区健康管理形式的内容

1. 社区卫生服务中心形式

社区卫生服务中心集预防、保健、医疗、计划生育、健康教育、康复六位一体，主要对常见病进行诊治，定期开展健康宣教。

2. 体检中心形式

以健康体检为主导，检后咨询指导与健康教育讲座为辅助，部分体检中心开展了健康风险评估和健康管理。

3. 医院服务形式

整合医院强大的专家和设备资源，建立起集健康体检、专家门诊、特需住院、预防保健于一体的综合服务模式。

4. 第三方服务形式

专业的健康管理和健康保险公司，为客户提供与健康保险相关的咨询服务及代理业务，为投保人降低医疗费用。

（二）存在不足

1. 健康信息采集不完整

个人健康信息应该涵盖生理、心理及日常生活行为方式等，但目前缺乏对健康指标的动态、持续监控和管理，导致连续性健康数据缺失。

2. 健康信息和分析局限

缺乏对健康大数据的融合、分析、预测和深层挖掘，目前只是针对异常状况和个人历史健康数据进行简单的分析评估。

3. 缺少个性化健康指导

缺少针对个人整体健康状态的评估预测及个性化健康指导。

4. 缺乏动态跟踪评价

健康管理应遵循健康信息循环往复的特点，才能及时调整健康管理方案、真正达到维护和促进健康的目的。

5. 居民健康管理意识普遍淡薄

社区开展各类健康讲座上座率不高，慢性病管理服务经常遭到冷遇或不支持，需要督促居民主动参与健康管理。

6. 健康数据标准不统一、不共享

国家正大力发展和完善医疗网络系统，实现远程医疗，促进优质医疗资源的共享；实现规范的数据储存与交互标准，快速满足随着人口增长的医疗保健需求服务。

总之，健康管理在降低医疗费用、减少住院时间、减少健康危险因素等方面发挥着重要作用。

（宋花玲　饶朝龙）

思考题

1. 社区为居民提供了哪些卫生服务？

2. 社区卫生服务的主要特点有哪些？

3. 临床预防服务的工作内容有哪些？

4. 社区健康管理服务的内容有哪些？

第十章　健康教育与健康促进

学习目标

1.掌握健康教育与健康促进的概念与目标。

2.熟悉健康教育的内容，健康行为相关理论。

3.了解健康教育与健康促进的实施与评价。

健康是促进人的全面发展的必然要求，是经济社会发展的基础条件，是民族昌盛和国家富强的重要标志，也是广大人民群众的共同追求。健康的生活方式是促进健康、获得更长寿命的生活方式。科学有效地应用健康教育与健康促进的手段，营造支持性的物质和社会环境，改善人们的行为和生活方式，是当前预防和控制疾病的三大措施之一。

第一节　健康教育

一、健康教育的定义

健康教育（health education）是指通过有计划、有组织、有系统的信息传播和行为干预，帮助个体和群体学习、掌握日常的健康知识，树立良好的健康观念，自愿采纳有益于健康的行为和生活方式的教育活动与过程，并由实施者对教育效果做出评价。

二、健康教育的内容

健康教育的实质是一种有计划、有组织、有评价的社会和教育活动，采用信息传播和行为干预的方法进行相关工作，主要工作内容有以下几方面。

1. 建立和完善适应社会发展的健康教育工作体系：建立起以政府负责、部门合作、社会动员、群众参与、法律保障为特点的健康教育工作体制和运行机制。各级卫生行政部门将健康教育纳入目标管理和工作计划，组织实施、监督考核。加强健康教育专业机构和人员能力建设。

2. 做好重大疾病和突发公共卫生事件的健康教育：各级卫生部门积极开展预防控制传染病、地方病的健康教育，重点做好防控性病、艾滋病、结核、乙肝、血吸虫病及重大传染病的健康教育工作；普及慢性非传染性疾病防控知识，积极倡导健康文明的生活方式。

3. 广泛开展农村健康教育：建立在政府领导下多部门合作的农村健康教育工作机制，以多种形式和多种渠道为农民送医药、送知识。加强农村流动人口和乡镇企业工人就业前健康教育培训。大力普及农村改水、改厕知识和技术，改善农村饮水和环境卫生状况。

4. 深入开展城市社区的健康教育：建立健全政府领导，健康教育专业机构指导，社区卫生服务机构为骨干，社区居委会为基础的城市社区健康教育工作网络。

5. 以学校、医院、工矿企业和公共场所为重点，开展各类场所健康教育。

6. 重点人群健康教育：开展多种形式的妇幼健康教育活动，促进生殖健康的全面发展；开展老年健身、老年保健、老年病防控与康复等多种形式的健康教育活动，提高老年人群的健康水平和生活质量。

7. 控制烟草危害与成瘾行为：普及烟草危害相关知识，开展吸烟行为干预，降低吸烟率。将预防吸毒、酗酒等成瘾行为纳入公众健康教育、社区健康教育的重要内容，加强公民道德意识教育。

三、健康行为相关理论

健康教育的核心是改善健康相关行为，包括如何终止危害健康的行为、如何采取有利于健康的行为及对现有健康行为的强化。根据健康生态学模型，健康相关行为理论可分为三个水平：应用于个体水平的理论或"模式"，应用于人际水平的理论，应用于社区和群体水平的理论。

（一）应用于个体水平的理论或"模式"

应用于个体水平的理论或"模式"包括了健康信念模式（health belief model，HBM），阶段变化理论（transtheoretical model and stage of change，TTM），理性行为理论和计划行为理论（theory of reasoned action and theory of planned behavior）。

1. 健康信念模式

健康信念模式作为使用较为广泛的个体行为改变理论诞生于 20 世纪 50 年代，由社会心理学家罗森斯托克（Irwin M. Rosenstorck）等在探索美国公共卫生服务中实施免费结核病筛查项目普遍失败的原因时建立并发展起来的，是以人们与健康和疾病有关的信念为研究核心，试图解释和预测相关健康行为的心理模型。HBM 的核心概念是感知（perception），指对相关疾病的威胁和行为后果的感知，即健康信念（图 10-1）。前者依赖于疾病易感性和疾病严重性的感知，后者包括对行为改变的有效性及实施行动遇到的障碍的感知。

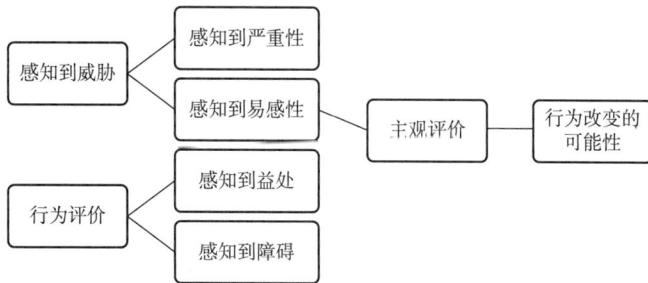

图 10-1　健康信念的核心模式

在原始 HBM 框架基础上，经过不断实践检验与修订，其结构不断丰富与完善，广泛应用于健康领域，形成公认的基本概念和框架（图 10-2）。

该框架存在三个主要问题：一是模型强调"对疾病威胁的感知"是由"易感性及严重性感知"所组成，但容易误认为"对疾病威胁的感知"；二是由于调节因素仅包括人口学因素和社会心理因素，会误以为"行动线索"属于"调节因素"；三是"行动线索"对于"采纳行为益处与障碍的感知"及采取行动可能性都具有影响，但却没有见到相互间关系。因此，善皮恩（Champion）和斯基纳（Skineer）提出新的框架，调整各个概念之间关系，并加入了自我效能的概念（图 10-3）。

在健康信念模式的理论基础上，美国学者罗泽斯（Rogers）等建立了保护动机理论（protection motivation theory，PMT）。PMT 是指通过认知调节过程的威胁评估和应对评估，解释行为改变的过程，从影响动机的因素角度探讨健康行为（图 10-4）。

个人认知 影响行为改变的因素 采取行动的可能性

人口学因素：年龄、性别、
种族、民族等

社会心理学因素：人格、
社会阶层、社会压力等

知识结构性因素：疾病知
识、既往病史

感知到采取健康行动的
益处

感知到采取健康行动的
障碍

感知到某疾病的易
感性和严重性 → 感知到疾病的威胁 ← 可能采取某种
健康行为

行动线索：大众媒介的
影响、他人劝告、医生
建议及家人、朋友生病
的体验等

自我效能

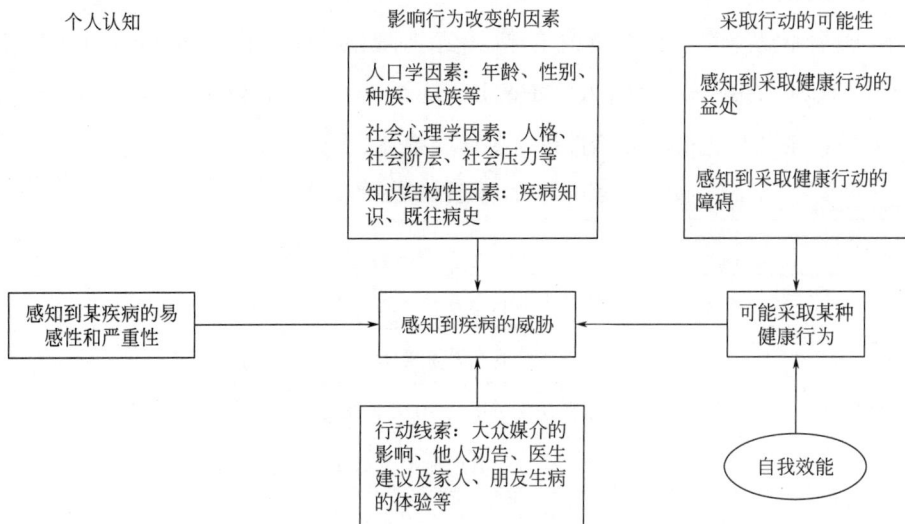

图 10-2　健康信念模式的基本框架

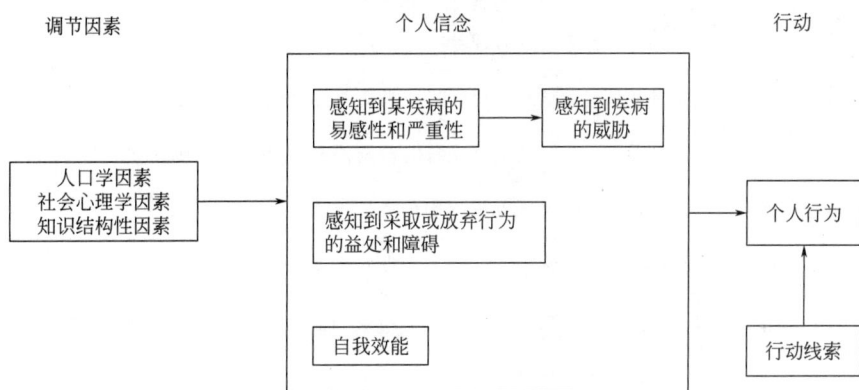

调节因素 个人信念 行动

人口学因素
社会心理学因素
知识结构性因素

感知到某疾病的
易感性和严重性 → 感知到疾病
的威胁

感知到采取或放弃行为
的益处和障碍

自我效能

个人行为

行动线索

图 10-3　健康信念模式各变量的关系

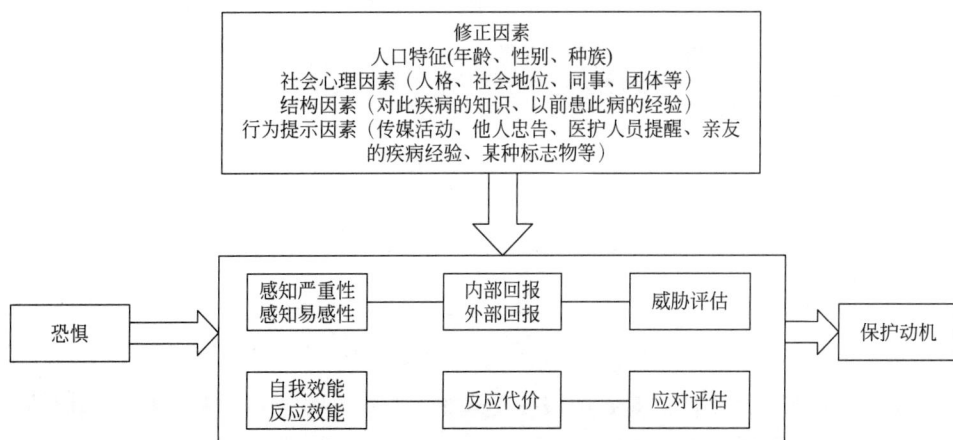

修正因素
人口特征(年龄、性别、种族)
社会心理因素（人格、社会地位、同事、团体等）
结构因素（对此疾病的知识、以前患此病的经验）
行为提示因素（传媒活动、他人忠告、医护人员提醒、亲友
的疾病经验、某种标志物等）

恐惧

感知严重性
感知易感性

内部回报
外部回报

威胁评估

自我效能
反应效能

反应代价

应对评估

保护动机

图 10-4　保护动机理论示意图

2. 阶段变化理论

阶段变化理论的核心概念包括：变化阶段（stages of change）、变化过程（processes of change）、决策平衡（decisional balance）、自我效能（self-efficacy）。表10-1对阶段变化理论的核心构件进行了简要描述。

表 10-1　阶段变化理论的结构

核心构件	结构	解释
变化阶段	无意向期	在接下来6个月里没有采取行动的打算
	意向期	在接下来6个月里有采取行动的打算
	准备期	打算在接下来的30天里改变行为并在以往已经有所行动
	行动期	在少于6个月的时间里做出了外在的行为改变
	维持期	在多于6个月的时间里做出了外在的行为改变
变化过程	提高认识	发现和了解支持健康行为变化的新的事实、观念及提示
	情感唤起	经历危害健康行为可能引发的负面情绪（恐惧、焦虑、担忧）并学习和释放
	自我再评价	意识到行为改变是一个个体身份认同的重要组成部分
	环境再评价	意识到不健康行为对周围环境的负面影响
	自我解放	坚定地做出改变行为的承诺
	求助关系	为健康行为改变寻求和使用社会支持
	反思习惯	增强对不健康行为的认知，选择更健康的行为来替代
	强化管理	增加对健康行为的奖赏、对不健康行为的惩处
	刺激控制	消除诱发危害健康行为的提示或增强有利于健康行为的提醒
	社会解放	意识到有一个支持健康行为的社会环境的到来
决策平衡	正面益处	行为改变获得的益处
	负面弊端	行为改变的负面影响
自我效能	自信	对自己能够在不同的情境中采取健康行为的信心
	诱因	在不同的情境中采取不健康行为的诱惑

按照时间顺序，行为变化可分为五个阶段，即无意向期、意向期、准备期、行动期及维持期。图10-5以减肥为例展示了阶段变化理论的5个过程。

与健康信念模式不同的是，阶段变化理论是从一个动态的过程来描述人们的行为变化，而健康信念模式则是从行为诱发因素的角度来探讨人们行为变化的原因。但是两者并非割裂，在无打算阶段及打算阶段，可以利用健康信念模式，使患者认

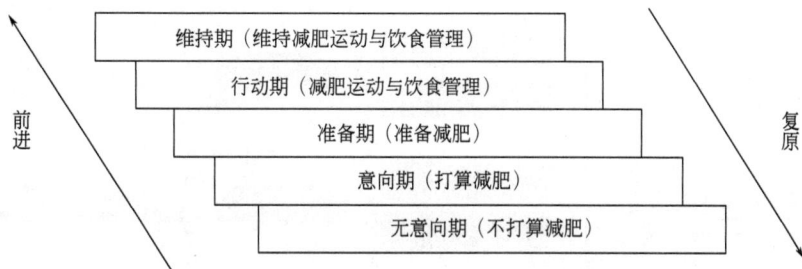

图 10-5　阶段变化理论示意图（以减肥为例）

识到行为导致疾病的严重性与易感性，以及行为改变的好处与障碍，从而提高行为改变的动机。

3. 理性行为理论和计划行为理论

（1）理性行为理论：理性行为理论（theory of reasoned action，TRA）是由美国学者菲斯比恩（Fishbein）于 1967 年首先提出的。该理论有着强烈的社会心理学基础，能更好地理解信念（belief）、态度（attitude）、意向（intension）、行为（behavior）之间的关系（图 10-6）。

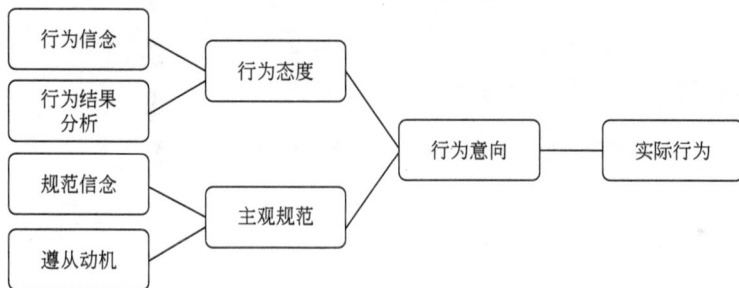

图 10-6　理性行为理论框架图

理性行为理论认为行为意向是决定行为的直接因素，它受行为态度和主观规范的影响。由于该理论假定个体行为受意志控制，严重地制约了理论的广泛应用。

（2）计划行为理论：为了扩大理论的使用范围，艾仁（Ajzen）于 1985 年在理性行为理论的基础上，增加了感知行为控制（perceived behavioral control）这个概念，提出计划行为理论。计划行为理论（theory of planned behavior，TPB）是理性行为理论的扩展，它从信息加工的角度、以期望价值理论为出发点解释个体行为一般决策过程（图 10-7）。

（二）应用于人际水平的理论

应用于人际水平的理论主要是指社会认知理论（social cognitive theory，SCT），可以用来解释广泛人类行为包括健康行为的综合行为理论，也是为设计行为干预措施而最广泛使用的理论之一。

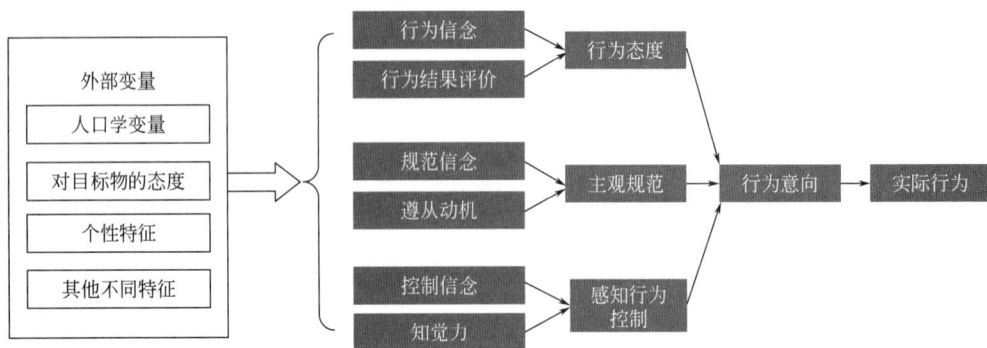

图 10-7 计划行为理论框架图

社会认知理论是美国加拿大裔著名心理学家班杜拉（Albert Bandura）于 1986 年出版的《思考与行为的社会基础：社会认知理论》一书中正式提出的，是以社会学习理论（social learning theory，SLT）为基础发展而来的。社会认知理论的主要观点认为：个体在特定的社会情境中，并不是简单地接受刺激，而是把外界刺激组织成简要的、有意义的形式，并把已有经验运用于要加以解释的对象，在此基础上才决定行为方式。

社会认知理论本身具有一定的系统性与完整性，包含了很多为人熟知的概念。表 10-2 列出了社会认知理论框架涉及的主要概念。

表 10-2　社会认知理论的概念及其在健康教育中的作用

概念	定义	应用
环境 environment	客观存在的外部因素	提供机会和社会支持
情景 situation	个人对外部环境的理解	修正错误概念，促进健康规范
行为能力 behavioral capability	执行特定行为的知识和技能	通过技能培训，促进主动学习
结果预期 outcome expectation	预期的行为结果	模拟健康行为的有利结果
结果期望 outcome expectancies	对特定的行为结果的价值的判断，把预期的行为结果量化	展示行为改变的有意义的结果
自我控制 self-control	对针对目标的行为或行为实施的个人调节	提供目标设定、决策、问题解决、自我监督和自我奖励的机会

概念	定义	应用
观察学习 observational learning	通过观察其他人的行为和结果而形成自己行为的过程	提供目标行为的角色模式
强化 reinforcements	对行为的应答，可进一步增强或减弱该行为发生的可能性	促使自我奖励和激励
自我效能 self-efficacy	个人对实施某特定行为并克服困难的信心	通过能确保成功的小步骤来开始行为改变；寻找该种改变的特点
情感性应答反应 emotional coping responses	个人处理感情刺激的策略和战术	提供处理紧张和解决问题的培训，包括实践针对因情景而产生的情绪的应对技能
交互决定论 reciprocal determinism	在个人、行为和环境的动态交互影响中形成行为	考虑促使行为改变的多种因素，包括环境改变、技能和个人变化

　　社会认知理论的核心思想是三元交互决定论，以及个人、行为与环境三者的交互作用。社会认知理论认为，个体的行为既不是单由内部因素驱动，也不是单由外部刺激控制，而是行为、个人的认知和其他内部因素、环境之间交互作用所决定（图10-8），因此，社会认知理论又被称为"交互决定论"（reciprocal determinism），这是一种综合性的人类行为理论。

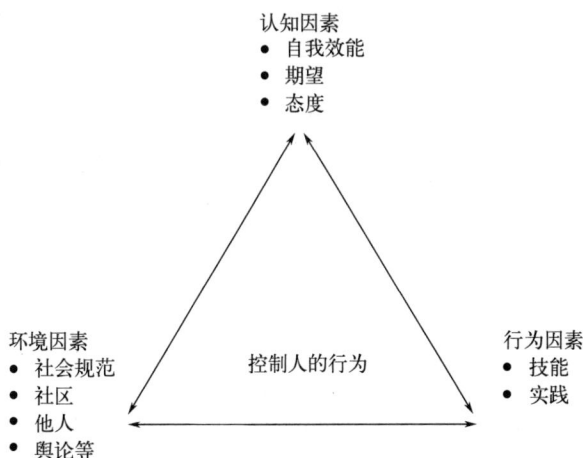

图10-8　个人-行为-环境交互影响示意图

（三）应用于社区和群体水平的理论

应用于社区和群体水平的理论包括社区组织理论（community organization

theory）、创新扩散理论（diffusion of innovation）。

1. 社区组织理论

社区组织理论来源于生态学、社会系统论、社会网络和社会支持等理论，强调社区组织对识别、评估和解决人群健康问题，动员资源，发展和实现目标的作用。社区组织理论模型分为罗斯曼三模型与明克勒分类架构模型两种。

（1）罗斯曼三模型：罗斯曼（Rothman）将美国社区工作实践经验加以总结，提出了较为著名的社区组织模型，即区域发展（locality development）、社会计划（social planning）和社会行动（social action）三大模式。罗斯曼三模型在很长的一段时间内得到了广泛的应用，并对实践产生了较大的影响。但他的假设前提存在一定限制和缺陷：①对社区范围设下了限制，例如区域发展模式不鼓励跨越地理界限。②社会计划模式容易过度依赖外部专家的知识与技术，忽略社区本身解决问题能力的提高。③体现了"以问题为基础，以组织者为中心"，并不是"以增强社区解决问题能力为基础，以社区成员为中心"，由此会产生理论与实践相悖的缺陷。④忽略了一些重要的因素，例如社区的意识形态和长期发展等。

（2）明克勒分类架构模型：20世纪90年代以来的社区组织模型发展，更强调社区的自主能力、多元化、共享价值观、预期目标和组织结盟。明克勒提出的社区组织分类架构模型具有一定的代表性（图10-9）。图10-9中分为横轴与纵轴两部分，横轴分为共识（consensus）和冲突（conflict）；纵轴分为以需求为基础（needs-based）和以能力为基础（strengths-based）。由此，社区组织模型被分为四种不同性质的模式。

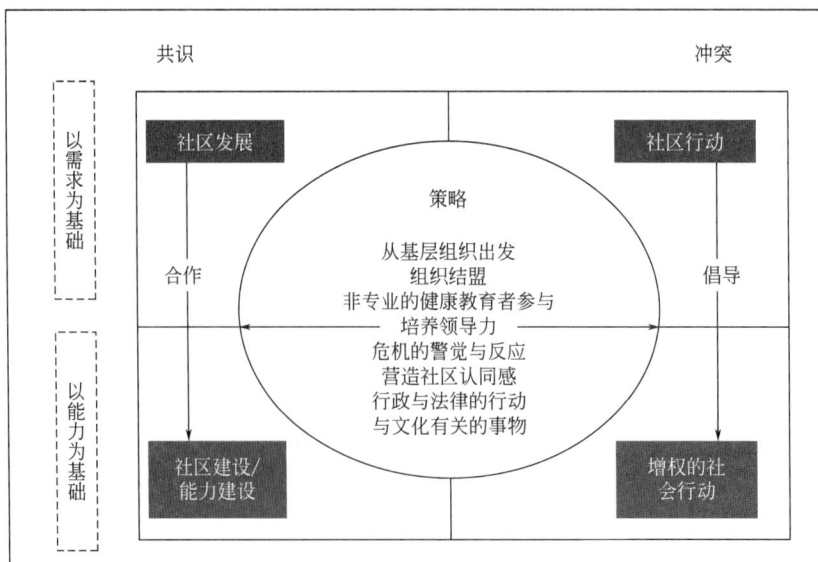

图10-9　明克勒社区组织分类架构模型

2. 创新扩散理论

在健康教育与健康促进中，如何使新的知识、观点、行为在目标人群中扩散，如何增加扩散的方式，提升扩散的速度，以及有哪些因素能够产生影响是健康教育与健康促进工作能够达到预期目标的关键。创新扩散（diffusion of innovation，DI）是指一项创新（新观念、新事物或新实践）经由一定的传播渠道，通过一段时间，在一个社会系统中扩散，并逐渐为社会系统成员所了解和采纳的过程。创新扩散理论包含四个基本要素，分别是创新、传播渠道、时间和社会系统。这四个要素不仅是扩散研究中的主要因素，也是扩散过程或创新项目中的主要因素。

创新扩散包括创新形成及创新决策过程两个环节。创新形成是指创新从产生、发展到成型的全部活动和过程。而创新决策过程则是指个体（或其他决策单位）从知道一项创新，到对这项创新形成一种决定采纳或拒绝的态度，到实施使用该项创新，并且确认自己决定的过程，这一过程包括了认知、劝说、决策、实施、确认五个连续的阶段。创新决策过程中各阶段的模式如图 10-10 所示。

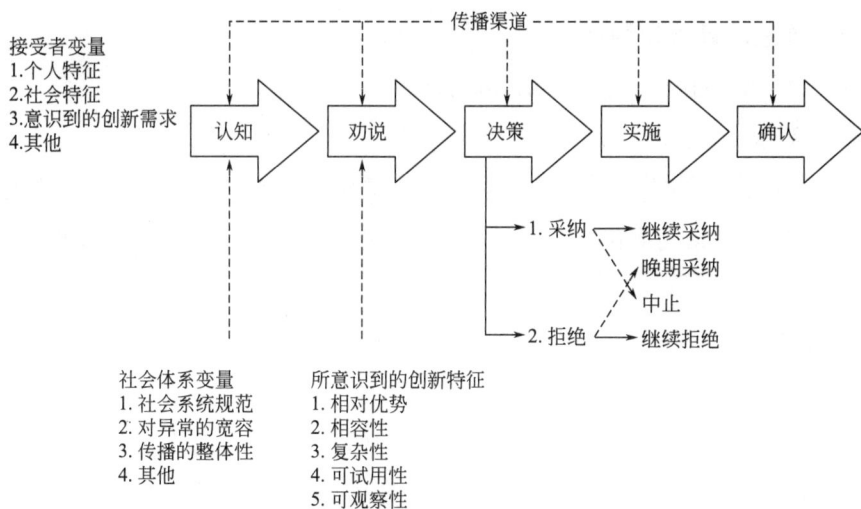

图 10-10　创新决策过程各阶段的模式

罗杰斯根据人群在面对创新时接受创新事物的早晚将人们分为五种不同的类型：先驱者（innovators）、早期接受者（early adopters）、相对较早的大多数接受者（early majority）、相对较晚的大多数接受者（late majority）、迟缓者（laggards）。以时间作为横坐标，将采纳者的人数作为纵坐标，创新采纳者的分布呈现出正态曲线，如果在正态曲线上以垂线标出标准差，将正态曲线分为几个区域，同时在相应的区域标明该区域的个体所占比例，正态分布就被分为五个区域，代表创新采纳者的五个分类及各自所占比例（图 10-11）。

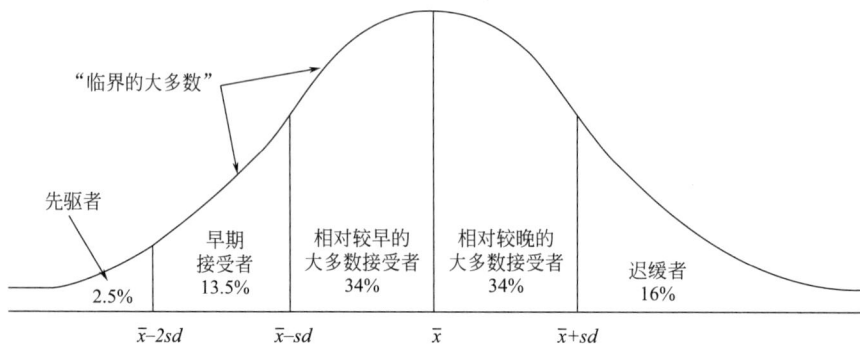

图 10-11 创新扩散采纳者分类

四、健康教育实施与评价

健康教育是一项复杂的系统工程，健康教育活动必须有科学的、周密的健康教育规划。一个完整的健康教育规划包括规划制定、实施与评价的全过程，且三者之间是相互制约，密不可分的整体。

（一）健康教育规划制定

一项教育规划的制定应主要涵盖以下内容。

1.教育对象

根据规划的目标决定应向谁进行教育。如健康教育规划的目标是提高母乳喂养率，教育的主要对象则应包括孕妇及其亲属、妇产科医师、护士、妇幼保健人员、有关行政领导。

2.教育内容

行为的改变是通过知识、信念、态度和价值观的改变和社会的支持来实现的，行为的改变必须是出于自愿，因此就需要通过教育来增加人们的健康知识，使其自愿地采纳有益于健康的行为。

3.教育方法

健康教育的方法有多种多样，如大众媒介、学习班、小组讨论、个别指导、行为矫正等。教育方法应随教育对象的特点和环境变化而变化。

4.教育资料

教育资料主要有两大类，一类是视听教材，包括电影、电视录像、VCD、幻灯片；另一类是阅读资料。无论哪一类资料都必须强调科学性、针对性、思想性、趣味性。

5.队伍建设

建立不同科室或不同专业组成的健康教育网络，形成具有实力的健康教育队伍。除广大医务人员、保健工作者和基层卫生骨干力量外，还应广泛利用传播媒介，积极使宣传部门参与群众的健康教育工作。

6.组织协调

规划中应明确涉及哪些部门和人，由谁出面组织协调。明确街道、居委会、社会团体、组织、机关、学校在健康教育中的作用。

7.教育时间

每项活动的开始和完成时间都要进行估计，需要分析在什么时间、什么地点进行哪一项活动，由谁来执行。

（二）健康教育规划实施

实施社区健康教育，就是按照计划设计的要求，组织实施社区干预等各项活动，以有序而有效的工作来保证计划预期的目标得以实现。

1.严密组织

规划的实施都要有严密的组织。要建立执行计划程序表，在执行计划时要定出时间表，按阶段进行，把整个计划分成若干阶段，明确规定什么时间完成哪项工作，由谁来完成，什么时间做出评价，定出近期评价、中期评价和远期评价。

2.建立反馈信息系统

及时准确地建立信息反馈是规划管理的基础和管理的支持系统，也是评价和决策的依据。对规划活动应不断进行观察，以检查各项活动是否按预定的计划顺利进行，并随时注意发现问题，以便及时对方案及细节做出必要的修改。

3.组织协调与质量控制

执行一项健康教育规划往往涉及多部门、多学科和多层次的人员参加，每一次活动都应有期限、资金及执行人员。因此要建立协调组织进行协调，以安排人力、经费、规划的管理，并对所收集的资料进行严格控制，保证资料的科学性和完整性。

（三）健康教育规划评价

评价（evaluation）是客观实际与可接受标准的比较。是否执行严密科学的规划评价已成为衡量一项规划是否成功、是否科学的重要标志。健康教育评价的类型及内容包括如下 4 个方面。

1.形成评价

形成评价（formative evaluation）又称为诊断评价或需求评估，是在规划执行前或执行早期对规划内容所做的评价。评价的具体内容包括：了解项目目标是否符合特定人群特点，如健康状况、健康相关行为、卫生保健知识水平、对健康教育活动的态度；了解干预策略、活动的可行性；了解传播材料、测量工具、教育资料发放系统等是否完善；针对计划执行早期出现的新情况、新问题对计划进行适度调整。

2.过程评价

过程评价（process evaluation）是规划实施过程中监测规划各项工作的进展，了解并保证规划的各项活动能按规划的程序发展。过程评价的主要指标：信息覆盖率、居民培训率、居民对活动参与率、对核心信息知晓率、感兴趣率和记忆率、专科门诊建立率、健康检查率、行为指导率等。

3.效果评价

效果评价（impact evaluation）又称近中期效果评价。它评价影响行为的三类因素（倾向、促成、强化因素）的变化和目标人群健康相关行为的变化，政策、法规的制定情况，领导及关键人物的思想观念是否得到转变，是否制定有利于健康的政策、法律，行政对健康教育的干预程度、效果。效果评价的主要指标：居民和重点人群慢性病防控知识的知晓率；重点人群对血糖、血压的监测水平；增加慢性病患者运动参与水平；增加慢性病患者不合理饮食控制率；行为指标，如饮食习惯、居民锻炼情况、吸烟率、酗酒率及吸食违禁药品情况。

4.结局评价

结局评价（outcome evaluation）也称远期效果评价，即评价健康教育计划的目的是否已实现。

五、社区健康教育

加强社会行动，开发社区资源，动员人人参与，是当今世界健康教育与健康促进发展的重要策略之一。社区健康教育是全科医生进行社区动员的主要手段，也是与社区居民建立密切联系、对社区居民的健康进行分类管理的基本方法。

（一）社区健康教育的概念

社区健康教育（community health education）是以社区为单位，以社区人群为教育对象，以促进居民健康为目标，有计划、有组织、有评价的健康教育活动。其目的是发动和引导社区居民树立健康意识，关注自身、家庭和社区的健康问题，养成良好的卫生行为和生活方式，以提高自我保健能力和群体健康水平。全科医生和护士已成为社区健康教育最直接、最有效的实践者之一。

社区健康教育的对象包括社区内居民和社区所辖企事业单位、学校、商业和其他服务行业的从业人员，其重点人群是儿童、青少年、妇女、慢性病患者及老年人、残疾人等人群。

（二）社区健康教育的任务

1.建立以社区卫生服务中心（站）为主体的健康教育网络。

2.社区卫生服务机构的领导负责社区卫生教育的组织协调，由专职人员负责具体工作。

3.全科医生和护士在医疗、护理、预防保健中开展有针对性的健康教育。

4.建立健康教育工作档案，包括年度计划、工作记录、年终考核等。

5.建立固定的健康教育场所——宣传橱窗或卫生宣传栏。社区卫生服务中心（站）要建立健康教育活动室。

6.根据社区居民的需求，开展多种形式的健康教育活动。

7.配合上级单位和健康教育专业机构开展健康教育相关工作；协助、指导社区内的学校、机构、厂矿企事业单位开展健康教育活动。

8.开展医护人员和健康教育骨干人员的健康教育培训工作。

（三）社区健康教育的内容

社区健康教育应充分发扬中医关于"上医治未病"的理念。中医中的"治未病"包括未病先防、既病防变和愈后防复三个层次，社区健康教育也应涵盖这三方面的内容。

1. 未病先防教育

不健康的心理、不良的环境和行为习惯等是导致各种疾病的主要因素。未病先防教育通过对社区居民的宣传教育，使他们自觉地改变致病因素，把疾病消灭在萌芽状态。具体包括以下内容。

（1）中医饮食养生知识的教育，包括合理营养，暴饮暴食、偏食、吸烟、酗酒对健康的影响，食品保藏，食具消毒，食物中毒的预防知识等。

（2）起居、环境养生知识教育，包括居室的合理布局，装修卫生，通风，采光照明的卫生要求，以及预防煤气中毒和减少煤烟污染等。

（3）生殖健康教育，包括计划生育，优生优育优教，妇幼保健，房事养生知识等。

（4）新老传染病防范教育，新出现或重新出现的传染病如艾滋病、性病、结核病、各种病毒性肝炎等，已对社区居民健康构成极大的威胁，应加强对其传染源、传播途径及预防措施的宣传教育，使居民减少感染这些疾病的机会。

（5）心理健康知识的教育，包括如何保持平和的心态，如何缓解和面对工作、生活的压力，如何保持良好的人际关系、和睦的家庭气氛。

（6）加强安全教育，提高自我防护意识，防止交通事故、劳动损伤、溺水、煤气中毒、自杀等意外伤害。

2. 既病防变教育

既病防变教育指对患者群，教育和引导他们采用正确的方法防止疾病的进一步发展。主要包括以下方面。

（1）以慢性病为主的各类疾病的辅助治疗教育，对已患有高血压、冠心病、脑血管病、癌症、糖尿病等慢性病的社区群众，在使用药物治疗的同时，可充分发挥中医的优势，有针对性地向各类患者群介绍中医食疗知识、中医针灸按摩知识，以起到对疾病的辅助治疗作用。

（2）家庭急救和护理知识教育，包括烧伤、烫伤、触电、跌伤等意外事故的简易急救方法和处理原则，家庭药物保存与使用方法，如教会居民掌握中医常用急救穴位的定位、按摩手法及注意事项。

3. 愈后防复教育

愈后防复指病除而正气大伤，或余邪未尽，为防止疾病复发或保证机体康复的调护。愈后防复教育主要是教育愈后居民认识和避免导致愈后复发的多种诱因，如复感新邪、饮食因素、气候因素、地域因素、药物因素、精神因素、劳倦过度等。

（四）社区健康教育的具体方法

1. 发挥全科医生在社区健康教育方面的优势

全科医生是社区卫生服务的主要承担者，在社区居民中有较高的知名度和可信度，由他们作为社区居民健康教育的传播者，居民易接受和付诸行动，将收到事半功倍的效果。

2. 利用社区建立的健康档案

健康档案是掌握居民健康情况的第一手资料，根据居民的慢性病情况的可以先对某种慢性病进行干预，然后以点带面。

3. 开展社区宣传和动员策略

如让患者成为最佳的宣传员，通过已经成为固定服务对象的患者动员更多相关的居民积极参与健康教育活动；与街道、居委会的工作紧密结合，通过各种途径进行宣传和动员；抓住有利时机，及时利用典型事例说服社区居民等。

4. 采用生动、活泼的方式和方法进行健康教育

如多利用数据、证据和依据，以理服人，以事实打动人；认真设计生动活泼的宣传栏；组织丰富多彩的健康教育活动，如在社区中组织高血压患者、更年期妇女俱乐部，定期开展活动。

第二节　健康促进

一、健康促进的概念

健康促进（health promotion）一词最早出现在 20 世纪初的公共卫生文献中，于 20 世纪 80 年代得到较大发展。1986 年，世界卫生组织（WHO）在加拿大首都渥太华召开的第一届国际健康促进大会上首先提出了这个词。

WHO 对健康促进的定义是"健康促进是促使人们维护和提高自身健康的全过程，是协调人类与环境的战略，它规定了个人与社会对健康各自所负的责任"。

二、健康促进的原则

健康促进是一项政府主导、多部门参与的社会系统工程，必须进行预先的规划设计，才能保证健康促进的顺利实施和实现健康促进的目标。健康促进规划设计必须坚持以下原则。

（一）目标性原则

健康促进规划应有明确的总体目标（远期目标）和具体目标（近期目标），这样才能体现规划的整体性和特殊性，才能保证以最小的投资获得最大的收益。

（二）前瞻性原则

在制定规划的目标时要考虑长远的发展和要求。如果制定的目标过低，就失去了它的长远意义，对规划的实施也失去了激励的作用。

（三）系统性原则

规划总体目标与分目标要形成系统，追求整体最优化。整体目标、健康教育目标、相关政策目标、法规目标、组织目标应统筹安排，才能使规划被赋予实际，同时也能使参与人群有更大的积极性。

（四）可行性原则

根据我国的具体情况，因地制宜地设计规划，要留有余地并预定应变对策，确保规划的顺利实施。规划应该是有限目标，突出重点，尽力而为，积极增强自我能力，集中力量保证重要目标的实现。

（五）参与性原则

在制定规划目标时，要考虑到目标和社区群众所关心的问题的符合程度，只有两者结合起来，才能吸引社区群众的参与，才能得到群众的支持，达到预期的效果。

三、健康促进实施与效果评价

健康促进规划由设计、实施和评价三部分组成。设计是根据研究目标人群有关健康问题及其特征，并形成该问题的理论假设，提出解决该问题及实现目标所采取的一系列具体方法、步骤和策略。实施是根据制定的方法和步骤来组织具体活动，并不断修正和完善规划。评价的内容是规划所制定的目标是否达到及达到的程度。

（一）健康促进规划的设计

健康促进规划设计有不同的模式。根据 1980 年由劳伦斯·格林（Lawtence W·Green）与克鲁塔（Kreuter）提出的应用较广泛的、具有生命力的 PRECEDE-PROCEED 模式的程序，将规划设计分成 9 个基本步骤。

1. 社会学诊断

通过估测目标人群的生活质量入手，评估他们的需求和健康问题；最好由目标人群亲自参与自身的需求和愿望的调查。

2. 流行病学诊断

通过流行病学和医学调查确认目标人群特定的健康问题和目标。

3. 行为与环境诊断

这一阶段的任务在于确认与步骤 2 选定的健康问题相关的行为和环境问题，因这些危险因素需要通过干预加以影响。

4. 教育与组织诊断

为制定教育与组织策略用于健康促进规划以促进行为和环境的改变，应从影响行为与环境的因素（倾向因素、促进因素和强化因素）着手，根据各种因素的重要程度及资源情况确定干预重点。

5. 管理与政策诊断

评估组织与管理能力及在规划执行中资源、政策、人员能力和时间安排。通过社区开发、协调来完善组织与政策，以便顺利地开展规划。

6. ~ 9. 为评价阶段

评价不是 PRECEDE 模式的最后步骤，评价工作贯穿整个模式始终。

通常将健康促进规划设计分为 6 个阶段：社区靶人群的需求；确定要解决的主要问题；制定总目标和具体目标；提出干预策略；执行干预策略；评价结果。

（二）健康促进规划的实施

规划实施是按照规划书去实现规划目标，获得效果的过程，也是体现规划根本思想的具体活动和行动。实施健康促进规划的步骤包括以下几步。

1.社区开发

社区开发（community development）是联合国倡导的一项世界性运动，其内涵是在当地政府的组织领导下，提高群众参与社区工作的积极性，发展社区成员间的相互支持；依靠自己的力量去实现项目目标，动员社区资源，规划社区行动，进一步发展与改善社区经济、社会、文化状况。社区开发的目标主要包括建立领导机构、积极动员靶人群参与、加强网络建设和部门间的协调、制定政策支持项目的开展四个方面。

2.项目培训

项目培训是为达到项目目标而建立与维持一支有能力、高效工作队伍的活动。对培训工作应有严格的评价，如评估教学进度是否按计划进行，教材教学设施是否适用，培训后学员的知识、技能掌握情况，学员能否将所学到的知识和技能运用于实际工作中并产生明显的效果。

3.以社区为基础的干预

以社区为基础的健康促进干预是多种干预活动的整合，领导机构的建立、政策的支持、多部门的参与、干预管理人员的培训都是干预的重要因素，也是社区干预成功的前提。社区干预场所包括学校、工作场所、医院和社区。社区干预在地方政府组织下统一开展工作。在干预人群上，应将高危人群、重点人群与一般人群分别对待。

4.项目执行的监测与质量控制

监测（surveillance）是指对危险因素进行长期、系统的跟踪观察，以期了解其发展趋势。质量控制（quality control）是指利用一系列方法来保证规划执行过程的质量。

（三）健康促进规划的效果评价

评价工作是科学管理的重要内容，它贯穿整个健康促进计划的始终，是一项系统工程。

1.评价的目的

确定健康促进规划的先进性与合理性；明确健康促进活动的数量与质量，以确定健康促进活动是否适合目标人群、各项活动是否按规划进行及资源的利用情况；确定健康促进规划达到预期目标的程度及其影响因素；总结健康促进项目的成功与不足之处，提出进一步的研究设想；向公众介绍项目结果，扩大健康促进项目的影响，改善公共关系，以取得目标人群、社区更多的支持与合作；向项目资金提供者说明项目结果，完成合同的要求。

2.社区健康促进的评价指标

以2000年第五届世界健康促进大会制定的《国家健康促进行动规划框架》为指导，结合我国社区健康促进的实际，社区健康促进的评价指标可归纳为如下几种。

（1）人口统计学指标：包括年龄构成、性别、文化、职业等。

（2）自然环境质量：包括污染指标、基础设施的质量、供水和绿化程度等。

（3）经济状况：包括收入水平、失业率等。

（4）社会环境质量：包括社会心理紧张水平、社会服务质量、文化水平、居民素质等。

（5）人身安全。

（6）社区政府组织机构。

（7）社区居民参与程度。

（8）社区居民对健康促进工作的满意度。

（9）教育水平与质量。

（10）健康的公共政策制定情况和社会支持程度。

（11）行为指标：包括饮食习惯、居民锻炼情况、吸烟率、酗酒率及吸食违禁药品情况。

（12）社区健康服务质量。

（13）传统的健康指标：发病率、患病率、死亡率、致残率等。

（14）各部门间的协调与合作水平。

（15）人人享有卫生保健的程度。

3. 评价的类型

完整的健康促进规划评价包括形成评价、过程评价、效应评价、结局评价四种。详细内容可参考本章关于健康教育评价类型的论述。

四、健康教育与健康促进的关系

健康促进不仅包括了健康教育的行为干预内容，同时还强调行为改变所需的组织支持、政策支持、经济支持等环境改变的各项策略。这就表明健康工程不仅是卫生部门的事业，而且是要求全社会参与和多部门合作的社会工程。可以将两者的关系理解为：健康促进 = 健康教育 + 环境手段 + 行政手段。

（闫国立　王瑾瑾）

思考题

1. 什么是健康教育？健康教育如何实施与评价？

2. 什么是健康促进？健康促进与健康教育之间有何关系？

3. 健康促进如何实施与评价？

第十一章 突发公共卫生事件

学习目标

1. 掌握突发公共卫生事件的概念和特征、基本原则、报告时限和程序。

2. 熟悉突发公共卫生事件的分类、分级、预防控制策略和措施。

3. 培养危机意识和担当精神，提高理性思辨能力和自我防护能力，以讲好中国抗疫经验为着力点坚定"四个自信"，筑牢人类命运共同体意识。

突发公共卫生事件是严重威胁人类健康、社会安全和造成重大社会经济损失的重要公共卫生问题。如各种烈性传染病，食物、饮用水严重污染，地震等都属于突发公共卫生事件。因此，有效预防、及时控制和消除其危害，最大限度地减少突发公共卫生事件造成的各种损失显得极其重要。

第一节 概述

一、突发公共卫生事件相关概念

（一）突发事件

突发事件指在某种必然因素支配下出人意料地发生，给社会造成严重危害、损失或影响且需要立即处理的负面事件。

（二）突发公共事件

突发公共事件（public emergency）是指突然发生，造成或者可能造成重大人员伤亡、财产损失、生态环境破坏和严重社会危害，危及公共安全的紧急事件。

（三）突发公共卫生事件

突发公共卫生事件（public health emergencies）是指突然发生，造成或者可能造成社会公众身心健康严重损害的重大传染病、群体性不明原因疾病、重大食物和职业中毒，以及因自然灾害、事故灾难或社会安全等事件引起的严重影响公众身心健康的事件。

（四）其他相关概念

1. 重大传染病疫情

重大传染病疫情是指某种传染病在短时间内（通常指2周内）发生、波及范围广泛，出现大量的患者或死亡病例，其发病率远远超过常年的发病率水平的情况。

2. 群体性不明原因疾病

群体性不明原因疾病是指在短时间内，某个相对集中的区域内同时或者相继出现具有共同临床表现的患者，且病例不断增加，范围不断扩大，又暂时不能明确诊断的疾病。

3. 重大食物和职业中毒

重大食物和职业中毒是指由于食品污染和职业危害的原因而造成的人数众多或者伤亡较重的中毒事件。

4. 其他严重影响公众健康的事件

主要有医源性感染暴发事件，严重威胁或危害公众健康的水、环境、食品污染，有毒有害化学品、生物毒素等引起的集体急性中毒事件，放射性、有毒有害化学品丢失、泄漏等事件，有潜在威胁的传染病动物宿主、媒介生物发生异常，学生中发生自杀或他杀事件，突发灾害/伤害事件，以及上级卫生行政部门临时认定的其他重大公共卫生事件。

二、突发公共卫生事件的特征

（一）突发性

突发公共卫生事件往往是突然发生的，紧迫的、非预期的和意外发生的。人们对事件是否发生及发生的时间、地点、方式、规模、发展态势和影响程度等常出乎意料，难以准确把握。

（二）群体性

在事件发生区域内或影响范围内的所有人，都有可能会受到突发公共卫生事件的威胁或损害。突发公共卫生事件一旦发生，其影响的绝不仅仅是个体人员和事件发生所在地，在很多情况下，易引起群体和跨地区的影响。

（三）严重性

突发公共卫生事件由于事发突然、情况紧急、累计数众多，往往会引起舆论哗然，导致社会惊恐不安，甚至威胁社会稳定和国家安全，危害相当严重。事件发生后，全力以赴救治患者，迅速调查事件原因，及时采取有针对性的处置措施，防止事件进一步扩大，成为当务之急。

（四）复杂性

突发公共卫生事件种类繁多，原因复杂，波及范围广，对开始阶段的现场抢救、控制和医学救治十分不利。同时，因各项工作涉及多系统、多部门，政策性强，必须在政府的统一领导下综合协调处理，才能稳妥。

三、突发公共卫生事件的分级

根据突发公共卫生事件性质、危害程度、涉及范围，突发公共卫生事件划分为特别重大（Ⅰ级）、重大（Ⅱ级）、较大（Ⅲ级）和一般（Ⅳ级）四级。

（一）特别重大突发公共卫生事件

1.肺鼠疫、肺炭疽在大、中城市发生并有扩散趋势，或肺鼠疫、肺炭疽疫情波及2个以上的省份，并有进一步扩散趋势。

2.发生传染性非典型肺炎、人感染高致病性禽流感病例，并有扩散趋势。

3.涉及多个省份的群体性不明原因疾病，并有扩散趋势。

4.发生新传染病或我国尚未发现的传染病发生或传入，并有扩散趋势，或发现我国已消灭的传染病重新流行。

5.发生烈性病菌株、毒株、致病因子等丢失事件。

6.周边及与我国通航的国家和地区发生特大传染病疫情，并出现输入性病例，严重危及我国公共卫生安全的事件。

7.国务院卫生行政部门认定的其他特别重大突发公共卫生事件。

（二）重大突发公共卫生事件

1.在一个县（市）域内，一个平均潜伏期内发生5例及5例以上肺鼠疫、肺炭疽病例；或相关联的疫情波及两个以上县（市）。

2.发生传染性非典型肺炎、人感染高致病性禽流感疑似病例；或疫情波及2个及2个以上地（市）。

3.肺鼠疫发生流行，在一个地（市）范围内，一个平均潜伏期内多点连续发病20例以上；或流行范围波及两个及两个以上地（市）。

4.霍乱在一个地（市）范围内流行，1周内发病30例及30例以上；或疫情波及两个及两个以上地（市），1周内发病50例及50例以上。

5. 乙类、丙类传染病疫情波及两个及两个以上县（市），1周内发病水平超过前5年同期平均发病水平2倍以上。

6. 我国尚未发现的传染病发生或传入，尚未造成扩散。

7. 发生群体性不明原因疾病，扩散到县（市）以外的地区。

8. 预防接种或群体预防性服药出现人员死亡。

9. 一次食物中毒人数超过100人并出现死亡病例；或出现10例及10例以上死亡病例。

10. 一次发生急性职业中毒50人以上，或死亡5人及5人以上。

11. 一次放射事故超剂量照射人数101～200人，或轻、中度放射损伤人数21～50人，或重度放射损伤人数3～10人，或极重度放射损伤人数3～5人。

12. 鼠疫、炭疽、传染性非典型肺炎、艾滋病、霍乱、脊髓灰质炎等菌（毒）种丢失。

13. 省级以上人民政府卫生行政部门认定的其他重大突发公共卫生事件。

（三）较大突发公共卫生事件

1. 发生肺鼠疫、肺炭疽病例，一个平均潜伏期内病例数未超过5例，流行范围在一个县（市）以内。

2. 发生传染性非典型肺炎、人感染高致病性禽流感病例。

3. 霍乱在县（市）域内发生，1周内发病10～30例；或疫情波及两个及两个以上县（市）；或地（市）级以上城市的市区首次发生。

4. 1周内在一个县（市）域内乙、丙类传染病发病水平超过前5年同期平均发病水平1倍以上。

5. 在一个县（市）域内发现群体性不明原因疾病。

6. 一次食物中毒人数超过100人，或出现死亡病例；或食物中毒事件发生在学校、地区性或全国性重要活动期间的。

7. 预防接种或群体预防性服药出现群体性心因反应或不良反应。

8. 一次发生急性职业中毒10～50例或死亡5人以下。

9. 一次放射事故超剂量照射人数51～100人，或轻、中度放射损伤人数11～20人。

10. 地市级以上人民政府卫生行政部门认定的其他较大突发公共卫生事件。

（四）一般突发公共卫生事件

1. 肺鼠疫在一个县（市）域内发生，一个平均潜伏期内病例数未超过10例。

2. 霍乱在一个县（市）域内发生，1周内发病10例以下。

3. 一次食物中毒人数30～100人，无死亡病例报告。

4. 一次发生急性职业中毒 10 人以下，未出现死亡。

5. 一次放射事故超剂量照射人数 10 ~ 50 人，或轻、中度放射损伤人数 3 ~ 10 人。

6. 县级以上人民政府卫生行政部门认定的其他一般突发公共卫生事件。

第二节 突发公共卫生事件的预防与控制

突发公共卫生事件的预防与控制是一个系统而复杂的工程。进行科学的预防和控制体系的建设，是国家在社会层面上应对突发公共卫生事件的宏观对策。

一、突发公共卫生事件预防与控制的原则

突发公共卫生事件应急工作首先应当遵循预防为主、常备不懈的方针。要贯彻统一领导、分级负责，依法规范、措施果断，依靠科学、加强合作的原则。

（一）预防为主，常备不懈

提高全社会对突发公共卫生事件的防范意识，落实各项防范措施，做好人员、技术、物资和设备的应急储备工作。对各类可能引发突发公共卫生事件的情况要及时进行分析、预警，做到早发现、早报告、早处理。

（二）统一领导，分级负责

根据突发公共卫生事件的范围、性质和危害程度，对突发公共卫生事件实行分级管理。各级人民政府负责突发公共卫生事件应急处理的统一领导和指挥，各有关部门按照预案规定，在各自的职责范围内做好突发公共卫生事件应急处理的有关工作。

（三）依法规范，措施果断

地方各级人民政府和卫生行政部门要按照相关法律、法规和规章规定，完善突发公共卫生事件应急体系，建立健全、系统、规范的突发公共卫生事件应急处理工作制度，对突发公共卫生事件和可能发生的公共卫生事件做出快速反应，及时、有效地开展监测、报告和处理工作。

（四）依靠科学，加强合作

突发公共卫生事件应急工作要充分尊重和依靠科学，要重视开展防范和处理突发公共卫生事件的科研和培训，为突发公共卫生事件应急处理提供科技保障。各有关部门和单位要通力合作、资源共享，有效应对突发公共卫生事件。要广泛组织、

动员公众参与突发公共卫生事件的应急处理。

二、国家宏观预防突发公共卫生事件的措施

（一）制定突发公共卫生事件应急预案

按照不同的责任主体，应急预案设计体系包括国家总体应急预案、国家专项应急预案、部门应急预案、地方应急预案、企事业单位应急预案五个层次。国务院卫生行政主管部门制定全国突发公共卫生事件应急预案。省、自治区、直辖市人民政府根据全国突发公共卫生事件应急预案，结合本地实际情况，制定本行政区域的突发公共卫生事件应急预案。

（二）建立统一的突发公共卫生事件预防控制体系

国家建立统一的突发公共卫生事件疾病预防控制体系；县级以上地方人民政府应当建立和完善突发事件监测与预警系统；县级以上各级人民政府卫生行政主管部门应当指定机构负责开展突发事件的日常监测，并确保监测与预警系统的正常运行。

（三）搞好人才队伍建设

为了适应突发公共卫生事件的防控形势，县级以上各级人民政府应当制定卫生人才队伍建设规划，调整卫生人才结构和布局，建立健全科学的卫生人才评价制度，完善疾病预防和控制中心的人才管理体制，推进公共卫生人才队伍建设。

（四）建立突发事件应急救治系统

医疗卫生机构对因突发公共卫生事件致病的人员提供医疗救护和现场救援，对就诊患者必须接诊治疗。对需要转送的患者，应当按照规定将患者及其病历记录的复印件转送至接诊的或者指定的医疗机构。

（五）做好应对突发公共卫生事件的物资储备

地方各级政府保证突发公共卫生事件应急处理所需的医疗救护设备、救治药品、医疗器械等物资的生产、供应。

（六）开展社会公众突发事件应急知识的宣传教育

对社会公众开展突发事件应急知识的专门教育，增强全社会对突发事件的防范意识和应对能力。地方卫生行政主管部门不仅要对公众开展突发公共卫生事件应急知识的专门教育，还要定期对医疗卫生机构和人员开展突发公共卫生事件应急处理相关知识、技能的培训，定期组织医疗卫生机构进行突发公共卫生事件应急演练，推广最新知识和先进技术。

（七）不断完善应对突发公共卫生事件的法律、法规和规章制度

国务院有关部门应根据突发公共卫生事件应急处理过程中出现的新问题、新情

况，加强调查研究，起草和制定并不断完善应对突发公共卫生事件的法律、法规和规章制度，形成科学、完整的突发公共卫生事件应急法律和规章体系。

三、国家宏观控制突发公共卫生事件的措施

（一）启动突发公共卫生事件应急预案

国务院批准启动全国突发公共卫生事件应急预案；省（直辖市、自治区）批准启动省级突发公共卫生事件应急预案，并向国务院报告。

（二）设立突发公共卫生事件应急指挥部

突发公共卫生事件发生后，国务院设立全国突发公共卫生事件应急处理指挥部，负责对全国突发公共卫生事件应急处理的统一领导、统一指挥，并且对突发公共卫生事件发生应急处理工作进行督察和指导。省级政府设立地方突发公共卫生事件应急处理指挥部，负责对本行政区域内突发公共卫生事件应急处理的统一领导、统一指挥。

（三）突发公共卫生事件的应急报告制度和举报制度

1. 应急报告制度

（1）突发事件监测机构、医疗卫生机构和有关单位发现应当报告的事项时，应当在 2 小时内向所在地县级人民政府卫生行政主管部门报告。

（2）县级以上地方人民政府卫生行政主管部门应当在接到疫情等突发事件报告 2 小时内向本级人民政府报告，并同时向上级人民政府卫生行政主管部门和国务院卫生行政主管部门报告。

（3）县级人民政府应当在接到报告后 2 小时内向设区的市级人民政府或者上一级人民政府报告；设区的市级人民政府应当在接到报告后 2 小时内向省、自治区、直辖市人民政府报告。

（4）有下列情形之一的，省、自治区、直辖市人民政府应当在接到报告 1 小时内，向国务院卫生行政主管部门报告：发生或者可能发生传染病暴发、流行的；发生或者发现不明原因的群体性疾病的；发生传染病菌种、毒种丢失的；发生或者可能发生重大食物和职业中毒事件的。

（5）国务院卫生行政主管部门对可能造成重大社会影响的突发事件，应当立即向国务院报告。

2. 举报制度

（1）任何单位和个人有权向人民政府及其有关部门报告突发事件隐患，有权向上级人民政府及其有关部门举报地方人民政府及其有关部门不履行突发事件应急处理职责，或者不按照规定履行职责的情况。

（2）对举报突发事件有功的单位和个人，县级以上各级人民政府及其有关部门应当予以奖励。

（四）采取有效控制事件扩散的紧急措施

各级人民政府组织协调有关部门参与突发公共卫生事件的处理，调集本行政区域内各类人员、物资、交通工具和相关设施、设备参加应急处理工作，采取有关的控制措施，如划定控制区域、制定疫情控制措施、加强流动人口管理、实施交通卫生检疫、开展群防群治、及时发布信息等。卫生行政部门组织医疗机构、疾病预防控制机构和卫生监督机构开展突发公共卫生事件的调查与处理。

（五）组成强有力突发公共卫生事件应急队伍

国务院卫生行政部门和省级卫生行政部门负责组建突发公共卫生事件专家咨询委员会，市（地）级和县级卫生行政部门根据本行政区域内突发公共卫生事件应急工作需要组建突发公共卫生事件应急处理专家咨询委员会。

（六）开展突发公共卫生事件的科学研究

国家有计划地开展应对突发公共卫生事件相关的防控科学研究，包括现场流行病学调查方法、实验室病因检测技术、药物治疗、疫苗和应急反应装备、中医药及中西医结合防控等，尤其是开展新发、罕见传染病快速诊断方法、诊断试剂及相关疫苗的研究，做到技术上有所储备。

四、社区预防与控制突发公共卫生事件的策略

（一）健康教育和健康促进

全科医师结合本社区实际，根据上级卫生行政主管部门制订的应对突发公共卫生事件健康教育和健康促进工作预案与实施计划，对公众开展预防和应对突发公共卫生事件知识的宣传教育和行为干预，增加公众对突发公共卫生事件相关知识的了解，增强公众对突发公共卫生事件的危机意识、防范意识和应对能力，有效地预防和控制突发公共卫生事件。

（二）依靠群众力量，积极进行防控

随着世界经济发展全球化和国际化的发展，突发公共卫生事件的发生往往不分国别、地区、民族，也无部门和单位界限。要在短时间内控制突发公共卫生事件，仅靠卫生部门和专业队伍势单力薄地去完成监测预警预报和应急处理显然是不够的，必须紧密依靠群众的力量，广泛动员各个地方、各个部门、各条战线、各界群众联合行动，协同作战，群防群控。

（三）社区诊断

社区诊断是以社区人群及其生产生活环境为对象，以社区人群健康促进为目的

的一种新型的人群健康与危害因素诊断方法，也是预防和控制突发公共卫生事件的基础性建设。

（四）疾病监测防控与救助体系

引起突发公共卫生事件有多种因素，它所带来的危害人群健康的影响也是多方面的，并大多以传染病暴发、集体中毒、环境污染、有害因素传播为主，频繁发生，机制复杂，后果严重，往往造成巨大的人员伤亡或疾病。因此，不仅要不断完善疾病监测与防控体系，而且要完善完备、快速、有效的医疗救助体系。

第三节　突发公共卫生事件的风险评估

风险评估是对突发公共卫生事件信息进行收集、评估、记录并确定事件风险等级的系统过程，可为减少突发公共卫生风险的不良后果提供行动依据。当确认某一事件属实并认为该事件可能引发紧急公共卫生风险时，必须开展风险评估，确定其公共卫生影响。其步骤如下。

一、组建风险评估团队

风险评估的质量很大程度上受风险评估团队的学识及专业水平的影响。根据可用信息的质量和完整程度，组建风险评估团队。评估过程中，可能需要随时纳入新的专家（如毒理学、动物医学、食品卫生学、辐射防护等领域）。但是当存在以下情况时，在组建评估团队之初就需要包括上述专家。

1. 不明原因危害。

2. 事件由传染性病原体引起的可能性小。

3. 事件涉及动物发病或死亡和（或）疑似动物源性传染病。

4. 事件涉及食品安全或产品召回、化学物质、放射事故（不管是否有人类发病）。

二、确定风险问题

突发公共卫生事件中需要回答的首要问题是"事件的公共卫生风险是什么"（例如，在特定地点暴露于特定危害的风险是什么，或特定人群在特定时间的风险是什么）。

通常来说，风险问题围绕以下方面设立。

1. 可能受影响的人群。

2. 暴露于危害的可能性。

3. 人群暴露于危害后产生不良后果的时间、原因及方式。

三、开展风险评估

某一事件的风险水平取决于可能（或已知）的危害、暴露于危害的可能性及事件发生的背景。相应地，风险评估包括三个部分：危害评估、暴露评估和背景评估，三个部分的评估工作是分别进行的，但评估所用信息会有部分重叠。

（一）危害评估

危害评估是指识别导致事件发生的（一种或一系列）危害及其相关的不良健康后果。公共卫生危害可能是生物性、化学性、物理性及核放射性等危害。危害评估的过程包括以下几点。

1. 识别可能导致事件发生的危害。

2. 回顾潜在危害的关键信息（例如：危害特征描述）。

3. 当存在多个导致事件的危害时，按其发生可能性大小进行排序（等同于临床医学中鉴别诊断）。

（二）暴露评估

暴露评估是指对个体或群体暴露于可能危害的评估。主要回答以下问题。

1. 已暴露或可能暴露于危害的个人或群体数量。

2. 暴露个体或群体中易感者的数量（例如因未接受免疫接种而可能染病）。

（三）背景评估

背景评估是指对事件发生的环境所进行的评估，包括对自然环境（如气候、植被、土地使用情况、水源和水利系统）、人群健康状况（如营养状况、疾病负担和既往疫情暴发情况）、基础设施（如交通枢纽、卫生保健、公共卫生设施等）、文化和信仰等各种因素的评估。

四、风险描述

在风险评估团队完成对危害、暴露和背景的评估后，依据评估结果可确定风险水平，此过程为风险描述。风险描述可以依据定量模型或通过与已有标准进行对比（例如食品安全风险评估）计算出相应数值；当缺乏具体数值时，风险水平的判断则基于专家团队的意见。

五、风险评估的可信度

风险评估的可信度取决于评估所用信息的可靠性及完整性，以及基于危害、暴露、背景资料做出的基本假设。关于危害、暴露和背景的信息和证据越多，风险评估结果的可信度越高。

六、定量风险评估

风险评估中的定量程度受多重因素影响，如评估资料的可用性、评估时限要求、评估问题的复杂程度等。在突发公共卫生事件的风险评估中，尤其是事件发生初期资料比较匮乏时，定性风险评估可能是唯一的选择。在实际工作中，多数风险评估都是采用定性和定量相结合的方法进行。当可获得定量信息时就采用定量评估，不可获得时就采用定性评估。

第四节　全科医师在突发公共卫生事件中的作用

全科医师作为社区健康问题的"守门人"，是大多数突发公共卫生事件的首诊者，在应对突发公共卫生事件中起着不可替代的作用。全科医师在应对突发公共卫生事件中的工作包括以下几点。

一、突发公共卫生事件的早期预防

全科医师作为社区卫生服务的工作者，要有保护人群健康的意识，密切关注卫生事件动态，及时捕捉相关卫生信息。在突发公共卫生事件发生初期，全科医师应当在当地政府和上级卫生行政主管部门的领导下，有针对性地广泛开展健康教育宣传工作；动员社区居民积极行动保护自己、保护家庭、保护社区，正确应对突发事件，指导社区人群合理营养和平衡膳食，积极进行锻炼，合理用药。必要时在上级卫生主管部门的指导下针对健康人群进行免疫接种。

二、突发公共卫生事件的报告

从多数突发公共卫生事件来看，村卫生室、社区卫生服务中心（站）是各类传染病早期接触、早期发现的场所。全科医师作为社区卫生工作者，会在第一时间接触因突发公共卫生事件致病的人员，并做出相应报告。全科医师需要强化责任意识和法律意识，在实施医疗服务中注意询问患者的接触史、发病史和观察患者的症状，做好鉴别诊断。在社区短时间内接诊或发现多例病因不明、症状相似的传染病、食物中毒患者时，应当以最快的方式向当地疾病控制和疾病监测机构或卫生行政部门报告，便于他们及时进行流行病学调查、现场处置。突发公共卫生事件的早期报告制度对于疾病预防控制、维护社会稳定具有重要的意义。

三、采取有效可行的预防控制措施

在有关部门做出反应之前，全科医师可以根据具体情况对社区内居民进行分类管理、具体指导，采取必要的预防控制措施，避免事件扩散蔓延，保护公众健康不受损害。具体措施如下。

1.突发公共卫生事件中，如果是传染病或病因不明但有传染可能的疾病，及时报告，密切观察社区中的高危人群和易感人群，要分类管理，具体指导，重点干预，保护易感人群，做好个人防护。必要时协助上级卫生主管部门进行家庭医学观察，隔离传染源，切断传播途径，防止疫情扩散。

2.遇到食物中毒或职业中毒时应及时停用可疑食品或相关用品。

3.采集样本，如粪便、血液、可疑食品等，并积极配合疾病预防控制部门和卫生执法监督部门查找原因。

4.对社区健康人群做好宣传、说服、教育工作。

四、积极救治因突发公共卫生事件致病人员

全科医师在实施医疗救护和现场救援中注意询问患者的接触史、发病史和观察患者的症状和体征，做好鉴别诊断，在社区短时间内接诊或发现多例病因不明、症状相似的传染病、食物中毒患者时，要根据自身的临床治疗和卫生服务能力提供必要的现场救治，意识到可能已经发生或即将发生突发公共卫生事件，尽快转诊，并将病历记录的复印件转送至接诊或指定的医疗机构。另外，社区卫生服务机构内应当采取卫生防护措施，做好医护人员自身保护，防止交叉感染和污染，尤其在转送患者或疑似患者后应进行严格消毒和必要的隔离。

五、开展突发公共卫生事件应急知识的普及教育

突发公共卫生事件的发生，容易引起一定程度的社会不安和群众恐慌。全科医师应针对不同人群、不同家庭的情况，利用自己在社区卫生方面的优势，开展心理咨询、疏导和宣传教育，使社区居民正确理解和积极应对突发事件，如向公众宣传

预防控制突发公共卫生事件造成的疾病和健康问题的有关知识，指导群众做好个人防护，解释群众疑问，稳定群众情绪，帮助群众树立信心，为防控工作创造互相信任、互相鼓励、互相帮助的良好社区氛围。

六、做好出院患者的康复和随访工作

因突发公共卫生事件致病的患者经上级医疗卫生部门治疗出院后，社区卫生服务机构要主动与医院联系，了解患者的病情及出院后的注意事项。社区卫生服务机构要对患者进行社区康复治疗和出院后随访，如有必要，要进行家庭管理，及时提醒患者按医嘱服药和定期回医院复查。

七、开展突发公共卫生事件相关疾病的防控研究

全科医师作为基层医务工作者，在突发公共卫生事件发生后，应配合上级医疗卫生部门尽可能收集相关信息，为寻找病因、防止突发公共卫生事件暴发及科学研究提供依据；可以利用社区卫生服务机构自身的特点和优势，及时开展突发公共卫生事件早期防控方面的总结工作；密切关注科学研究机构的研究成果，及时有效地控制突发公共卫生事件；并研究和分析突发公共卫生事件带来的其他健康和社会等问题，为今后更好地防控突发公共卫生事件提供宝贵的经验。

（吴建军　张志刚）

第十二章　常用医学统计方法

学习目标

1. 掌握卫生统计学中的基本概念、统计工作的基本步骤。

2. 熟悉统计描述的常用指标及应用条件。

3. 了解统计推断的常用方法及应用条件。

4. 培养统计学思维和实事求是的工作作风，自觉抵制虚构伪造、篡改数据等学术不端行为。

医学统计学（medical statistics）是运用概率论、数理统计的基本原理，利用统计设计的基本方法和步骤，结合医学实际，研究医学资料或信息的搜集、整理与分析的一门学科。

第一节　统计学的基本概念

一、同质与变异

（一）同质

同质（homogeneity）是指所研究的观察单位间具有相同的性质或特征。简单地理解同质就是观察单位或研究个体间的被研究指标的主要影响因素相同或基本相同。如研究某山区 60 岁及 60 岁以上老年人的慢性阻塞性肺疾病（COPD）发病情况，则研究对象必须要来自该山区，年龄也必须≥ 60 岁。同质是相对的。

（二）变异

变异（variation）是指在同质基础上各观察单位间某观察指标的差异。如同年龄、同性别、同民族、同地区儿童的身高间的差异，称为身高的变异，变异是绝对存在的。

二、总体与样本

（一）总体

总体（population）是根据研究目的确定的同质所有观察单位的某种观察值的全体。观察单位是指被研究的总体中的最基本的研究对象单位，即个体（individual）。例如，描述某社区 40 岁以上男性血脂水平，则该社区所有 40 岁以上的男性居民的血脂测量值就构成描述的总体，而每个 40 岁以上的男性就是一个观察单位，即个体。

总体随研究目的的不同所含的范围也不同。根据研究目的，有些总体中观察单位数是有限的或可知的，称为有限总体。有些总体的观察单位数是无限的或不可知的，称为无限总体。对很大的、无限的或调查方法对观察对象具有危害与损伤的总体进行研究，常采用抽样研究的方法。

（二）样本

样本（sample）是从总体中按照随机化原则抽取的部分个体的观察值的集合。

三、参数与统计量

（一）参数

参数（parameter）是反映总体的统计指标，用希腊字母表示，如：μ（总体算术均数）、σ（总体标准差）。

（二）统计量

统计量（statistic）是反映样本的统计指标，用英文字母表示，如 $\bar{x}$（样本算术均数）、s（样本标准差）。

四、频率与概率

（一）频率

若在相同条件的控制下对某试验进行 n 次独立的重复，一个事件出现的次数 k 和总的试验次数 n 之比，称为这个事件在这 n 次试验中出现的频率（frequency）。

（二）概率

概率（probability）是反映随机事件发生可能性大小的度量，统计学中用 P 表示。概率是对总体而言的，当试验次数 n 很大时，该频率将趋近于一个较稳定的常数，这个常数即该事件发生的概率。随机事件概率的值域为 $0 \leq P \leq 1$。必然事件的概率等于 1，即 $P=1$；不可能事件的概率等于零，即 $P=0$。某事件发生的概率越接近于 1，表示该事件发生的可能性越大；反之，表示该事件发生的可能性越小，习惯上，把 $P \leq 0.05$ 或 $P \leq 0.01$ 的随机事件称为小概率事件。

第二节 统计资料的分类

一、变量与变量值

当我们对人群的健康状况进行了解与评价时，总是从反映健康状况的具体特征进行评价的。这些特征称为观察指标，统计学上称为变量（variable）。变量是指观察单位的某项研究特征，其测定结果称为变量值（value of variable），亦称资料（data）。例如，患者的呼吸、脉搏、体温和血压等，中医脉诊中患者的不同脉象等。根据变量的不同观察结果，将变量分为数值变量和分类变量。

（一）数值变量

数值变量（numerical variable）又称定量变量（quantitative variable），是由仪器、工具或其他定量方法测定的指标。它可以是连续变量也可以是离散变量。连续变量可在某一区间取任何数值：如身高（cm）、体重（kg）、血压（mmHg）等；离散变量只可在某一区间取有限的几个值：如家庭人口数、脉搏（次/分）等。

（二）分类变量

分类变量（categorical variable）又称定性变量（qualitative variable），是将事物按不同的属性归类，清点每一类的数量，反映事物属性与类别的指标。它分为二分类变量与多分类变量，后者又分为有序多分类变量与无序多分类变量。

1. 二分类变量

指变量的观察结果只有相互对立的两种情况。如检验结果分为阳性、阴性，性别变量分为男性、女性，中医面色分为常色与病色等。

2. 多分类变量

指变量的观察结果表现为多种情况。

（1）有序多分类变量：即等级变量。归类的组别之间有程度或等级上的差别。如疗效表现为无效、好转、显效、痊愈，患者的某种疾病特征用"+"号的个数来表示其不同程度，（－）、（＋）、（＋＋）、（＋＋＋）等。

（2）无序多分类变量：分类变量的观察结果表现为不同的属性特征。如中医苔色表现为白苔、黄苔、灰黑苔，婚姻状况中细分为未婚、已婚、离异、丧偶及再婚，血型表现为 A、B、O、AB 型。

变量的分类见图 12-1。

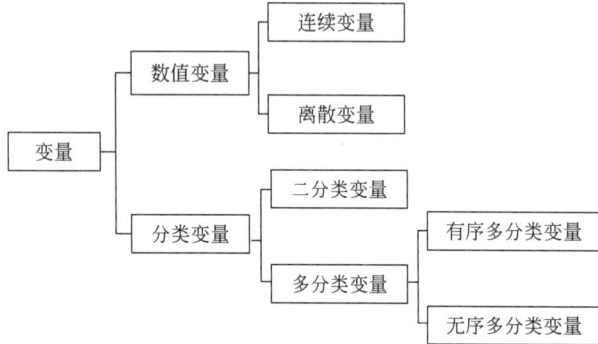

图 12-1　变量的类型

二、数值资料与分类资料

统计资料的分类与统计变量的分类相对应。

（一）数值资料

数值资料（numerical data）是反映数值变量的资料，又称定量资料（quantitative data）或计量资料（measurement data）。特征是一般有度量衡单位。例如：测量 100 名男大学生的身高所获得的资料就是数值资料。

这类资料的统计描述的分布特征有集中趋势与离散程度，统计分析方法有 t 检验、方差分析、秩和检验等。

（二）分类资料

分类资料（categorical data）是反映分类变量的资料，也称为定性资料（qualitative data）。特征是无度量衡单位。它分为二分类资料和多分类资料，多分类资料又分为有序和无序多分类资料，有序多分类资料又称等级资料（ordinal data）。例如将 100 名大学生按性别分组：男 53 例，女 47 例，此资料就是二分类资料；按血型分组：A 型 19 例、B 型 20 例、O 型 37 例、AB 型 24 例，此资料就是无序多分类资料。用某中药治疗 50 名某种疾病患者，按临床治疗效果分为痊愈 22 例、显效 12 例、好转 5 例、无效 5 例、恶化 6 例，此资料就为有序多分类资料或等级资料。

分类资料的统计描述常用相对数，统计分析方法有 χ^2 检验、率的 u 检验、秩和检验等。

在统计分析过程中，可根据需要将资料进行转化。例如：年龄数据是一个数值资料，如按年龄大小分为成年人、非成年人则转化成了二分类资料；如果分为婴儿、幼儿、儿童、少年、青年、壮年和老年，则转化成了等级资料。但是这种转换通常是具有方向性的，一般是从数值资料到分类资料。统计资料分类及特征见表12-1。

表 12-1　统计资料分类

	特点	统计描述	统计检验
数值资料（定量资料）	有度量衡单位连续型和离散型	集中趋势离散趋势	t 检验方差分析秩和检验
分类资料（定性资料）	无度量衡单位离散型	相对数动态数列指数	卡方检验率的 u 检验秩和检验

第三节　医学统计工作的基本步骤

一、统计设计

在开展医学研究或社区卫生调查时，为保证研究的顺利开展，实现研究目的，我们首先需要制订一份周密、细致、完整和严谨的研究计划，这一计划称为研究设计（research design），良好的设计是研究结论具有科学性的重要保证。医学研究设计包括专业设计和统计设计。统计设计的基本内容包括：确定设计类型，确定研究总体及样本，估计样本含量，拟定观察指标及测量方法，资料的可靠性及质量控制，数据的管理及统计分析方法等。

二、收集资料

收集资料（data collection）是指在调查研究中通过多种渠道，准确、及时和完整地收集原始资料。在社区卫生服务的调查研究中，资料收集主要来源于问卷调查、健康档案记录、病历记录、卫生行政主管部门等的现存数据、社区专题健康调查资料等。

三、整理资料

整理资料（sorting data）是把收集到的原始资料，有目的、有计划地进行科学的加工（如分组或汇总），使其系统化、条理化，以便更好地揭示所研究事物的规律性，利于统计分析。包括以下步骤。

（一）资料核查

首先检查原始记录，对错记或漏记记录，要及时纠错补漏；其次是标记可疑值，必要时对可疑值重新观测。

（二）设计分组与汇总

指根据资料的性质或数量特征，对资料进行分组（按质量分组与按数量分组），然后按照不同组段将原始资料进行归纳计数的过程。

（三）数据的录入

这是借助 office 办公软件（如 Excel）或专用数据录入软件（如 Epidata），将原始资料输入计算机的过程。

四、分析资料

分析资料（data analysis）即统计分析。主要包括统计描述与统计推断。统计描述是指用适合资料性质的统计指标、统计图表等，对资料的数量特征及其分布规律进行表达，以反映变量值的水平、频率、联系强度。统计推断是通过抽样研究，根据样本资料所提供的信息，对未知总体做出具有一定概率保证的估计和推断，包括参数估计和假设检验两方面。

五、结果表达

医学研究通常以研究报告或论文的形式呈现，主要由摘要、引言、材料与方法、结果和讨论构成。统计分析结果的表达是医学研究报告的重要组成部分，一般包括统计指标与统计图表两大类方法，一个科学规范的统计分析结果表达，要明确研究所采用的统计设计与统计分析方法、研究对象选择的方法与样本量大小、研究对象的分组方法、统计软件及版本、检验统计量的大小及 P 值等，并结合学科专业知识对统计分析结果做出合理的专业解释。

目前针对不同设计类型的医学研究，均已有公认的报告规范，如随机对照研究的统计表达规范 Consort 声明；观察性研究（横断面研究、病例对照研究和对列研究）统计表达规范 Strobe 声明；系统评价与 Meta 分析报告规范 PRISMA；（诊断与预后）临床预测模型研究报告规范 TRIPOD；病例报告统计表达规范 CARE 等。研究者统计分析结果的规范报告与表达，不但能提高对研究结果的认可度，而且也有利于促进学术交流与成果推广。

第四节 数值资料的统计描述与统计推断

一、数值资料的统计描述

一般从集中趋势、离散趋势两个方面进行统计描述。

（一）频数分布表

频数（frequency）即相同变量值的个数，是对一个变量进行重复观察，其中在某取值下出现的次数。常用 f 表示。频数分布表（frequency distribution table）反映某变量取值各组段及其相应频数之间的关系。例如表 12-2 为数值型资料的频数分布表。

表 12-2 2020 年某山区 15 岁女孩身高（cm）频数分布表

身高组段	画记	频数（f）
［125.0，128.0）	丅	2
［128.0，131.0）	干	3
［131.0，134.0）	干	3
［134.0，137.0）	正正	9
［137.0，140.0）	正正正正一	21
［140.0，143.0）	正正正正正正	30
［143.0，146.0）	正正正正一	21
［146.0，149.0）	正正正正一	21
［149.0，152.0）	正正	10
［152.0，155.0）	正	5
［155.0，158.0）	丅	2
［158.0，161.0）	丅	2
［161.0，164.0）	一	1
合计		130

将表 12-2 绘制成频数分布图：以身高值作为横轴，各组段的频数作为纵轴，见图 12-2。

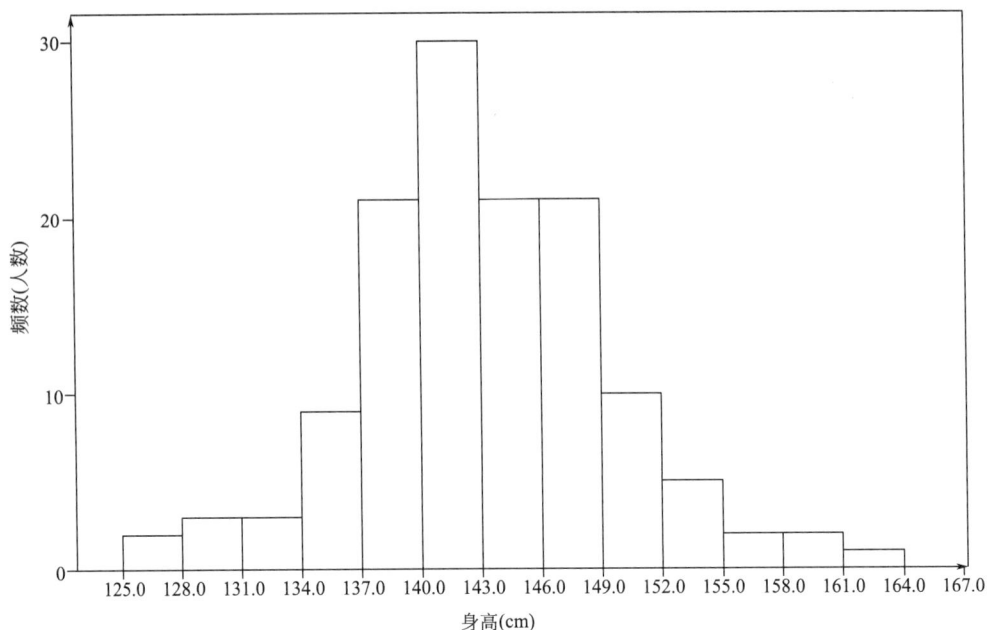

图 12-2　2020 年某山区 15 岁女孩身高频数分布图

频数分布图 / 表的用途为以下几方面。

1. 描述数值资料的分布特征

即数值资料的集中趋势（central tendency）与离散趋势（dispersion tendency）两个特征。

2. 揭示资料的分布类型

频数分布有两种类型，即对称分布与非对称分布。若频数分布图显示图形中间的直条最高（集中位置居中），两侧对称地逐渐减少，则为对称分布。若图形中高的直条集中偏向一侧，两侧直条不对称，则为非对称分布。若集中的位置偏向左侧，称为正偏态分布；集中的位置偏向右侧，称为负偏态分布（图 12-3）。

（二）集中趋势指标

平均数（average）是用于描述数值资料集中趋势的一类指标。其作用有两个方面：其一，反映一组测量值或计数值的平均水平；其二，作为一组数值资料的代表值，进行组间比较。医学统计学中，最常用的描述平均水平的统计指标有算术均数、几何均数、中位数（表 12-3）。

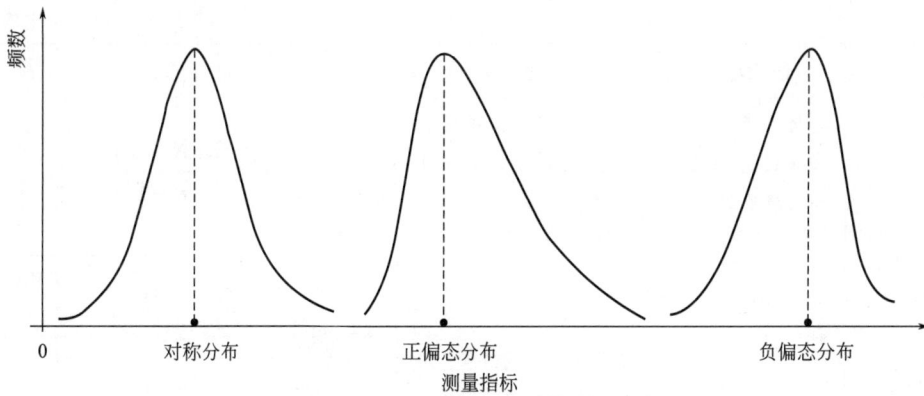

| | 对称分布 | 正偏态分布 | 负偏态分布 |

0   对称分布   正偏态分布   负偏态分布
                              测量指标

图 12-3　偏态分布示意图

表 12-3　集中趋势指标的比较

	适用范围	计算公式
算术均数	①对称分布 ②正态或近似正态分布	$\bar{x} = \dfrac{\Sigma X}{n}$（小样本资料） $\bar{x} = \dfrac{\Sigma f X}{\Sigma f}$（频数表资料）
几何均数	①对数正态分布 ②倍数或近似倍数关系	$G = \lg^{-1}\dfrac{\Sigma \lg X}{n}$（小样本资料） $G = \lg^{-1}\left(\dfrac{\Sigma f \lg X}{\Sigma f}\right)$（频数表资料）
中位数	①偏态分布资料 ②分布类型不明 ③资料一端或两端无确定数据	$M = X_{\frac{n+1}{2}}$（n 较小且为奇数） $M = \dfrac{X_{n/2} + X_{(n+1)/2}}{2}$（$n$ 较小且为偶数） $M = L + \dfrac{i}{f_M}\left(\dfrac{n}{2} - \Sigma f_L\right)$（频数表资料）

（三）离散趋势指标

同质的数值资料某观察值间往往存在变异。统计学上用离散程度指标反映数值变量的离散趋势和变异程度的大小。离散趋势指标的比较见表 12-4。

表 12-4　离散趋势指标的比较

	适用范围	特点	计算公式
全距	所有数值资料	①稳定性差；②受样本含量多少的影响；③使用范围局限	$R =$ 最大值 − 最小值
四分位数间距	呈偏态分布的数值资料	中间 50% 观察值的极差，稳定较全距好	$Q = Q_u - Q_L$

	适用范围	特点	计算公式
方差	对称分布、正态分布或近似正态分布的资料	利用全部观察值的信息，但单位变成了平方单位	$s^2 = \dfrac{\Sigma\left(X-\bar{x}\right)^2}{n-1}$
标准差	对称分布、正态分布或近似正态分布的资料	克服了全距的缺点，且单位与均数单位一致	$s = \sqrt{\dfrac{\Sigma\left(X-\bar{x}\right)^2}{n-1}} = \sqrt{\dfrac{\Sigma X^2 - \dfrac{\left(\Sigma X\right)^2}{n}}{n-1}}$ $s = \sqrt{\dfrac{\Sigma fX^2 - \dfrac{\left(\Sigma fX\right)^2}{\Sigma f}}{\Sigma f - 1}}$ （频数资料）
变异系数	两组或多组量纲不一致或均数相差较大的数值资料相比较	没有单位，便于资料间变异程度的比较	$CV = \dfrac{s}{\bar{x}} \times 100\%$

（四）正态分布及其应用

1. 正态分布曲线的特征

正态分布（normal distribution）的概率密度曲线是以均数为中心对称的"钟形"分布，为一种连续分布。

正态分布具有以下特征：①以均数为中心、左右对称的单峰分布。②在横轴上方、均数 μ 所在处是曲线的最高点。③正态分布有两个参数，即位置参数与形状参数。④正态分布曲线的面积分布有一定规律性。

2. 正态分布曲线下的面积分布规律

统计学中将正态分布的变量参数（μ, σ）推导出正态分布密度函数公式，再按公式推导积分，即求得正态分布曲线下一定区间的面积。正态分布曲线下面积分布规律，见表 12-5 和图 12-4。

表 12-5　正态分布曲线下面积分布规律

正态分布	面积（或概率）/%
$\mu-1\sigma \sim \mu+1\sigma$	68.27
$\mu-1.96\sigma \sim \mu+1.96\sigma$	95.00
$\mu-2.58\sigma \sim \mu+2.58\sigma$	99.00

在社区卫生服务的调查研究中，服从正态分布的有同年龄同性别正常人群的生理、生化指标，如红细胞数、脉搏数、身高值等；组织或排泄物中各种成分的含量，如尿碘值、尿铅值等；同一试验多次重复测定结果的随机误差等。

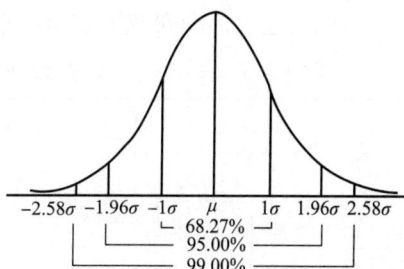

图 12-4　正态分布面积分布规律

3. 正态分布的应用

（1）估计观察值的频数分布情况。

（2）估计医学参考值范围：医学参考值是指正常人（即排除了影响所研究指标的有关疾病和有关因素的同质人群）的各种生理、生化数据，组织或排泄物中各种成分的含量。医学参考值的频数分布往往呈正态分布，利用正态分布的面积分布规律可以估计大多数正常人某些医学参考值的波动范围，称为参考值范围（reference ranges）。在社区卫生服务实践中，常根据这些参考值范围划分某项测定值的正常与异常。呈正态分布的资料，一般采用 95% 的频数分布估计医学参考值范围，双侧界值为（$\bar{x} \pm 1.96s$），单侧下限值用（$\bar{x} - 1.64s$），上限值用（$\bar{x} + 1.64s$）。

（3）进行质量控制：医学科研中，常根据正态分布的原理制定质量控制界限，以 $\bar{x} \pm 2s$ 作为上、下警戒值；以 $\bar{x} \pm 3s$ 作为上、下控制值。

二、数值资料的统计推断

（一）均数的抽样误差与标准误

统计推断是指在调查研究中，用抽样研究的方法，通过样本信息推论总体特征。由于存在个体观察值间参差不齐的现象，抽样研究造成样本均数与总体均数的差异或各样本均数之间的差异，称为均数的抽样误差。

均数的标准误是描述均数的抽样误差大小的统计指标，简称标准误（standard error），用 $\sigma_{\bar{x}}$ 表示，即样本均数的标准差。计算公式是：

$$\sigma_{\bar{x}} = \frac{\sigma}{\sqrt{n}} \qquad （式 12-1）$$

式中 σ 为总体标准差，n 为样本含量，$\sigma_{\bar{x}}$ 为均数标准误的理论值。$\sigma_{\bar{x}}$ 的大小与 σ 成正比，与样本含量的平方根成反比，即增大样本含量可以减小抽样误差，当样本含量增大到接近总体观察值，则抽样误差趋向为零。

在实际研究中，对总体的研究往往无法实现（即 σ 未知），常采用抽样研究，用样本的标准差 s 作为 σ 的估计值，得到均数标准误的估计值 $s_{\bar{x}}$。计算公式是：

$$s_{\bar{x}} = \frac{s}{\sqrt{n}} \qquad （式 12-2）$$

标准差与标准误的区别与联系，见表 12-6。

表 12-6　标准差与标准误的比较

	标准差	标准误
含义	是反映变量值离散程度大小的统计指标	是描述均数抽样误差大小的统计指标
意义	标准差越大，变量值的离散程度越大，平均数对变量值的代表性越差；反之，变量值的离散程度越小，平均数对变量值的代表性越好	标准误越大，均数的抽样误差越大，样本均数对总体均数的代表性越差；反之，均数的抽样误差越小，样本均数对总体均数的代表性越好
应用	结合均数反映计量资料的特征 结合均数反映变量值的频数分布情况 计算医学参考值范围 制定质量控制界限	结合样本均数估计总体均数的可信区间
与 n 的关系	随着 n 的增大，标准差越趋稳定	随着 n 的增大，标准误越小，当 n 增大到接近总体观察值，则抽样误差几乎为零
联系	都是描述变异程度大小的统计指标 用标准差计算标准误 当 n 一定时，在同一总体中抽样，标准误与标准差的大小成正比	

（二）总体均数的估计

统计推断有两个重要内容，参数估计与假设检验。参数估计（parameter estimation）是用样本统计量来估计总体参数的大小。包括点值估计和区间估计两种方法。

1. 点值估计

点值估计（point estimation）是把样本统计量（$\bar{x}$）直接作为总体参数（μ）的估计值。

2. 区间估计

区间估计（interval estimation）是按预先确定的概率（可信度）估计总体均数所在范围，也称为可信区间（confidence interval）。可信度用 $1-\alpha$ 表示，常用的可信度 95% 和 99%，即 95% 可信区间和 99% 可信区间。总体均数可信区间估计公式，见表 12-7，当样本含量 n 较小时按 t 分布原理计算可信区间，当样本含量 n 足够大（$n > 100$）按正态分布原理计算可信区间。

表 12-7　总体均数可信区间估计公式

可信区间	小样本资料	大样本资料
95%	$(\bar{x} - t_{0.05,v}s_{\bar{x}},\ \bar{x} + t_{0.05,v}s_{\bar{x}})$	$(\bar{x} - 1.96s_{\bar{x}},\ \bar{x} + 1.96s_{\bar{x}})$
99%	$(\bar{x} - t_{0.01,v}s_{\bar{x}},\ \bar{x} + t_{0.01,v}s_{\bar{x}})$	$(\bar{x} - 2.58s_{\bar{x}},\ \bar{x} + 2.58s_{\bar{x}})$

（三）假设检验

假设检验（hypothesis testing）是统计推断的重要内容，也是统计推断的核心理论。

1. 假设检验的步骤

（1）建立检验假设和确定检验水准

无效假设（null hypothesis）：H_0：$\mu = \mu_0$ 假设两总体均数相等，样本均数之间的差异为抽样误差所致。

备择假设（alternative hypothesis）：H_1：$\mu \neq \mu_0$ 假设两总体均数不相等，样本均数之间的差异不为抽样误差所致。

检验水准（size of test）也称为显著性水平，是做假设检验前预先规定的小概率事件发生的水平，也是假设检验中判定结果的标准。用 α 表示，通常取 0.05 或 0.01。

（2）选择检验方法和计算统计量

根据资料的类型和分析目的选择适当的检验方法，并根据选择的方法计算相应的统计量。如成组设计两样本均数比较选用 t 检验。

（3）确定概率 P 值

P 值是在 H_0 成立时大于等于用样本计算出的统计量值出现的概率。用计算得到的检验统计量与相应界值表的界值相比较来确定 P 值。

（4）做出统计推断

用 P 值与检验水准 α 进行比较，根据比较的结果做出统计推断。

如果 $P \leq \alpha$，则拒绝 H_0，接受 H_1；

如果 $P > \alpha$，则拒绝 H_1，接受 H_0。

最后再根据统计推断的结果并结合相应的专业知识，给出一个专业的结论。

2. 假设检验的注意事项

（1）假设检验的结论要有指导意义。

（2）检验方法必须根据变量的类型、设计类型、样本含量的大小等来选择。

（3）注意假设检验中的两类错误，见表 12-8。

表 12-8　假设检验中的两类错误

客观实际	拒绝 H_0	不拒绝 H_0
H_0 成立	第 I 类错误（α）	推断正确（$1-\alpha$）
H_0 不成立	推断正确（$1-\beta$）	第 II 类错误（β）

（4）正确理解差别有无统计学意义的含义，不要把"拒绝 H_0，接受 H_1"时很小的 P 值误解为总体参数间差异很大。在报告检验结论时，如果 $P < \alpha$，解释为均数之间"差异有统计学意义"而不是"差异显著"与"差异非常显著"。

（5）假设检验中的单侧与双侧的确定：采用单侧还是双侧检验，必须事先根据专业知识及问题的要求来决定。若从专业知识判断一种方法的结果不可能低于或高于另一种方法的结果（即检验假设为 H_0: $\mu=\mu_0$；H_1: $\mu > \mu_0$ 或 H_0: $\mu=\mu_0$；H_1: $\mu < \mu_0$），可用单侧检验；在尚不能从专业知识判断两种结果谁高谁低时，则用双侧检验。一般认为采用双侧检验使检验结论较稳妥。

3. 总体均数假设检验的常用方法

数值变量总体均数间的检验根据两组或多组，采用不同的假设检验方法，常用检验方法见图 12-5。

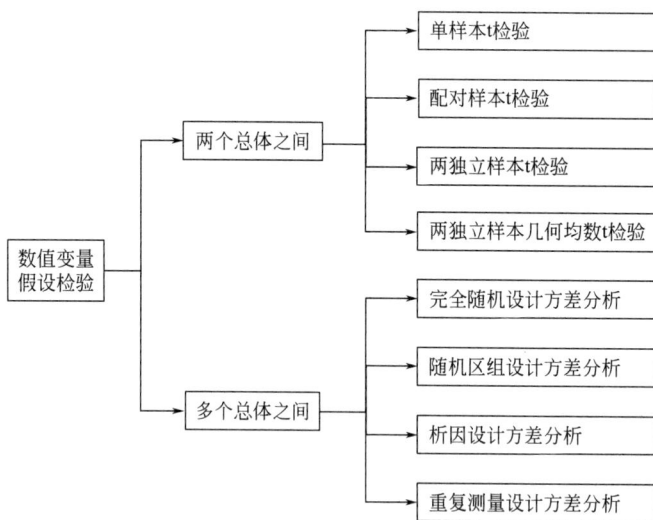

图 12-5　数值变量常用假设检验方法

第五节 分类资料的统计描述与统计推断

一、分类资料的统计描述

（一）相对数（relative number）

分类资料的统计描述指标是相对数，即两个有关联的数值之比。包括率、构成比和相对比。

1. 率

率（rate）是频率指标，表示某现象发生的强度与频率，即在一定条件下，某现象实际发生数与可能发生某现象的总数之比。

2. 构成比

构成比（proportion）是构成指标，表示事物内部各构成部分所占的比重或分布情况。即事物内部某部分的观察单位数与该事物内部各构成部分的观察单位总数之比，某一事物各部分构成比之和为100%。

3. 相对比

相对比（relative ratio）是两个有关联的指标之比。描述两者间的对比水平，计算结果可用倍数或百分数表示。率和构成比使用时容易相互混淆，两者辨析见表12-9。

表12-9 率与构成比的比较

	率	构成比
意义	某现象发生的强度与频率	事物内部各部分所占的比重或分布
比例基数（K）	按习惯用法； 计算结果至少保留一至两位整数	百分数
合计	分率不能直接相加	等于100%
改变	某一分率改变对其他无影响	任一部分比重增减都会影响其他部分

相对数应用的注意事项：①计算相对数的观察单位数应足够多。②分析时构成比和率不能混淆。③要注意总率的正确计算方法。④应注意资料的可比性。⑤样本率或构成比不能直接比较，应该考虑抽样误差。

（二）率的标准化法

当比较的两个或两个以上的总率，由于内部构成不同，不具备可比性时，要对其进行率的标准化处理，以消除因资料内部构成不同的影响，这种采用统一的标准计算标准化率，再进行标准化率对比的方法，称为率的标准化法（standardization）。标准化率也称为标化率或调整率。

率的标准化法的计算方法有直接法与间接法。

应用率的标准化法的注意事项：①标准化率仅反映对比资料的相对水平，并不反映对比资料的实际水平。②选用不同的标准，计算所得的标准化率不同。相互对比的资料，要选用同一标准计算标准化率。③标准化率仅适用于解决因资料内部构成不同而影响总率比较的情况。

二、分类资料的统计推断

（一）率的标准误

在抽样研究中，由于抽样而引起的样本率与总体率之间的差别，称为率的抽样误差，用率的标准误（σ_p）来表示率的抽样误差大小。统计计算中常用率的标准误的估计值（s_p）。公式为：

$$s_p = \sqrt{\frac{p \times (1-p)}{n}} \qquad （式12-3）$$

（二）总体率的可信区间估计

与总体均数估计相同，总体率的估计也有点估计与区间估计。点估计就是把样本率当作总体率；区间估计就是按一定的概率估计总体率所在的范围。估计方法有两种，即查表法与正态近似法，见表12-10。

表 12-10　总体率可信区间估计方法

	适用范围	方法
查表法	$n \leq 50$，p 或（$1-p$）接近于 0 或 1；np 和 $n(1-p)$ 均 < 5	查百分率的可信区间表
正态近似法	n 足够大，p 或（$1-p$）均不太小；np 和 $n(1-p)$ 均 > 5	$p \pm u_{\alpha/2} s_p$

（三）分类资料假设检验

分类资料假设检验思想、检验步骤与数值资料相同。常用的假设检验方法如图12-6所示。

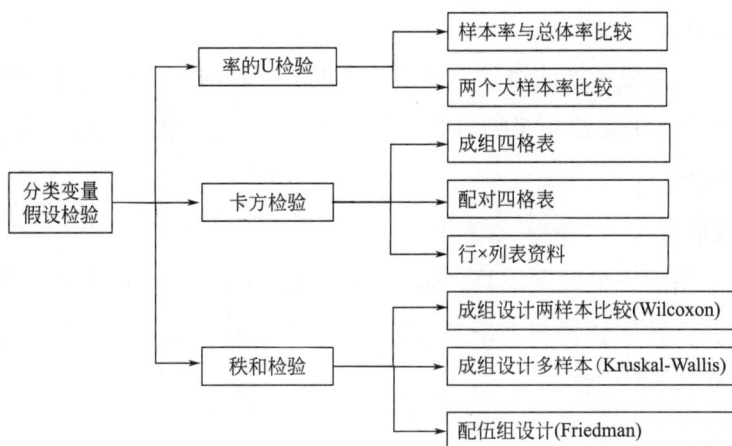

图 12-6　分类变量假设检验方法

第六节　统计表与统计图

一、统计表

统计表是用表格的形式来描述统计资料，使统计事物之间的关系条理化、系统化与明晰化，便于对指标进行计算、分析与比较。

广义的统计表有三类：调查表、整理表、统计结果表达表。狭义的统计表指统计结果表达表，习惯上简称统计表。

统计表的结构：标题、标目、线条、数字与备注五部分（表 12-11）。统计表的制表原则是重点突出、层次清楚、简单明了。其绘制的基本要求如下。

（一）标题

用简明扼要的文字表达表中资料的时间、地点、主要特征与统计指标，写在统计表的正上方。

（二）标目

即表内所列出的项目。分为横标目与纵标目。横标目列在统计表的左侧，通常以统计表中被说明的事物（即表的主语）作为横标目。纵标目列在表的上端，通常以统计资料中的统计指标（即表的谓语）作为纵标目。标目的排列要按照一定的顺序，以方便比较。

（三）线条

统计表有三条最基本的线条（也称三线表），即顶线、底线与分割线。其他线条应尽量减少，一般不绘制竖线与斜线。绘制中顶线与底线可用粗、浓线条，标目线用细、淡线条。

（四）数字

表内数字用阿拉伯数字填写。同一统计指标（同一列）的小数位数保留要一致，位次对齐。数字暂缺与未记录的可用"…"表示，无数字的项目，可用"–"表示，表内数字不留空格。

（五）备注

一般不列出，必要时可用"*""#"等标出，写在表底线的下面。

绘制统计表时，根据要表达的统计特征，分为简单表与复合表。简单表只有一个主语（表12-11）；复合表主语包含两个以上的层次（表12-12）。

表 12-11　不同疗法治疗前后中医证候积分变化（$\bar{x} \pm s$，分）

组别	n	治疗前	治疗后
针推组	30	16.63 ± 2.87	4.57 ± 2.43**##
针灸组	30	17.00 ± 2.60	6.43 ± 2.22
推拿组	30	16.90 ± 2.68	6.47 ± 2.06

注：** 与针灸组比较 $P < 0.01$；## 与推拿组比较，$P < 0.01$

表 12-12　某病不同类型的甲乙两种疗法治愈率比较（例）

病型	甲疗法			乙疗法		
	患者数	治愈数	治愈率（%）	患者数	治愈数	治愈率（%）
普通型	300	180	60.0	100	65	65.0
重型	100	35	35.0	300	125	41.7
合计	400	215	53.8	400	190	47.5

二、统计图

统计图是用点的位置、线段的升降、直条的长短或面积的大小等形式，形象而直观地表达被研究事物之间的数量关系。

常用的统计图有直条图、构成图、线图、半对数图、直方图、散点图等。其适用范围与分析目的归纳见表12-13。

表 12-13　常用统计图的适用范围与分析目的

图形类别	资料适用范围	资料分析目的
直方图	连续性的频数分布资料	用矩形面积大小表达各组段的频数多少
箱式图	连续性资料	用于描述连续性资料的分布特征
直条图	相互独立资料	用直条长短表达数值大小
误差条图	相互独立连续性资料	用均数与标准差结合反映个体观察值的波动范围；或均数与标准误结合反映总体均数的可信区间
构成图（饼图、百分条图）	构成比资料	用圆的扇形面积大小或直条长度表达构成比重大小
散点图	双变量资料	用点的密集度或趋势表达两变量的相关关系
半对数线图	连续性资料	用线段升降表达事物的发展速度
线图	连续性资料	用线段升降表达的动态变化趋势
统计地图	连续性资料	揭示事物在不同地区之间的同一性和差异性
雷达图	同组数据多个连续性资料	展示或比较某事物多个维度之间的大小关系

统计图是统计结果展示的一种重要方式，统计图在绘制时，可借助计算机 Excel 或统计软件包（如 SAS、SPSS、Stata、R、Graphpad 等）实现，通过录入正确的统计数据与选择正确的统计图，或编写相应的程序语法后，由计算机自动生成图形，具体做法请参考相关书籍。

（武　松　刘　旖　魏兴民）

思考题

1. 假设检验时应注意哪些事项？

2. 简述统计表的基本结构与制表原则。

3. 某研究者欲分析不同的防控策略因素对新型冠状病毒感染（COVID-19）疫情的影响，选择我国大陆 31 个省（自治区、直辖市）和新疆生产建设兵团与我国台湾地区进行比较，截至 2022 年 10 月 21 日的数据如表 12-14 所示，以第七次全国人口普查数据为基数（2020 年 11 月 1 日零时），试分析两地居民累计确诊率、累计死亡率、病死率等有无差异？（信息来自国家卫生健康委员会官方网站，http://

www.nhc.gov.cn/cmssearch/xxgk/getManuscriptXxgk.htm?id=b2e0afdda6a94c2fa0f10 日 cc8b774afb)。

表 12-14　两地居民新型冠状病毒感染数据比较

地区	总人口（人）	累计确诊（例，/10万）	累计死亡（例，/10万）	病死率（%）
大陆	1411778724	257155（18.21）	5226（0.37）	2.03
台湾地区	23561236	7379205（31319.26）	12206（51.81）	0.17
合计	1435339960	7636360（532.02）	17432（1.21）	0.23

第十三章 流行病学研究方法

第一节 概述

学习目标

1. 掌握流行病学的概念及不同研究方法的基本原理、特点和优缺点。
2. 熟悉不同研究方法的类型及用途。
3. 了解流行病学研究方法的设计和实施。
4. 树立科学思维观念和循证医学理念。

一、流行病学的定义

流行病学（epidemiology）是预防医学的一个重要组成部分，是研究健康分布、疾病流行及其控制的一门方法学。目前比较通用的定义为"研究人群中疾病和健康状态的分布及其影响因素，以及防控疾病和促进健康的策略与措施的科学"。

从流行病学的定义可以归纳出它的特点：①研究对象是人群；②不仅研究疾病状态，也研究健康状态；③关注的重点是疾病或健康状态的分布及其影响因素；④目的是为防控疾病和促进健康提供科学的决策依据。

二、流行病学的研究方法

按照其设计特点一般可分为三类，即观察性研究、实验性研究和理论性研究（图 13-1）。

（一）观察性研究

观察性研究（observational study）是流行病学研究的基本方法，主要包括描述性研究和分析性研究。

1. 描述性研究

描述性研究（descriptive study）又叫描述流行病学（descriptive epidemiology），是通过调查、观察，了解疾病、健康状况或其他卫生事件在人群中的分布情况的一类方法。

2. 分析性研究

分析性研究（analytical study）是对流行病学所假设的病因或流行因素进行检验分析的一类研究方法。分析性研究有两种主要的分析方法：病例对照研究（case-control study）和队列研究（cohort study）。

（二）实验性研究

按随机分配原则将试验对象分为实验组和对照组，给实验组施加干预措施，对照组不给予这种措施，随访一段时间后观察干预措施的效果，这类研究称为实验性研究（experimental epidemiology）。

（三）理论性研究

理论流行病学研究（theoretical epidemiology）又称数学流行病学研究。它是将流行病学调查所得到的数据，以数学符号代表影响疾病分布的各种因素，建立有关的数学模型，反映病因、宿主和环境之间的关系，以阐明流行病学规律。

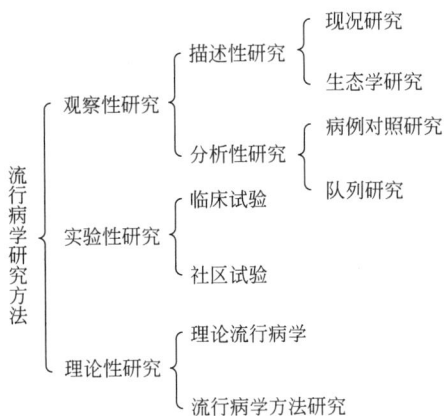

图 13-1　流行病学研究方法分类

三、流行病学的用途

流行病学既是一门方法学，也是一门应用性很强的学科。主要用于：①描述疾病与健康状态的分布特点；②探讨病因与影响流行的因素及确定预防方法；③应用于诊断、疗效判断、选择治疗方案及预后的评价；④疾病的预防与控制的对策与措施；⑤应用于医疗、卫生、保健服务的决策和评价。

第二节 疾病分布

疾病（传染病或非传染病）均有两方面表现：一方面是疾病的个体表现，如症状、体征和功能变化等临床现象；另一方面是疾病的群体表现，如疾病在地区、人群及时间的分布情况。疾病的群体现象称为疾病的分布（distribution of disease）。它是以疾病的频率为指标，描述疾病在不同地区、时间和人群的存在状态及其发生、发展规律（简称疾病三间分布）。疾病分布受致病因素、环境因素及人群特征等因素的影响，是一个经常变动的过程。描述疾病的分布是流行病学工作的起点。

一、疾病频率测量指标

（一）死亡率

死亡率（mortality rate）是指某人群在一定期间内（通常为 1 年）的总死亡人数与该人群同期平均人口数之比，是衡量人群死亡危险较常用的指标。

$$死亡率 = \frac{某人群某时期总死亡人数}{该人群同期平均人口数} \times k \qquad （式 13-1）$$

k=100%，1000‰或 100000/10 万 ……

分母中平均人口数一般使用年中人口数，可采用：①该年 6 月 30 日 24 时（或 7 月 1 日 0 时）人口代替；②年初人口数加年终人口数除以 2。

死亡率反映一个人群总死亡水平。一般以年为时间计算单位，是一个国家或地区文化、卫生水平的综合反映。它不仅反映一个国家或地区不同时期的居民健康状况和卫生水平，还可为当地卫生保健的需求和规划提供科学依据。死亡率是一种未经过调整（标准化）的粗死亡率（crude death rate），不同国家（或地区）、不同年代人口的年龄、性别等构成不同，粗死亡率不能直接比较，必须进行年龄或性别的调整，计算调整（标准化）死亡率才能进行比较，以排除因年龄或性别构成不同所造成的假象。

按疾病的种类、年龄、性别、职业、种族等分类分别计算所得的死亡率称为死亡专率（specific death rate）。计算死亡专率时，分母必须是与分子相对应的人口数。死亡专率中婴儿死亡率非常重要，它是指年内、周岁内婴儿死亡数占年内活产数的比值，一般用千分率表示。婴儿死亡率是反映社会经济及卫生状况的一项敏感指标，它不受人口构成的影响，不同的国家和地区可直接进行比较。

（二）病死率

病死率（fatality rate）指一定时期内（通常为一年），患某种疾病的人群中，因该病而死亡的比例，表示某病患者因该病死亡的危险性。

$$病死率 = \frac{一定时期内因某病死亡人数}{同期确诊的某病病例总数} \times 100\% \qquad （式 13-2）$$

病死率表示确诊某疾病的死亡概率，反映了疾病的严重程度，也反映了医疗水平和诊断水平。

（三）发病率

发病率（incidence rate）指一定期间内（通常为一年），一定人群中发生某病新病例的频率。

$$发病率 = \frac{某年（时期）某人群中某病的新病例数}{同年（时期）暴露人口数} \times k \qquad （式 13-3）$$

$k=100\%$，$1000‰$ 或 $100000/10$ 万 ……

计算发病率时，要考虑以下几个因素。

1. 发病时间

发病率是以新发病例来计算，而新发病例的确定则有赖于该病的发病时间。有些疾病的发病时间容易确定，如流行性感冒、急性心肌梗死及脑出血等；但有的疾病却难以确定其发病时间，如高血压、精神病等，对于此类疾病，一般以初次诊断时间作为发病时间。

2. 暴露人口数

暴露人口也称为危险人群。暴露人口必须符合两个条件：①必须是观察时间内观察地区内的人群；②必须有可能患所要观察的疾病。只有具备了这两个条件才能作为发病率的暴露人口。暴露人口中不应包括正在患病、曾经患病获得该病的免疫或其他原因不可能再患此病的人。由于在实际工作中暴露人口数不易获得，一般使用年平均人口数。

3. 新发病例数

新发病例数是指观察期间内新发生的某病的患者人数。在观察时间内，同一个人可能发生一次以上的同种疾病，在计算时应分别计为几个新发病例。

4. 罹患率（attack rate）

罹患率与发病率一样是测量新发病例的指标，是衡量某一局限范围较短期间内新发病例的频数。观察时间可以月、周、日为单位，使用比较灵活。

$$罹患率 = \frac{观察期内某病的新病例数}{同期暴露人口数} \times k \qquad （式 13-4）$$

k=100%，1000‰或 100000/10 万 ……

此率的计算应注意暴露人口的准确性。在探讨如食物中毒、职业中毒或传染病的暴发和流行时经常使用罹患率探讨病因。

5. 患病率（prevalence rate）

患病率又称现患率或流行率，是指某特定时间内一定人群中某病新旧病例数所占比例。

$$患病率 = \frac{特定时期内某人群中某病新旧病例数}{同期观察人口数} \times k \qquad （式 13-5）$$

k=100%，1000‰或 100000/10 万 ……

患病率是横断面调查得出的疾病频率，故调查时间不能拖得太长，一般应在一至数月内完成，不得超过一年。

患病率常用于病程长的慢性病，如心血管病、血吸虫病及癌症等，另外可为医疗设施规划、医疗质量评价和医疗经费的投入提供科学依据。

6. 感染率

感染率（infection rate）是指在调查时受检查的人群中某病现有感染的人数所占的比例，通常用百分率表示。

$$感染率 = \frac{调查时某病感染人数}{调查时受检人数} \times 100\% \qquad （式 13-6）$$

感染率的性质与患病率相似，患病率的分子是病例，而感染率的分子是感染者。感染率的用途广泛，特别是对隐性感染率高的疾病调查，如乙型病毒性肝炎、脊髓灰质炎、流行性乙型脑炎等，常用它推论疾病的感染状况或防控工作效果，估计其流行势态，也可为制订防控计划提供依据。

7. 生存率

生存率（survival rate）是指患某病的人（或接受某种治疗措施的患者）经 n 年的随访，到随访结束时仍存活的病例数占观察病例数的比例。评价某些慢性病如癌症、心血管病等的远期疗效时常用此率。

$$n年生存率 = \frac{随访满n年的某病存活病例数}{随访满n年的该病病例总数} \times 100\% \qquad （式 13-7）$$

研究生存率必须有随访制度，应确定随访开始日期和截止时间。开始日期一般以确诊日期、手术日期、住院日期计算，截止时间通常以 3 年、5 年、10 年计算，即 3 年、5 年、10 年生存率。

二、疾病流行强度指标

疾病流行强度是疾病在某地区一定时期内存在数量多少，以及各病例之间的联系程度，也称疾病的社会效应。常用散发、暴发、流行和大流行等表示。

（一）散发

散发（sporadic）指发病率呈历年来一般水平，各病例间在发病时间和地点上无明显联系，表现为散在发生。一般多用于区、县以上范围，不适于小范围的人群。确定某病在某地区是否属于散发，应参照当地前3年该病的发病率，如当年发病率未显著超过既往一般发病率，则称为散发。

（二）暴发

暴发（outbreak）是指局部地区或集体单位短时间内突然出现很多症状相同患者的现象。这些人一般都有相同的传染源或传播途径。如幼儿园手足口病、腮腺炎、麻疹等疾病的暴发。

（三）流行

流行（epidemic）是指一个地区某病发病率明显超过历年的散发发病率水平。流行与散发是相对的，各地应根据不同时期、不同病种等做出判断，一般发病率超过同期散发水平3～5倍才能判断为流行。

（四）大流行

大流行（pandemic）即疾病蔓延迅速，涉及地域广，往往在比较短的时间内跨越省界、国界，甚至洲界，而形成大流行。如流行性感冒、霍乱，历史上曾发生过多次世界性流行。

三、疾病分布形式

（一）地区分布

疾病的发生往往与一定地区的自然环境和社会环境等多种因素相关，因此，研究疾病地区分布常可为疾病的病因、流行因素等提供线索，以便制订防控对策。

研究疾病地区分布的方法为根据实际情况可做出疾病标点地图、地区分布图、传播蔓延图，也可按不同地区计算其发病率、死亡率、患病率等。

1. 国家间及国家内的分布

疾病在国家间及国家内的分布呈现不同的特点，主要表现：①有些疾病只发生于世界某些地区，如黄热病主分布于非洲和南美洲。②有些疾病虽在全世界均可发生，但其分布不一，且各有其特点。③有些非传染病世界各地可见，但发病和死亡情况不一。引起的原因可归纳为：①不同国家或地区所处的特殊地理位置，使地形及环境条件有差异。②气象条件不同。③当地人群的特殊风俗习惯及其遗传特征差异。④人群组成的社会文化背景不同。⑤生物媒介在不同国家或地区的分布不同。

2. 城乡分布

城市与农村因生活条件、卫生状况、人口密度、交通条件、工业水平、动植物分布等情况不同，所以疾病分布也出现差异，这种差异就是由各自的特点所决定的。

（二）时间分布

疾病的发生与流行，无论传染病还是非传染病均随时间的推移而不断变化。研究疾病时间分布的特征不但有助于预测疾病的发生，还可为病因研究提供线索。描述疾病时间分布包括以下几个方面。

1. 短期波动

短期波动（rapid fluctuation）指疾病在一个集体或固定的较小人群中，短时间内，发病数突然增多的现象。有时也称时点流行或暴发（outbreak），两者的区别是暴发涉及的人群范围较小，短期波动涉及的人群则相对较大。造成疾病短期波动的多数原因是许多人在短期接触同一致病因子而引起的。由于潜伏期不同，发病有先有后，但大多数病例发病日期往往在最短和最长潜伏期之间，即常见潜伏期，发病高峰与该病的常见潜伏期基本一致。因此可从发病高峰推算暴露日期，从而找出引起暴发的原因。

2. 季节性

季节性（seasonal variation）指疾病的发生呈现每年的一定月份中发病频率升高的现象。疾病的流行有一定季节性，传染病尤为明显，如流行性乙型脑炎在我国北方8月、9月、10月三个月为发病高峰季节，在此前后很少发生，其主要原因与乙型脑炎病毒在媒介昆虫体内繁殖特性及蚊虫孳生条件有关。

季节性高峰的原因复杂，受各种气象因素、媒介昆虫、野生动物和家畜生长繁殖等因素影响，也受风俗习惯、生产、生活和卫生水平等因素的影响。季节性研究不但可探讨流行因素、传染源，还可为防控对策的制订提供依据。

3. 周期性

周期性（periodicity）指某些疾病发生频率是有规律地相隔一定时间发生较大流行的现象。一些传染病由于易感人口的积累而发生流行，常可表现为周期性特点。

4. 长期变异

长期变异（secular trend）指经过较长时间（几年或几十年），疾病的临床特征、发病率、死亡率等的变动情况，也包括病原体的型别、毒力及其他致病因素的变动趋势。人类许多疾病在一个相当长时间内随着社会生活条件改变，医疗技术的进步，自然条件的变化而发生显著变化，使其感染类型、病原体种类及宿主均会发生很大的变化。

（三）人群分布

疾病的分布常常随人群的性别、年龄、职业、种族、阶层、婚姻状况、家庭情况的不同而有差异，也与人群不同行为及环境有关。其分布不同的原因是多方面的。研究疾病的人群分布常有助于确定危险人群和探讨病因。

1. 年龄

年龄是人群最主要的人口学特征之一，几乎所有疾病的发生均与年龄有相当密切的关系，其与疾病间的关联比其他因素的作用都强。有些疾病几乎特异地发生在一个特殊的年龄组，如麻疹、水痘；慢性病如冠心病等一般随年龄增长，发病率有增长趋势。

导致年龄分布出现差异的原因，可能与下列因素有关：①免疫水平状况；②暴露于病原因子的机会不同；③预防接种改变某些疾病固有的发病特征；等等。

2. 性别

描述疾病在不同性别人群中的分布，即是比较男女某种疾病的发病率、患病率或死亡率等指标的差异。造成疾病性别分布不同的原因，可能与下列因素有关：①男女接触外界环境致病因素的频率和强度不同，如肺癌、肝癌等；②男女解剖生理特点不同，如乳腺癌、前列腺癌。

3. 职业

许多疾病的发生与职业有密切关系，如煤矿工人易患硅肺；炼焦工人易患肺癌。职业与疾病的关系表现在职业环境对个人的影响上。疾病在职业分布中的差异主要与特异的职业有害因素有关。人的一生中有相当长的时间在从事某种职业活动，在职业环境中接触职业有害因素而导致疾病的发生。

4. 种族和民族

不同种族人群包含着许多不同因素，如遗传、地理环境、国家、宗教及生活习惯等。这些因素均影响疾病的发生。如马来西亚居住有三种民族，马来人患淋巴瘤较多；印度人患口腔癌多；而华人以患鼻咽癌和肝癌较多。

种族和民族对疾病的影响主要来自两个方面，一方面是生活习惯和经济条件，另一方面是遗传因素。

5. 行为

近年来行为医学研究发现，一些疾病在不良行为人群中的发病率或死亡率均高。据世界卫生组织报告，在发达国家和部分发展中国家，危害人类健康和生命的主要原因是恶性肿瘤、冠心病、脑卒中、高血压、糖尿病等慢性非传染性疾病，而这些疾病的发生与发展，60% ~ 70% 是由社会因素、不健康的生活方式与不良行为习惯造成的。常见的不良行为有吸烟、酗酒、吸毒、不正当性行为、静坐生活方式（sedentary lifestyle）等。

第三节　描述性研究

描述性研究（descriptive study）是流行病学研究中较基本、常用的一类方法，是流行病学研究的起点，通过描述疾病和健康状况在时间、地点和人群方面的分布特点及发生、发展规律，提出初步防控对策或进一步的研究方向。主要有三类：现况研究、病例报告及生态学研究。在此重点介绍现况研究。

一、现况研究

（一）定义

现况研究（prevalence survey）又称现患调查或横断面调查（cross-sectional survey），指在某一特定人群中应用普查或抽样调查等方法收集特定时间内有关疾病或健康状况的资料，以描述疾病或健康状况的分布及某因素与疾病的关联的研究方法。

（二）特点

获得的疾病情况是调查当时的患病情况，只能计算患病率，不能计算发病率。只能为病因研究提供线索，不能得出病因因果关系的结论。现况调查不需要设立对照组，但是可做对比性分析。

（三）目的和用途

1. 描述疾病或健康状况的分布

通过三间分布的描述，可发现某种疾病的流行强度及分布特点，以便分析患病频率与哪些环境因素、人群特征及防病措施的质量等因素有关。

2. 提供病因线索

通过某些因素或特征与疾病或健康状况联系的描述分析提出病因假设，供分析性流行病学研究利用。另外，现况调查对于不会发生改变的暴露因素如血型、种族、性别等的研究，可以提供真实的暴露与疾病联系的证据。

3. 早期发现患者

利用普查、抽样调查等手段，可以早期发现患者，有利于早期治疗。

4. 评价疾病的防控效果

如果定期地在某一人群中进行横断面研究，收集有关暴露与疾病的资料，该研究结果类似于前瞻性研究结果。将现况研究的结果与同一地区几年以前或几年以后的同类调查结果进行比较，则可评价某些疾病的防控效果。

二、类型

（一）普查

普查（census）为了解某病的患病率或某人群的健康状况，在特定时间对特定范围内人群中的每一成员进行的全面调查或检查。

1. 特点

（1）特定时间应该较短，甚至是某时点。一般为 1 ~ 2 天或 1 ~ 2 周，大规模的普查最长不应超过 3 个月。

（2）特定范围可以指某地区或某种特征的人群，或是某居民点的全部居民，或是某地区某单位的几个年龄组或从事某一职业人群中的每一个人。

（3）普查可以同时调查几种疾病，并能发现人群中的全部病例。

（4）普查比较适用于患病率较高的疾病，一般要求对所调查的疾病有比较简易而准确的检测手段和方法，并对调查出的病例有可靠有效的治疗方法，否则不宜进行普查。

2. 目的

（1）早发现、早诊断、早治疗。

（2）了解疫情的基本分布情况。

（3）建立生理指标的正常值范围。

（4）了解疾病或健康的分布，为进一步研究提供线索。

3. 优缺点

（1）优点：①确定研究对象较简单，不存在抽样误差；②通过普查能起到普及医学科学知识的作用；③能发现人群中的全部病例，使其得到及时治疗。

（2）缺点：①由于工作量大而难以完成十分细致的工作程序，常难免漏查调查对象；②不适用于患病率很低的疾病；③耗费人力物力，成本高；④只能获得患病率资料，而不能获得发病率资料。

（二）抽样调查

抽样调查（sampling survey）是从总体人群中采用随机抽样的方法获取具有代

表性的样本进行调查，以所得的结果估计该人群某病的患病率或某些特征的情况，即以局部推论总体的调查方法。

1. 特点

（1）遵循随机化的原则。

（2）考虑抽样方法及样本量大小。

（3）要注意调查的真实性及其可靠性。

（4）抽样调查易产生偏倚，可在调查设计、实施和资料分析时加以认识、控制和防止。

2. 抽样方法

依照抽样调查的理论和特点，可将其分为以下几类。

（1）单纯随机抽样：单纯随机抽样（simple random sampling）也称简单随机抽样，是较简单、基本的抽样方法，即从总体 N 个对象中，利用抽签或其他随机方法抽取 n 个个体组成有代表性的样本。注意应保证总体中每个对象被抽到的概率相等。

（2）系统抽样：系统抽样（systematic sampling）又称机械抽样或等距离抽样，即将总体中的全部个体按某一标志或属性排列起来，再依据一定的顺序，机械地每隔若干单位抽取一个单位组成样本。

（3）分层抽样：分层抽样（stratified sampling）将总体单位按某种特征如性别、年龄、居住条件、文化水平、疾病的严重程度等分为若干次级总体（层），然后从每层抽取一个随机样本组成所需要的样本数。分层抽样要求层内变异越小越好，层间变异越大越好，可提高每层的精确度，也便于层间比较。

（4）整群抽样：整群抽样（cluster sampling）即将总体分成若干群组，抽取其中部分群组的全体组成样本的抽样方法。整群抽样要求群内变异越大越好，群间变异越小越好，这样抽取的样本更有代表性。

3. 样本含量估计

抽样调查需要估算合适的样本人数，样本过大会给工作带来难度、浪费人力物力财力，并且容易产生偏倚；样本过少又会导致抽样误差增大，使结果缺乏可信性。影响抽样调查样本大小的因素是多方面的，主要包括：①所调查疾病的预期现患率（P）；②对调查结果精确性的要求，即允许误差（d）的大小，允许误差越大，所需样本越小。

抽样调查率时样本量计算公式如下：

$$n = k \times (q/p)$$

（式 13-8）

式中：n 为所需调查人数，p 为某病患病率，$q=1-p$

当相对允许误差分别为 $0.1p$、$0.15p$、$0.2p$ 时，k 分别等于 400、175、100。

抽样调查均数时样本量计算公式如下：

$$n = (t_\alpha s / d)^2 \qquad\qquad （式 13-9）$$

式中：n 为样本量，s 为标准差，d 为允许误差（绝对误差），t_α 为样本均数与总体参数间差异的统计学检验显著性水平所对应的 t 值的大小，如 $\alpha=0.05$ 时，$t_\alpha=1.96$。

4. 优缺点

（1）优点：节省时间、人力和物力，调查范围小，调查工作容易做得细致，适用于调查发病率较高的疾病。

（2）缺点：①调查设计、实施和资料分析均比较复杂，重复和遗漏不易被发现，且不适用于调查变异较大的资料。②当某病的发病率很低时，小样本不能提供足够的信息；而若样本扩大到近于总体的 75% 时，直接进行普查更有意义。

三、研究设计与实施

（一）明确目的、选择现况研究类型

调查实施前应根据研究要求提出的问题，明确调查目的。另外还需根据具体研究目的确定是选择普查还是抽样调查来进行。

（二）确定和选择研究对象

根据研究目的和选择的调查类型确定研究对象。如果是普查应是某个区域内的全体人群或具有某一特征的全体人群；如果是抽样调查，则首先要明确该抽样研究的总体人群，其次要确定采用何种抽样方法和抽取多大的样本数，抽样方法可根据总体人群特点及研究目的进行选择，样本数可依据估计调查疾病的现患率及相应公式估算获得。

（三）资料收集

现况调查所需要的资料可从现存的资料和专题调查中获得，具体方法见本章第一节。

（四）资料分析

现况调查所获得的资料，应先仔细检查这些原始资料的完整性、准确性，填补缺、漏项目，删除重复，纠正错误，对疾病或健康状态按规定的标准归类核实。在完成以上资料的整理后才能开始进行资料分析。

第四节　分析性研究

流行病学分析性研究方法属于观察法的一种类型，主要有病例对照研究和队列研究两种。

一、病例对照研究

（一）概述

病例对照研究（case-control study）是选择一组患有所研究疾病的病例人群为病例组，另选一组目前未患此病的人群为对照组，分别调查其既往暴露于某个（或某些）危险因子的情况及程度，以判断暴露危险因子与研究疾病有无关联及其关联程度大小的一种观察性研究方法。病例对照研究是主要用于探索病因的一种流行病学方法。

病例对照研究（及其他类型的流行病学研究）中所谓的暴露（exposure）是指研究对象接触过某种待研究的物质（吸烟）或具有某种待研究的特征（性别、年龄等）或行为（吸烟）。

1. 特点

（1）观察性研究：研究对象的暴露情况是自然存在而非人为控制的，因此病例对照研究属于观察性研究。

（2）设立对照：有事先设立的、独立的对照组，可与病例组进行比较分析。

（3）由"果"及"因"：在研究疾病与暴露因素的先后关系时，是先有结果，然后再去追溯导致此结果的可能原因，是由果推因的研究。

（4）因果关联的论证强度较弱：由于受到回顾性观察方法的限制，病例对照研究多数情况下只能得出暴露因素与疾病的统计学关联，不能论证其因果关联。

2. 类型

按照选择对照的方式不同，病例对照研究可分为两种类型。

（1）非匹配设计的病例对照研究：病例和对照从设计总体中随机抽取，对照只需在数量上不少于病例组，没有其他任何限制和规定。

（2）匹配设计的病例对照研究：根据研究设计的要求，按一定匹配条件来选择对照。此类研究按匹配方式不同又可分为两种：①群体匹配：也称频数匹配，只要求对照组在匹配因素的比例上与病例组相同，无须一一配比。②个体匹配：根据匹配因素一致的原则，病例与对照以个体为单位进行匹配。个体匹配有 1：1，1：2，1：3，…，1：R 等形式。

在进行病例对照研究设计时，选择的研究类型不同及个体匹配的方式不同，资料的分析方法也不同。

3. 用途

（1）探索疾病的可疑危险因素：对于病因未明的疾病，通过病例对照研究可广泛地筛选机体内外环境中的可疑危险因素。

（2）检验病因假设：可初步检验由描述性研究结果建立的病因假设，推断暴露因素与疾病的统计学关联。

（3）提供进一步研究的线索：利用病例对照研究获得的较为明确的病因线索，进一步进行队列研究或实验性研究，从而证实病因假设。

（二）设计与实施

1. 确定研究目的，建立假设

根据描述性研究的结果，结合文献复习和病例对照研究的用途，明确研究目的并建立暴露与疾病的关联假设。

2. 选择研究类型

根据研究目的选择研究设计的类型，如为广泛探索危险因素，则以非匹配设计或频数匹配设计的病例对照为宜；如检验某具体的暴露因素与疾病的关联，则可采用个体匹配的设计。

3. 选择研究对象

包括病例的选择和对照的选择，选择病例和对照时一定要注意其代表性。

（1）病例的选择：选择的原则是进入研究的病例应来自产生病例的目标人群的随机样本。选择病例时应考虑三方面的因素：①疾病的诊断标准：一般按国际疾病分类（ICD）国内统一的诊断标准。②病例的来源：包括医院病例和社区人群筛检的病例。医院的病例为一定时期内一所或多所医院的门诊或住院的全部病例或其随机样本；社区人群病例主要为某一特定时间和地区内，通过普查得到的所有病例或其随机样本。后者代表性更好。③病例的种类：病例的种类包括新发病例、现患病例和死亡病例。最好选择新发病例，因为新发病例对疾病危险因素的回忆比较准确，减少回忆偏倚的产生。

（2）对照的选择：对照的选择更为复杂和困难，是病例对照研究的关键，直接关系到研究的成败。对照的选择要根据研究目的确定。病例对照研究中，选择对照是用来估计在产生病例的人群中暴露的分布情况，即对照能够代表目标人群中主要的暴露因素、混杂因素等的分布情况。一般而言，对照应选自于产生病例的源人群，使除研究因素外的其他有关因素的分布与病例组一致，保证研究结果的真实性。

通常的做法：如果病例组来自某一特定人群，则可以选择该人群的非病例（即未患该种疾病的人）的一个随机样本作为对照。如病例来自某所医院，则可从同医院同时就诊或住院的其他病例中选择对照。或以病例的邻居、同事、亲属等作为对照。

4. 估算样本含量

根据所选择的研究类型，选择不同的公式进行估算。

（1）非匹配设计或频数匹配的病例对照研究样本量估计：可应用以下公式计算：

$$n = \frac{[u_\alpha \sqrt{2\bar{p}(1-\bar{p})} + u_\beta \sqrt{p_0(1-p_0) + p_1(1-p_1)}]^2}{(p_0 - p_1)^2} \quad （式13-10）$$

或近似公式：

$$n = \frac{2\bar{p}(1-\bar{p})(u_\alpha + u_\beta)^2}{(p_0 - p_1)^2} \quad （式13-11）$$

式中：n 为样本含量；p_0 为对照组暴露率；p_1 为病例组暴露率；$\bar{p} = \frac{(p_0 + p_1)}{2}$；$u_\alpha$、$u_\beta$ 为标准正态差的 u 界值。

有时候病例组的暴露率（p_1）很难确定，可利用对照组的暴露率（p_0）与估计的相对危险度（OR 或 RR）进行估算，其计算公式为：$p_1 = \dfrac{OR(RR) \times p_0}{[1 - p_0 + OR(RR) \times p_0]}$

（2）个体匹配的病例对照研究：1∶1 匹配与 1∶R（$R \geq 2$）匹配的形式，样本含量的估算公式不同，现介绍常用的 1∶1 匹配的估算公式（见下式），1∶R（$R \geq 2$）匹配请参阅相关书籍。

$$m = \frac{[\frac{1}{2}u_\alpha + u_\beta\sqrt{p(1-p)}]^2}{(p-0.5)^2} \quad （式13-12）$$

$$p = \frac{OR}{(1+OR)} \approx \frac{RR}{(1+RR)} \quad （式13-13）$$

$$M = \frac{m}{[p_0(1-p_1) + p_1(1-p_0)]} \quad （式13-14）$$

式中：m 为病例与对照暴露状态不一致的对子数；M 为所需的样本量（总对子数）；其余意义同前公式。

5. 资料收集

病例对照研究的资料可从医院病案记录、疾病登记报告等现存资料中摘录，有些资料还需通过检测研究对象的标本或环境才能得到。然而大量的资料主要是通过设计的调查表对病例和对照的询问调查而获得。资料的收集在病例对照研究中十分重要，若收集的资料不可靠，将产生统计处理无法纠正的系统误差（偏倚）。

6. 资料的整理和分析

对收集的资料进行核查、纠错、验收、归档等一系列整理步骤，使资料尽可能完整以保证资料的质量。将整理好的资料进行分组、归纳、编码并输入计算机，便于进一步处理。资料分析是病例对照研究的难点，具体分析步骤详见下述。

（三）病例对照研究的资料分析方法

病例对照研究数据分析的中心内容是比较病例和对照中暴露的比例并由此估计暴露与疾病的联系程度，并估计差别与联系由随机误差造成的可能性有多大，特别要排除由于混杂变量未被控制而造成虚假联系或差异的可能。进一步，还可计算暴露与疾病的剂量反应关系，各因子的交互作用（对一种因子的暴露会不会影响对另一种因子的效应）等。所选择的研究类型不同，数据的分析方法也不同，下面分别介绍其基本的分析方法。

1. 非匹配设计和频数匹配设计的病例对照研究资料分析方法

将资料按暴露因素的有无整理为表 13-1 形式。

表 13-1　成组病例对照研究资料整理表

暴露因素	病例	对照	合计
有	a	b	$a+b=n_1$
无	c	d	$c+d=n_0$
合计	$a+c=m_1$	$b+d=m_0$	$a+b+c+d=N$

（1）均衡性检验：对病例组和对照组除研究因素外的其他特征进行显著性检验，观察两组非研究因素是否均衡可比。对于两组存在显著性差异的非研究因素，应分析其是否为混杂因素，如为混杂因素则需要在进一步分析时加以校正或调整以消除其对研究结果的影响。均衡性检验的方法常用两组率的 u 检验、χ^2 检验或两组均数的 t 检验、u 检验等。

（2）暴露因素的显著性检验：主要是分析暴露因素在病例组和对照组的频率有无显著的统计学差异，并据此进行统计学推断。分析的方法可采用四格表的 χ^2 检验，若两组有显著的统计学意义，则说明暴露因素与疾病之间存在统计学关联。

（3）暴露因素与疾病关联强度的分析：病例对照研究中表示暴露与疾病之间关

联强度的指标为比值比（odds ratio，OR）。

① OR 的概念：OR 表示两组中某事件发生的概率与不发生的概率的比值的比，简称比值比。

② OR 的计算：根据表中数据直接计算 OR 的点值大小，计算过程为：

$$病例组暴露的比值 = \frac{a/m_1}{c/m_1} = \frac{a}{c} \qquad 对照组暴露的比值 = \frac{b/m_0}{d/m_0} = \frac{b}{d}$$

$$比值比(OR) = \frac{病例组暴露的比值}{对照组暴露的比值} = \frac{a/c}{b/d} = \frac{ad}{bc} \qquad （式13-15）$$

③ OR 的意义：OR 值是相对危险度的估计值，表示存在暴露因素是不存在暴露因素发生某病的风险倍数。OR 值反映了暴露与疾病之间联系的强度。一般来说，OR 的可信区间均在 1 以上，表示暴露因素是疾病的危险因素且值越大危险越大；OR 的可信区间均小于 1，表示暴露因素是疾病发生的保护因素且值越小保护性越大；如果 OR 的可信区间包含 1，暴露因素与疾病之间无任何关联。

2. 个体匹配设计的病例对照研究资料分析方法

个体匹配的病例对照研究的资料分析方法与个体匹配的形式有关，个体匹配形式不同，分析方法也不同。本书简单介绍 1：1 匹配形式的资料分析方法，其他 1：R（R≥2）匹配的资料分析请参阅相关书籍。

将资料整理成四格表（表 13-2）。

表 13-2　1：1 匹配病例对照研究资料整理表

对照	病例		合计
	有暴露	无暴露	
有暴露	a	b	$a+b$
无暴露	c	d	$c+d$
合计	$a+c$	$b+d$	$a+b+c+d=N$

注意：式中 a、b、c、d 分别代表相应的对子数，N 为总对子数。

暴露因素与疾病关联强度 $OR = \frac{c}{b}$。

二、队列研究

（一）概述

队列研究（cohort study）是按照研究对象是否暴露于所研究的暴露因素或暴露程度不同而划分为不同组别，然后随访观察一段时间，观察和比较各组某事件发生的概率，以检验暴露因素与该事件发生之间有无关联的一种研究方法。队列研究是分析流行病学重要的方法之一，在医学研究中有多种用途。

1. 特点

（1）观察性研究：研究者不给研究对象施加任何干预措施，暴露与否是客观、自然存在于研究人群中的。

（2）设立对照：队列研究是按研究对象是否暴露于某因素或暴露程度不同进行分组设立对照，也可在资料分析阶段根据需要设立对照组。

（3）由"因"到"果"：从病因链的角度来看，队列研究是从"因"到"果"的研究，符合病因推断上前因后果的时间顺序。

（4）结果的论证强度较强，可以论证暴露与疾病的因果关联。

2. 类型

（1）前瞻性队列研究：前瞻性队列研究是队列研究的基本形式，研究对象的确定与分组是根据研究开始时的暴露状态而定，研究结局需要随访一段时间才能得到。研究期限比较长，需要消耗较多的人力、物力，最大的优点是研究者可以直接获得关于暴露与结局的第一手的资料，且资料较为可靠。

（2）回顾性队列研究：回顾性队列研究与前瞻性队列研究不同的是，在研究开始时暴露与疾病均已发生。研究者根据过去的暴露情况进行分组，结合现有的资料分析各组疾病的发生情况，据此判断暴露与疾病之间是否存在关联。

（3）双向性队列研究：该方法是前两者的结合，所以也称为混合性队列研究。此类研究类型具有回顾性队列研究和前瞻性队列研究的性质。

3. 用途

（1）检验病因假设：由于队列研究是由"因"到"果"的研究，多用于检验病因假设。在一定条件下，可论证因果关联。

（2）研究疾病自然史：通过前瞻性队列研究可观察到某疾病在人群中的发生、发展至出现结局的自然过程，称为人群的疾病自然史。可弥补个体疾病自然史的不足。

（3）评价预防措施效果：根据人群中是否接受某种预防措施分为暴露组和非暴露组，随访观察某相关指标在两组的出现情况来评价该预防措施的效果。

（4）疾病的预后研究：临床上常用队列研究分析某个（些）预后影响因素与疾病预后的关联及关联强度的大小。

（二）设计与实施

1. 确定研究目的

在实施前首先根据一些病因线索提出病因假设，然后通过队列研究验证假设是否正确、成立。一般地，队列研究的假设需建立在现况研究或病例对照研究结果得到初步验证的基础上，以此为基础进一步验证。

2. 确定研究因素

研究因素即队列研究中要观察的主要暴露因素，是队列研究的分组依据。研究因素应根据研究目的来确定，同时还需有一个明确的定义。研究因素的定义和测量可通过查阅文献或请教有关专家，同时结合研究目的、财力、人力等因素，综合考虑后进行。另外，队列研究除了要确定主要暴露因素（研究因素）外，还应考虑收集其他次要的暴露因素的资料，以便排除混杂或其他影响结果的因素，更好地说明研究结果。

3. 确定研究结局

队列研究的结局也称为结局变量或结果变量，是观察人群中出现的预期的结果事件。研究结局是队列研究的观察终点。研究结局的确定，应按照国内外公认的、统一的标准进行判断，以便对不同地区的研究结果进行比较。

4. 选择研究队列

队列研究中的队列有固定队列和动态队列两种类型，是根据研究开始后是否有新成员加入队列或现有成员退出的情况进行分类的。固定队列是指在时间和地点上都明确规定了一组人群，在研究开始后，既没有新成员加入也没有人员退出的现象，研究对象是固定的。动态队列则与之相反，在整个随访过程中，有新成员加入，也可有被随访的成员退出，研究对象是动态的，随时变化的。所选择研究队列的类型不同，在计算结局变量发生概率时的计算方法也不同。一般来说，固定队列可计算累积概率，而动态队列只能计算人时概率，前者计算较为简单，后者则较为复杂。

5. 选择研究对象

队列研究的研究对象是可能发生研究结果的总体人群中的随机样本，包括暴露人群和对照人群。

（1）暴露人群的选择：暴露人群的选择可以从以下几方面考虑：①特殊暴露人群或职业人群：这类人群对某暴露因素有较高的暴露水平，暴露史明确，易得出结果。②一般人群：在自然人群中选择暴露于研究因素的人群，这类人群的代表性较好，得到的结果外推性好，但发生研究结果事件的概率较小，实施时存在困难。③有组织的人群团体：这是一般人群中的特殊组织团体，如由医学会会员、工会会员等有组织或专业团体的成员组成。这类人群容易保证随访质量。

（2）对照人群的选择：正确选择对照人群直接影响队列研究的真实性。对照人群除暴露因素与暴露人群不同外，其他因素或人群特征应尽可能地与暴露人群相似，即具有可比性。一般可根据暴露人群选择相对应的对照人群，其形式包括：①内对照：由与暴露人群同一队列中没有暴露于研究因素或暴露程度最低的人群组成。由于与暴露人群的来源相同，两组的可比性较好，是队列研究中最合理的对照。②外对照：暴露人群选定后，从其他人群中选择对照人群，这种方式称为外对照。在选择特殊暴露人群或职业人群为暴露人群时，常需选择外对照。③一般人群对照：不另外设立专门的对照组，只是将暴露人群的研究结果与一般人群同种事件发生的概率相比较。选择此类对照时，尤其应注意两组资料的可比性。

6. 估计样本含量

一般来说，队列研究所需的样本量较大，可按下式估计暴露组和对照组所需的样本人数。

$$n = \frac{[u_\alpha\sqrt{2\overline{p}(1-\overline{p})} + u_\beta\sqrt{p_0(1-p_0)+p_1(1-p_1)}]^2}{(p_0-p_1)^2} \qquad （式 13-16）$$

或近似公式：

$$n = \frac{2\overline{p}(1-\overline{p})(u_\alpha + u_\beta)^2}{(p_0-p_1)^2} \qquad （式 13-17）$$

式中：n 为每组所需的样本含量；p_0 为对照组人群的研究结果发生率；p_1 为暴露组研究结果发生率；$\overline{p} = \dfrac{(p_0 + p_1)}{2}$。$u_\alpha$、$u_\beta$ 为标准正态差的 u 界值。

由于队列研究的随访时间较长，失访在所难免，故在确定样本量时要考虑失访率，实际样本量应在计算结果的基础上加 10%。

7. 收集资料

队列研究的资料主要包括基础资料和研究结果资料。基础资料主要指人口学资料、暴露及与暴露相关资料及环境资料等，收集的方式有查阅现存记录、调查研究对象或进行医学检查检验等。研究结果的资料则需通过对研究对象的随访才能获得，随访时应注意：①随访起止时间的规定：队列研究应有一个明确的随访开始时间和结束时间，以便计算结果事件发生的概率。②随访期限的规定：随访期限的长短应结合研究目的及研究结果发生的潜伏时间决定。期限过长，将导致失访率增加；过短则不能得到足够的阳性结果。③随访内容的确定：除了研究结果变量外，还应注意收集暴露因素变化情况、混杂因素的情况及失访情况等。④随访方法的选择：应根据随访内容及实际情况选择不同的随访方法。常用的随访方法主要有查阅常规登记资料、随访对象的定期调查或检查及两者相结合等。

8. 资料整理和分析

资料的整理方法同病例对照研究。队列研究的资料分析主要是通过比较各组研究结果发生的概率如发病率或死亡率等是否存在显著性差异或差异的程度，以分析暴露与疾病的关联及关联强度。

（三）队列研究的资料分析

队列研究的结果可以用来计算所研究疾病在随访期间的发病率或死亡率及各种专率。通过对暴露组与非暴露组的率或不同剂量的暴露组的率的比较，或暴露组的率与全人群的率的比较，便可检验病因假设；可疑病因的暴露与疾病（死亡）是否存在联系；联系强度如何；是否是因果联系。

1. 概率的计算

选择队列的类型不同，计算研究结果发生概率的方法也不同。固定队列主要计算累积概率如累积发病率或累积死亡率等，分母是用进入队列时的人数；动态队列则需计算人时概率如发病密度，分母是用人时数。

（1）累积发病率（cumulative incidence rate，*CI*）：某一固定人群在一定时期内某病新发生例数与时期开始总人数之比。随访期越长，则病例发生越多，所以 *CI* 表示发病率的累积影响。*CI* 又是平均危险度的一个指标，也就是一个人在特定时期内发生该病的概率。

$$n年某病累积发病率 = \frac{某人群在n年内的发病总人数}{观察开始时的人口数} \times 1000\% \text{ 或}(100000/10万) \quad （式13-18）$$

（2）发病密度（incidence density，*ID*）：当队列是一个动态人群时，观察人数变动较大（因失访、迁移、死于他病、中途加入等），应将变动的人群转变为人时数代替人数来计算，此种发病率称为发病密度。人时是观察人数乘以随访单位时间的积，常用人年。发病密度是一定时期内的平均发病率。其分子仍是一个人群在一定时期内某病新发生的例数，分母则是该人群的每一成员所提供的人时的总和。

2. 显著性检验

将资料整理成如表13-3所示。当观察的样本含量较大时，样本率的频数分布符合正态分布或近似正态分布，可采用两样本率的 *u* 检验方法。如果样本率较低，不符合正态分布或近似正态分布，则可应用二项分布或possion分布的直接概率法，也可应用卡方检验。具体方法可参阅统计部分内容。

表13-3　队列研究资料整理表

组别	发病数	未发病数	合计	发病率
暴露组	a	b	$a+b=n_1$	a/n_1
对照组	c	d	$c+d=n_0$	c/n_0
合计	$a+c=m_1$	$b+d=m_0$	$a+b+c+d=N$	

3. 暴露与疾病关联强度的计算

（1）相对危险度：相对危险度（relative risk，*RR*）又称率比（rate ratio），是暴

露组发病率（或死亡率）与对照组发病率（或死亡率）的比值。

暴露组发病率 $I_e=a/n_1$，对照组的发病率 $I_0=c/n_0$。

相对危险度 $$RR = \frac{I_e}{I_0} = \frac{a/n_1}{c/n_0}$$ （式 13-19）

RR 表示暴露组发病或死亡是非暴露组的倍数，说明暴露因素存在时发病或死亡风险是暴露因素不存在时的倍数关系。RR 不同取值所代表的意义同 OR 值。

（2）归因危险度：归因危险度（attributable risk，AR）也称特异危险度或率差（rate difference，RD）。AR 是暴露组的发病率或死亡率与对照组同种率之差。说明由于暴露增加或降低的发病率或死亡率，即疾病危险完全归因于暴露因素的程度。

$$AR = I_e - I_0 = \frac{a}{n_1} - \frac{c}{n_0} = I_0(RR-1)$$ （式 13-20）

AR 与 RR 同为估计暴露与疾病关联强度的指标，但彼此代表的意义有差别。RR 说明个体在暴露情况下比在不暴露情况下发生某疾病的风险倍数，具有病因学意义；AR 则是对于群体来说，在暴露情况下比不暴露情况下所增加的疾病发病数量，如消除暴露因素则可减少这一数量的疾病发生，具有疾病预防和公共卫生学意义。

（3）归因危险度的百分比：归因危险度的百分比（attributable risk percent，$AR\%$）又称病因分值（etiologic fraction，EF），指暴露人群中归因于暴露因素引起的发病或死亡占其全部发病或死亡的百分比。

$$AR\% = \frac{(I_e - I_0)}{I_e} \times 100\%$$ （式 13-21）

（4）人群归因危险度：人群归因危险度（population attributable risk，PAR）指一般人群中某病发病或死亡率（I_t）与对照组发病或死亡率（I_0）的差值。

$$PAR = I_t - I_0$$ （式 13-22）

PAR 表示暴露的社会效应，即暴露因素对某人群的危险程度或消除这个因素后人群中可能使发病或死亡率减少的程度。也可用百分比表示，称为人群归因危险度百分比（population attributable risk percent，$PARP$），其计算方法和意义与 $AR\%$ 相同。

第五节　实验流行病学

实验流行病学（experimental epidemiology）又称干预研究（intervention study）、流行病学实验研究（epidemiological experiment study），是指将来自同一总体的研究人群随机分为实验组和对照组，研究者对实验组人群施加某种干预措施后，随访并比较两组人群的发病（死亡）情况或健康状况有无差别及差别大小，从而判断干预措施效果的一种前瞻性、实验性研究方法。

一、基本特征

（一）前瞻性研究

流行病学实验研究干预措施在前，研究结局出现在后，必须直接追踪随访研究对象，虽然对这些研究对象的观察不一定从同一天开始，但必须从一个确定的起点开始追踪。

（二）施加干预措施

流行病学实验研究必须对实验对象施加一种或多种干预措施，干预措施可以是预防某种疾病的疫苗、阻断某疾病发生的某因素、治疗某病的药物或方法等。

（三）随机分组

研究对象是符合某实验要求的特定总体的代表人群，并在分组时采取严格的随机分配原则。

（四）必须有平行的对照

要求在实验开始时，两组在除干预措施以外的有关各方面具有可比性，这样实验结果的差异才能归因于干预因素的效应。

一个完全的流行病学试验——真试验，必须具备上述四个基本特征，如果一项实验研究缺少一个或几个基本特征，这种实验研究叫类试验（quasi-trial），又称半试验（semi-trial）。

二、基本要素

处理因素、受试对象和实验效应是实验设计的三个基本要素，它们贯穿整个实验研究过程，从不同侧面影响着实验研究的结果，在实验设计中必须予以足够的重视。例如，用两种药物治疗糖尿病患者，观察比较两组患者血糖、尿糖的下降情况，这里所用的药物为处理因素，糖尿病患者为受试对象，血糖值、尿糖值为实验效应。

三、基本原则

基本原则：随机化的原则、设立对照的原则、盲法的原则、重复的原则和均衡的原则。

（一）随机化

随机抽样使目标人群中的每个个体都有同样的机会被选择作为研究对象，保证研究所得的结果具有可推广性；随机分配使每个受试者进入各组的概率相同，使他们除了处理因素不同外，在其他的非处理因素上具有较好的可比性，以保证研究结果的真实。

（二）对照

除被研究的某项疗法或干预措施外，对照组其他方面的试验条件与观察指标和效应标准都应与试验组相同，并和试验组的结果进行比较。其目的是为研究的试验组提供了一个可比较的基础，以排除非处理因素对研究结果真实性的影响，证明两组或多组间结果的差异及其程度。不设对照或对照不完善，将影响试验结果的可靠性和重复性。

（三）盲法

盲法是指临床试验中，不让受试者、研究者或其他有关工作人员知道受试者接受的是何种处理，从而避免他们的行为或决定干扰试验结果。盲法的分类有以下几种。

1. 单盲

只有受试者不知道自己的分组情况（接受的是试验措施还是对照措施），单盲简单易行，可减少来自受试者的偏倚，但不能避免观察者主观意愿的干扰。

2. 双盲

受试者和试验的执行者双方都不知道分组情况，也不知道受试者接受的是哪一种措施，双盲可减少在收集资料时的偏倚，尤其在反映主观判断指标时更重要，但不适用于危重患者。

3. 三盲

三盲是双盲试验的扩展，是指研究对象、研究者及资料分析人员均不了解研究分组情况，能更客观地评价反应变量，但较复杂，执行有一定难度。

（四）重复

为了保证研究样本中所获取的信息和研究结论能外推至具有同一性质的其他患者，要求研究样本应具有相应的总体代表性且样本量要足够大。重复并非越多越好，太多的样本量会导致伦理学和经济问题，还增加了非随机误差。

（五）均衡

指对照组除处理因素与试验组不同外，其他非处理因素（如年龄、性别、病情等）应尽可能与试验组相同。均衡的作用是使得各组间具有可比性。均衡可以更好地避免混杂偏性，减少系统误差，提高研究的精准性。各组间均衡性越好则研究结果的真实可信程度就越高。

四、主要研究类型

（一）按研究目的和研究场所划分

1. 现场试验

现场试验（field trial）是以尚未患病的人群作为研究对象，按随机分配原则将研究对象分为试验组和对照组，试验组给予某种干预措施（要研究的因素），对照组不给予干预措施或给予安慰剂，接受处理或某种预防措施的基本单位是个人而不是亚人群。现场试验主要用于病因研究、疫苗及药物预防措施效果评价。

例如：进行乙肝疫苗的效果评价。选择HBsAg阳性母亲所生的婴儿为研究对象，观察接种（干预）和未接种乙肝疫苗者发生乙肝病毒感染的情况。结果：乙肝疫苗接种组HBsAg阳性率明显低于未接种组，说明乙肝疫苗对预防乙肝病毒感染有效。

2. 社区干预试验

有些实验研究其现场情况或给予干预措施不适合以个体为单位来进行，而更适合于以社区或某一地理区域为单位来划分试验组和对照组，并按试验组的群体给予干预措施。如通过改水预防地方性氟中毒的实验研究，食盐加碘预防地方性甲状腺肿的实验研究。如果参与的社区比较多，也需进行随机分组，不过分组的单位是社区或亚人群而不是个体。像这样的研究称为社区干预试验（community intervention trial）。

例如：进行食盐中加碘预防甲状腺肿的效果评价。选择食盐中加碘与未加碘的两个县观察甲状腺肿的发生情况。结果：食盐中未加碘县的甲状腺肿发病率显著高于食盐中加碘县的发病率，说明食盐中加碘可预防甲状腺肿的发生。

3. 临床试验

临床试验（clinical trial）的主要目的是评价某一药物或某一治疗方法的治疗效果，其基本原理与前述现场试验基本相同，所不同的是临床试验的研究对象是已确诊患者。在临床试验时，首先从具有临床症状的大量患者中选出合适的研究对象，然后将研究对象分为两个组（除给予的因素外，其他影响预后因素应相同），一组为试验组，另一组为对照组。试验组给予某种干预措施（新药或新疗法），对照组给予安慰剂或传统疗法。然后观察两组的临床过程及转归，比较两组的治愈率、好转率、病死率等指标，从而评价干预措施的效果。

例如：进行长效硝苯地平治疗高血压的效果评价。研究对象为确诊的原发性高血压患者。研究方法采用临床试验，将高血压患者随机分为试验组和对照组，试验组用长效硝苯地平药物（干预），对照组不给该药，观察一定时间后比较两组的血压变化情况。如果试验组血压平均水平低于对照组，且有统计学意义和临床意义，可认为长效硝苯地平对治疗高血压有效。

（二）按具备设计的基本特征划分

完全具备四个基本特征的流行病学试验称为真试验，类试验可不设对照组或设非随机分组的对照组。根据是否设立对照组可将类试验分为两类：①不设对照组的类试验，可以是自身前后对照，即同一受试者在接受干预措施前后比较；也可以是与已知的不给该项干预措施的结果比较。②设对照组的类试验，虽然设立了对照组，但研究对象不是随机分组。

五、社区干预试验

社区干预试验是以一个完整的社区或行政区域为基本单位，以人群作为整体对某种预防措施或方法考核或评价所进行的试验。根据需要，其范围大小可以是村、乡镇、街道、县、城市、地区，甚至是某个国家；还可有特殊社区如学校、工作单位、工厂的车间、医院等。在地方病防控研究中改用非病区粮食、旱田改水田预防大骨节病、补硒防控克山病、全民食盐加碘预防碘缺乏病、打深井降氟预防氟中毒等试验都是社区干预试验。

（一）社区干预试验的基本原则与步骤

1. 确定研究目的

研究目的是指此次研究要解决的问题，一般是评估健康教育和行为改变对健康或疾病的影响；探索生物、社会环境改变对人群健康或疾病的影响。要注意，一次试验最好只达到一个目的，如果目的过多则措施分散，研究力量难以集中，反而可能达不到预期目的。

2. 确定研究对象

研究对象是未患所研究疾病的人群。选择研究对象时应制订严格的选入和排除的标准。选择原则：对干预措施有效的人群，预期发病率较高的人群，干预对其无害的人群，能将实验坚持到底的人群，依从性（compliance）好的人群。

3. 确定研究现场

进行现场试验时应确定合适的试验现场，以便于研究。如评价预防制剂或预防措施效果时，选择的试验现场应具备以下条件：①人口数量足够大，比较稳定且具有良好的代表性。②所预防的疾病具有较高而稳定的发病率，以期在试验结束后保证有足够的病例数，便于评价预防措施的流行病学效果。③评价疫苗的免疫学效果时，应选择近期未流行过所研究的疾病，也未进行过针对该病所进行的其他预防措施的地区，便于保证效果是由研究因素所引起的。④当地有较好的医疗卫生条件，卫生防疫保健机构比较健全，登记报告制度较完善，医疗机构诊断水平较好等。⑤当地领导重视，群众愿意接受，有较好的协作条件等。

4. 确定样本估算

合适的样本含量是保证统计推断有效性的基础。影响样本量的因素：①干预措施前、后研究人群中研究事件（疾病或死亡）的发生率，干预前发生率越高，干预后发生率越低，样本量越小。②检验水准 α，α 取 0.01 时样本量大于 α 取 0.05 时。③把握度 $1-\beta$，把握度定得越高，样本量越大。④单侧检验所需样本量少于双侧检验。⑤研究对象分组数越多所需样本量越大。

5. 设立对照组

通过设立对照组可以扣除非研究因素对研究结局的影响，便于判定研究因素的效应。要求对照组在对疾病的易感程度、感染的机会及研究因素之外的其他影响因素等方面与试验组齐同。

（1）影响社区干预试验效应的因素：①人类生物学因素，又称为自身的因素，它包括一般特征（年龄、性别、种族等）、人体的免疫状态、遗传因素、精神心理状态等。由于个体自身因素差异的客观存在，往往导致同一种疾病在不同个体中发生、发展和结局的自然史不一致。②霍桑效应（Hawthorne effect），指人们因为成了研究中特别感兴趣和受注意的目标而改变了其行为的一种趋向，与他们接受的干预措施的特异性作用无关。③安慰剂效应（placebo effect），又称为受试者期望效应，指患者接受无药理作用的药物或疗法，却"预料"或"相信"治疗有效，使病情有所改善。④潜在的未知因素的影响。

（2）设立对照的方式：①安慰剂对照，安慰剂（placebo）通常用乳糖、淀粉、生理盐水等成分制成，不加任何有效成分，但外形、颜色、大小、味道与试验药物或制剂极为相近。在所研究的疾病尚无有效的防控药物或使用安慰剂后对研究对象的病情无影响时才使用。②自身对照，即同一人群试验前后的比较。③交叉对照，即在试验过程中将研究对象随机分为两组，在第一阶段，一组人群给予干预措施，另一组人群为对照组，干预措施结束后，两组交换试验。这种对照必须是第一阶段的干预一定不能对第二阶段的干预效应有影响。

6. 随机化分组

在实验研究中，随机化分组可使每个研究对象都有同等的机会被分配到各组去，以平衡试验组和对照组已知和未知的混杂因素，从而提高两组的可比性，避免造成偏倚。常用方法有以下几种。

（1）简单随机分组（simple randomization）：将研究对象以个人为单位用掷硬币（正、反两面指定为试验组和对照组）、抽签、使用随机数字表随机分组，也可采用系统随机化法，即用现成的数据（如研究对象顺序号、身份证号、病历卡号、工号、学号等）交替随机分配到试验组和对照组中去。优点：简单易行，随时可用，不需要专门工具。缺点：当研究对象数量大时，工作量相当大，有时甚至难以做到。

（2）分层随机分组（stratified randomization）：按研究对象特征，即可能产生混杂作用的某些因素（如年龄、性别、种族、文化程度、居住条件等）先进行分层，然后在每层内随机地把研究对象分配到试验组和对照组。优点：可增加组间均衡性，提高试验效率。缺点：分组前需要完整的研究对象名单，具有简单随机分组同样的缺点。

（3）整群随机分组（cluster randomization）：按社区或团体分配，即以一个家庭、一个学校、一个医院、一个村庄或居民区等为单位随机分组。优点：在实际工作中易为群众所接受，数据收集比较方便，可节约人力、物力。缺点：组间可比性差，所需样本量大。

7. 盲法与非盲法

盲法试验可在一定程度上控制信息偏倚对研究结果的影响。与盲法相对应的是非盲法，又称开放试验（open trial），即研究对象和研究者均知道试验组和对照组的分组情况，试验公开进行。这多适用于有客观观察指标的试验，例如改变生活习惯（包括饮食、锻炼、吸烟等）的干预效果评价。

8. 明确试验期限

要根据所研究疾病的自然史、干预措施的显效时间及其他研究的具体情况确定试验的观察期限。

9. 资料的整理与分析

在试验设计中，就要明确制订出资料的整理、分析计划，包括如何进行资料的核查与归纳、汇总，预期要分析什么指标，采用何种分析方法，如何控制混杂因素等。在对资料进行整理分析时，需要注意正确运用统计学的方法，并结合专业理论知识，合理而恰当地对结果做出解释。

10. 要注意防止偏倚的产生

为使研究结果真实可靠，在资料收集和数据分析时还要注意防止偏倚的产生。

（1）排除（exclusions）：在随机分配前对研究对象进行筛查，凡对干预措施有禁忌者、无法追踪者、可能失访者、拒绝参加试验者，以及不符合标准的研究对象，都应排除。经过排除后，其结果可减少偏倚，但可能影响研究结果的外推。

（2）退出（withdrawal）：指研究对象在随机分配后从试验组或对照组退出。这不仅会造成原定的样本量不足，使研究工作效率降低，且易产生偏倚。退出的原因：①不合格（ineligibility），指研究者对试验组观察仔细，试验组中的不合格者较易被发现。有时研究者对效应差的研究对象可能特别注意，易被发现不符合标准，并将其退出。②不依从（noncompliance），是指研究对象在随机分组后，不遵守试验所规定的要求。主要原因：一是试验或对照措施有副作用；二是研究对象对试验不感兴趣；三是研究对象的情况发生改变，如病情加重等。③失访（loss to follow-up），是指研究对象因迁移或与本病无关的其他疾病死亡等而造成失访。一般要求失访率不超过 10%。

（二）社区干预试验效果的主要评价指标

评价指标选择的基本原则：①不仅要用定性指标，还要尽可能用客观的定量指标；②测定方法有较高的真实性和可靠性；③要易于观察和测量，且易为受试者所接受。

1. 评价治疗措施效果的主要指标

$$有效率 = \frac{治疗有效例数}{治疗的总例数} \times 100\% \qquad （式13-23）$$

$$治愈率 = \frac{治愈人数}{治疗人数} \times 100\% \qquad （式13-24）$$

$$病死率 = \frac{因某病死亡人数}{某病受治疗人数} \times 100\% \qquad （式13-25）$$

$$n年生存率 = \frac{n年存活的病例数}{随访满n年的病例数} \times 100\% \qquad （式13-26）$$

2. 评价预防措施效果的指标

$$保护率 = \frac{对照组发病(或死亡)率 - 试验组发病(或死亡)率}{对照组发病(或死亡)率} \times 100\% \qquad （式13-27）$$

$$效果指数 = \frac{对照组发病(或死亡)率}{试验组发病(或死亡)率} \qquad （式13-28）$$

此外，治疗措施效果的考核还可用病死率、病程长短、病情轻重及病后携带病原状态、后遗症发生率、复发率等指标评价；预防措施效果的考核还可用抗体阳转率、抗体滴度几何均数、病情轻重变化等指标评价；考核病因预防可用疾病发病率、感染率等指标评价。

（三）社区干预试验应注意的问题

在试验中必须注意伦理道德，避免给研究对象增加痛苦或对其健康造成损害。试验前，应先做动物实验，初步验证此种实验方法合理、效果良好、无危害性。特别是设置对照时，必须以不损害受试者身心健康为前提。

1. 研究必须具有科学依据

要有严格的设计和充分的准备，以保证获得有科学价值的结果。

2. 公平选择研究对象

公平分配所有研究对象的风险和收益。

3. 获得社区的知情同意

应当以信任度较高的文件或公告等形式向社会公众宣传，征得社区的同意或认可。

4. 对照组的选择和"善后"处理

为了试验目的而撤除已经存在的有效干预措施不符合伦理。如果预防或干预措施被证实有效，则应当对安慰剂或空白对照组参与者给予"善后"处理，即给予同样有效的预防或干预措施。

5. 较长试验期限导致"延误"问题

现场随机对照试验的期限一般比较长，少则半年，多则几年或十几年，容易产生"延误"的问题。因此要估计"延误"所造成的健康损害风险。如疫苗长期保护效果的试验，意味着对照组长期不能接受疫苗或接受质量较差的疫苗，因而对照组受试者存在感染发病的风险，在这种情况下，应尽量寻找免除受试者风险的替代方法。

第六节　筛检试验与诊断试验

随着科学技术的发展，新的筛检试验和诊断试验不断出现。医生在使用这些试验前，必须对其有充分了解，如该试验的真阳性率和真阴性率有多高，漏诊率和误诊率如何，哪些因素可影响试验结果等。我们只有用正确的方法对筛检试验或诊断试验进行科学的评价，才能准确地回答这些问题，并合理地应用试验方法科学地解释试验结果。

一、筛检试验

（一）概念

1.筛检

筛检（screening）也称筛查，是运用快速、简便的试验、检查或其他方法，在外表健康的人群中去发现未被识别的可疑有病或有缺陷个体的医疗卫生服务措施。

2.筛检试验

应用物理学、生物化学、免疫学检查及临床和医学器械的检查，对外表健康的人做出初步判断的试验。筛检试验应具备快速、简单、价廉和易被群众所接受的特点。

（二）筛检的分类

1.按对象范围

（1）整群筛检：对一定范围内人群的全体对象开展普遍筛查。

（2）选择性筛检：根据流行病学特征选择高危人群进行筛检。

2.按项目多少

（1）单项筛检：用一种筛检试验检查某一疾病。

（2）多项筛检：同时使用多项筛检试验方法筛查一种疾病或多种疾病。

（三）筛检的目的

筛检的目的：①发现隐匿病例，实现二级预防；②筛检发现某些疾病的高危个体，达到一级预防；③了解疾病的自然史，开展流行病学监测。

（四）实施筛检的原则

筛检的原则：①所筛检疾病应该是该地区当前的重大公共卫生问题；②具备适宜的筛检方法；③筛检阳性有进一步确诊的方法和条件；④确诊后具备有效的治疗或预防方法；⑤该病有较长的潜伏期或领先时间；⑥该病自然史要明确；⑦预期有良好的筛检效益。

（五）筛检试验的条件

一项好的筛检试验应具备良好的真实性、可靠性和预测度，此外还应具有以下五个特征：简单性、廉价性、快速性、安全性、可接受性等。

（六）筛检的伦理学问题

实施筛检时，必须遵守尊重个人意愿、有益无害、公正等一般伦理学原则。

二、诊断及诊断试验

（一）诊断

诊断（diagnosis）指利用各种资料和技术标准对疾病和健康状况做出确切判断。

（二）诊断试验

诊断试验是应用物理学、生物化学、免疫学检查及临床和医学器械的检查，对疾病和健康状况做出判断的试验。

三、筛检试验流程

筛检试验只是将人群中可疑有病或有缺陷者（试验阳性者）与那些可能无病者（试验阴性者）区分开来，仅是一个初步的检查，对筛检结果阳性或可疑阳性者需进一步做确诊检查，对确诊者进行及时的治疗。图 13-2 为筛检试验流程示意图。

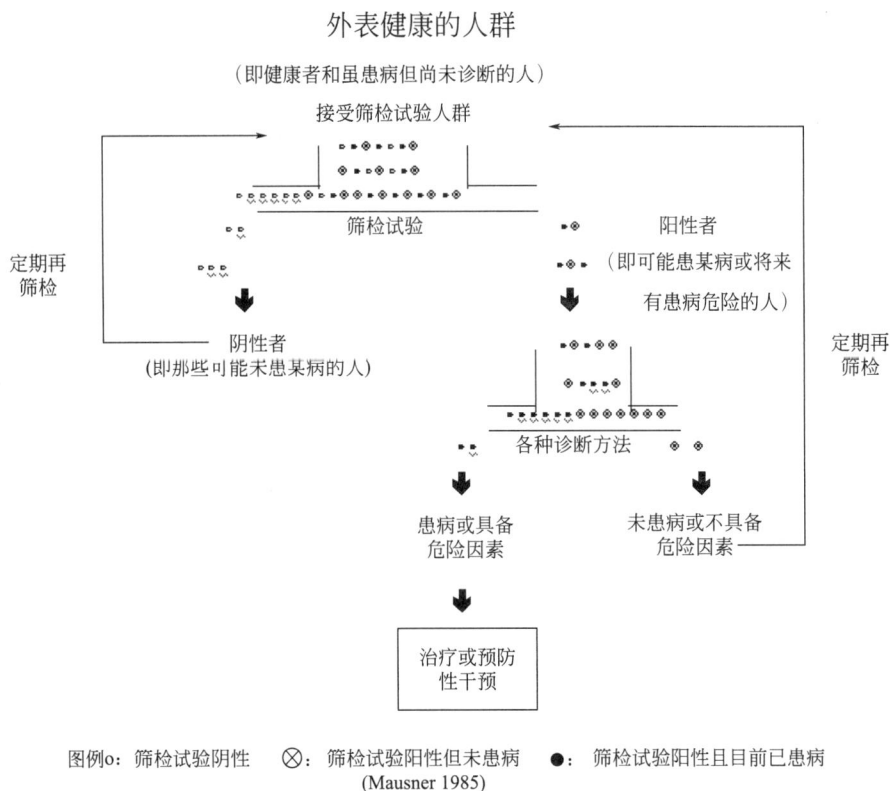

图例o：筛检试验阴性　⊗：筛检试验阳性但未患病　●：筛检试验阳性且目前已患病

(Mausner 1985)

图 13-2　筛检试验流程示意图

四、筛检试验与诊断试验的区别

筛检试验与诊断试验的区别见表 13-4。

表 13-4　筛检试验与诊断试验的区别

	筛检试验	诊断试验
对象	外表健康的人	患者或可疑患者
目的	把无病者与可疑患者区别开来	把患者与可疑有病但实际无病的人区别开来

	筛检试验	诊断试验
要求	快捷、简便、高灵敏度	科学、准确
费用	简单、价廉	一般花费较高
结果处理	阳性者须进一步做诊断试验确诊	阳性者要进行及时有效的治疗

五、筛检与诊断试验的评价

（一）评价的必要性

1. 可以正确认识诊断试验的临床应用价值。

2. 有助于临床医生正确选用各种诊断试验。

3. 可以科学地解释诊断试验的各种结果，从而提高诊断水平。

（二）评价的基本原理

将待评筛检试验与诊断目标疾病的标准方法——"金标准"进行同步盲法比较，判定对疾病"诊断"的真实性和价值。

（三）评价步骤

1. 确定"金标准"

"金标准"是指当前临床医学界公认的诊断疾病的最可靠、准确的方法，也称标准诊断。如病理检查（活检、尸检）、手术探查、病原体的分离及抗体检测、特殊影像学检查和长期随访的结果等。

2. 选择研究对象

研究对象要有代表性。病例组是按金标准确诊的某病患者，应包括各型患者（如轻、中、重型患者）；对照组是按金标准确诊为无目标疾病的其他疾病患者或健康人，且包括与所诊断疾病易相混淆的其他疾病患者。

3. 样本量估计

影响样本量的因素有灵敏度、特异度、检验水准 α 和容许误差。

4. 整理评价结果（表 13-5）

表 13-5 评价试验的资料整理表

	金标准确诊		合计
	患者	非患者	
阳性	a（真阳性例数）	b（假阳性例数）	$a+b$
阴性	c（假阴性例数）	d（真阴性例数）	$c+d$
合计	$a+c$	$b+d$	N

（四）评价试验的指标

1.真实性

真实性（validity）是测量值与实际值相符合的程度，亦称效度，又称准确性。包括灵敏度与假阴性率、特异度与假阳性率、正确指数、符合率、似然比等。

（1）灵敏度与假阴性率

①灵敏度（sensitivity）：也称为真阳性率，指实际有病而按该筛检试验被正确地判为有病的百分率。

$$灵敏度 = \frac{a}{a+c} \times 100\% \qquad （式13-29）$$

②假阴性率（false negative rate）：也称为漏诊率，指实际有病，但筛检结果为阴性者所占的百分比。

$$假阴性率 = \frac{c}{a+c} \times 100\% = 1 - 灵敏度 \qquad （式13-30）$$

（2）特异度与假阳性率

①特异度（specificity）：也称为真阴性率，实际无病按该诊断标准被正确地判为无病的百分率。

$$特异度 = \frac{d}{b+d} \times 100\% \qquad （式13-31）$$

②假阳性率（false positive rate）：也称为误诊率，指实际无病，但根据该诊断标准被错误地定为有病的百分率。

$$假阴性率 = \frac{b}{b+d} \times 100\% = 1 - 特异度 \qquad （式13-32）$$

（3）正确指数

正确指数也称约登指数（Youden's index），是灵敏度和特异度之和减去1。

$$正确指数 = （灵敏度 + 特异度） - 1 = 1 - （假阳性率 + 假阴性率） \qquad （式13-33）$$

（4）符合率

符合率又称一致率，是筛检试验判定的结果与金标准诊断的结果一致的例数占总受检人数的比例。

$$一致率 = \frac{a+d}{a+b+c+d} \times 100\% \qquad （式13-34）$$

（5）似然比

似然比（likelihood ratio，LR）是同时反映灵敏度和特异度的复合指标，有病者中得出某一筛检试验结果的概率与无病者得出这一概率的比值。

①阳性似然比：筛检试验结果的真阳性率与假阳性率之比。

$$+LR = \frac{真阳性率}{假阳性率} = \frac{灵敏度}{1-特异度} \qquad （式13-35）$$

②阴性似然比：筛检试验结果的假阴性率与真阴性率之比。

$$-LR = \frac{假阴性率}{真阴性率} = \frac{1-灵敏度}{特异度} \qquad （式13-36）$$

2. 可靠性

可靠性（reliability）是指某一筛检方法在相同条件下重复测量同一受试者时，所获结果的一致性，又称信度。

（1）变异系数（coefficient of variance，CV）：试验结果是计量资料时，常采用变异系数衡量试验的可靠性。

$$变异系数 = \frac{标准差}{均数} \times 100\% \qquad （式13-37）$$

（2）$Kappa$ 值：结果为计数资料时，常采用 $Kappa$ 值评价筛检试验的可靠性。$Kappa$ 值越接近 1，表示一致性越好。

$$Kappa = \frac{实际一致率}{非机遇一致率} = \frac{P_0 - P_e}{1 - P_e}$$

$$P_0: 观察一致率 = \frac{a+b}{N} \qquad （式13-38）$$

$$P_e: 机遇一致率 = \frac{(a+b)(a+c)}{N} + \frac{(b+d)(c+d)}{N}$$

3. 预测值

（1）阳性预测值（positive predictive value）：是指筛检试验阳性者患目标疾病的可能性。

$$阳性预测值(\%) = \frac{a}{a+b} \times 100\% \qquad （式13-39）$$

（2）阴性预测值（negative predictive value）：是指筛检试验阴性者不患目标疾病的可能性。

$$阴性预测值(\%) = \frac{d}{c+d} \times 100\% \qquad （式13-40）$$

预测值会受到灵敏度、特异度和目标人群的疾病患病率影响。灵敏度越高，则阴性预测值越高；特异度越高，则阳性预测值越高。在医院开展的筛检试验研究，它们之间的关系可以用下式表达。

$$阳性预测值 = \frac{灵敏度 \times 患病率}{灵敏度 \times 患病率 + (1-患病率)(1-特异度)} \qquad （式13-41）$$

$$阴性预测值 = \frac{特异度 \times (1-患病率)}{特异度 \times (1-患病率) + (1-灵敏度) \times 患病率} \qquad （式13-42）$$

（五）确定诊断标准（诊断界值）的原则

一般应选用灵敏度和特异度均较高的诊断试验，理想状态是两者均为100%，即漏诊和误诊为0，但实际工作中往往无法达到。因为多数试验都经定量或半定量方法判断阳性与阴性，患者与非患者的测定值多有重叠现象，灵敏度与特异度常随着诊断界值变化而反向变化，即随着灵敏度升高，特异度往往降低，反之亦然。

1.当假阳性及假阴性的重要性相等时，一般可把诊断标准定在"特异度＝灵敏度"的分界线处，或定在正确诊断指数最大处。

2.有些严重疾病如能早期诊断则可获得较好的治疗效果，否则后果严重。此时应选择灵敏度高的诊断标准，保证漏诊率低。

3.治疗效果不理想的疾病，确诊及治疗费用较贵时，则可选择特异度较高的诊断标准。

4.受试者工作特性曲线（receiver operator characteristic curve，ROC）是用真阳性率和假阳性率作图得出的曲线，它可表示灵敏度和特异度之间的关系。糖尿病血糖试验的ROC曲线见图13-3。

ROC曲线常用来决定最佳临界点，通常最接近左上角那一点，可定为最佳临界点。ROC曲线也可用来比较两种和两种以上诊断试验的诊断价值，从而帮助临床医师做出最佳选择。

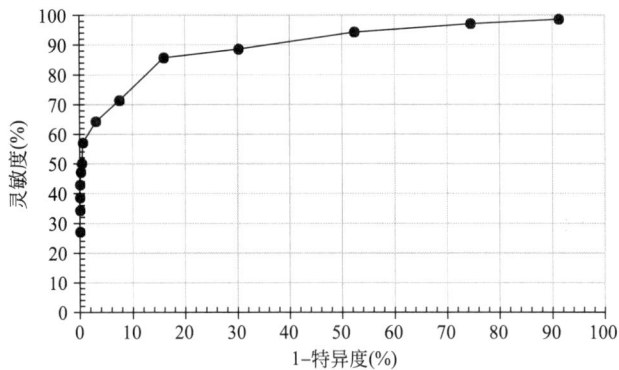

图13-3　糖尿病血糖试验的ROC曲线

（六）提高筛检效率的方法

1.选择患病率高的人群（即高危人群）开展筛检。

2.采用联合试验：①串联：全部筛检试验结果均为阳性者才定为阳性。可以提高特异度。②并联：只要有任何一项筛检试验结果为阳性就可定为阳性。可以提高灵敏度。

第七节 循证医学与系统综述

一、循证医学概述

循证医学（evidence-based medicine，EBM）是在医学实践中发展起来的一门新兴学科，它以流行病学、医学统计学、现代信息学等为基础，将预防医学中群体医学的理论与观念应用于临床医学实践，旨在帮助临床医师在对具体患者诊断、治疗等决策之前如何收集、评价和利用充分的、最佳的、科学的证据。目前，循证医学的理念和方法已渗透到临床实践、卫生管理和决策的方方面面。

（一）定义

循证医学（evidence-based medicine，EBM）又称实证医学，其含义为"有目的、正确地运用现有最好的科学依据来指导对每位患者的治疗"。它是一门通过正确利用及合理分析临床资料来制定医疗卫生决策，规范医疗服务行为，从而能够提供经济、高效医疗服务的科学。加拿大著名临床流行病学专家 David Sackett 教授将EBM 定义为"慎重、准确和明智地应用当前所能获得的最佳研究证据，结合临床医生专业技能和多年临床经验，考虑患者的价值和愿望，将三者完美地结合，制定患者的治疗措施"。

（二）循证实践三要素

循证医学实践的三要素为当前现有最好的证据、现有可用的资源及患者价值取向和愿望。医学决策必须兼顾和平衡三者，制订最佳方案，从而卓有成效地解决患者问题，以取得对患者诊治的最佳效果。

（三）循证医学与传统医学的区别及联系

循证医学与传统医学的区别和联系见表 13-6。

表 13-6 循证医学与传统医学的主要差异

	循证医学	传统医学	
		西医学	中医学
证据来源	强调 RCT 及 Meta 分析	临床观察与实验室研究	临床观察
证据收集	较为系统、全面	不系统、不全面	引经据典

	循证医学	传统医学	
		西医学	中医学
证据评价	非常重视	不重视	忽视
疗效评价	患者生活质量及经济效果指标	疗效指标	经验指标
判效指标	强调终点指标	主要为中间指标	主要为主观指标
治疗依据	最佳临床研究证据	基础研究	个人经验
医疗模式	以患者为中心	以疾病和医生为中心	以人为本
决策依据	最佳临床研究证据	临床经验、教科书或专家意见	临床经验
医疗成本	注重考虑	较少考虑	部分考虑

二、循证实践

（一）循证实践的五个步骤

循证医学实践就是结合临床经验与最好证据对患者进行处理的过程，包括提出问题、检索证据、评价证据、结合临床经验与最好证据对患者做出处理和效果评价5个步骤（又称为循证医学实践"五步曲"），具体见表13-7。

表13-7　循证医学实践"五步曲"

第一步	确定临床实践中的问题：准确找出临床存在而需解决的疑难问题
第二步	检索有关医学文献：从文献中寻找相关资料，分析评价
第三步	严格评价文献：应用循证医学质量评价标准，从证据的真实性、可靠性、临床价值及其适用性做出具体评价
第四步	应用最佳证据：指导临床决策
第五步	临床实践：总结经验，提高医疗质量和临床学术水平

（二）证据来源与检索

证据及其质量是循证医学的关键。获取研究证据是循证医学实践不可缺少的重要组成部分，其目的是通过系统检索最佳的证据，为循证医学实践奠定坚实的基础。

1. 证据的来源

目前有大量可供医学研究证据查询的来源，包括数据库（互联网在线数据库、公开发行的 CD、循证医学中心数据库等）、杂志、指南等。常用的有以下几种。

（1）原始研究证据

主要有医学索引在线（Index Medicus Online Medline）、Embase 数据库（Embase Database）、中国生物医学文献数据库（Chinese Biomedical Literature Database，CBM）、中国循证医学 /Cochrane 中心数据库（Chinese Evidence–Based Medicine/Cochrane Center Database，CEBM/CCD）、国立研究注册（The National Research Register，NRR）。

（2）二次研究证据

①数据库：主要有 Cochrane 图书馆（Cochrane Library，CL）、循证医学评价（Evidence–Based Medicine Reviews，EBMR）、评价与传播中心数据库（Centre for Reviews and Dissemination Database，CRDD）、临床证据（Clinical Evidence，CE）、美国国立卫生研究院卫生技术评估与导向发布数据库（National Institutes of Health Consensus Statements and Technology Assessment Statements，NIHCS & TAS）。

②期刊（Journals）：主要有循证医学杂志（Evidence–Based Medicine，EBM）、美国内科医生学院杂志联合（ACP Journal Club）、Bandolier、循证护理杂志（Evidence–Based Nursing）、循证卫生保健杂志（Evidence–Based Health Care）。

③指南（Guidelines）：主要有国立指南库（National Guideline Clearinghouse，NGC）、指南（Guidelines）。

2. 如何检索证据

（1）提出问题

检索证据的前提是提出问题。一个理想的临床问题应包括下列四个要素：患者或人群、干预措施或暴露因素、对比和结局。

（2）检索证据

①计算机检索：确定检索策略，包括分解词汇、词汇转化、词汇组合、检索的限定。应用检索策略进行检索。检索的敏感性与特异性分析。

得到初次检索结果后，即可明确得知本次检索的范围是否合适或过宽、过窄，并对检索策略的敏感性与特异性做出评价和调整，进行必要的再检索。

②人工检索：这是为了最大限度地收集相关研究而组织的一项医学杂志、会议论文集等的检索工作，旨在全面检索最新和最佳的相关证据。

③其他检索：阅读循证医学相关期刊、专著及专业杂志和书籍，随时掌握最新信息与证据。

（三）证据的评价与再检索

为了快速、高效地获取最佳证据资源，临床工作者应依次检索综合证据、证据概要、系统综述或 Meta 分析和经专家评价过的研究证据数据库。得到检索结果后应对其真实性（validity）、可靠性（reliability）和实用性（applicability）进行评价。评价结果为最好证据则可对其进行应用。如评价结果不理想，则选择第二个数据库进行再检索。通常数据库的选择顺序为 Medline、Cochrane 图书馆、EBMR、CRDD、TRIP Database、Guidelines 等。检索者可根据不同需要对选择顺序进行调整，如需对原始资料进行二次研究的应首选 Medline、Embase Database 和 CBM 等；需要对在研项目进行追踪的可选择 NRR 数据库；而需要用二次研究证据解决临床问题的则应首先选择 CL、CE、EBMR、CRDD 和 Guidelines 及期刊。

（四）证据严格评价

循证医学实践强调将最佳研究成果或证据应用于临床医疗实践，如何对一个循证研究证据进行科学鉴别，就必须进行严格评价。

1. 真实性评价

从以下几个方面对临床研究证据的真实性进行评价。

临床研究证据（RCT）的真实性分析如下。

（1）研究设计的因素：设计完善、执行可靠、数据完整。

（2）研究对象的因素：纳入及排除标准；样本量、有无混杂因素。

（3）观察结果的因素：终点指标、观测指标的敏感性和特异性；有无测量偏差。

（4）资料收集与整理的因素：基线状况与可比性。

（5）统计分析的因素：方法正确；内在的真实性。

2. 临床意义评价

临床意义需要根据不同疾病的现实状况结合专业实际加以评定。

对临床意义所用效应指标主要有事件发生率（event rate）、绝对危险降低率（absolute risk reduction，ARR）、相对危险降低率（relative risk reduction，RRR）、预防一例不良事件发生需要治疗例数（number needed to treat，NNT）、绝对危险增高率（absolute risk increase；ARI）、相对危险增高率（relative risk increase，RRI）、治疗多少例患者才发生一例不良反应（number needed to harm，NNH）、相对危险度（relative risk，RR）、比值比（odds ratio，OR）、可信区间（confidenc interval，CI）。

3. 临床适用性评价

在上述评价基础上，进一步判断是否具有临床应用（applicability）价值。

（五）循证医学证据的分类

2006 年，加拿大 McMaster 大学临床流行病学与生物统计学教授 Haynes R.Brian 将循证医学证据资源分为 5 级结构，提出循证资源"5S"模型，即原始研究（studies）、综述（syntheses）、证据摘要（synopses）、综合证据（summaries）、证据系统（systems），形成了以原始研究为基础，以证据系统为终端的金字塔模型（pyramid of evidence），见图 13-4。上层是由下层的证据积累而成，上层是证据的精华，关键词简单，搜索省时，可以快速解决临床问题；越往下层，文献繁多，关键词完整，搜索费时，但更新快速。

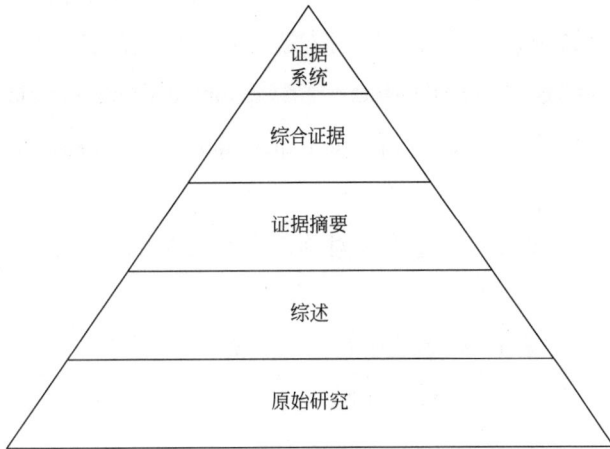

图 13-4　循证医学资源的"5S"模型

　　根据"5S"模型，检索时应从证据系统、综合证据、证据概要、系统综述和原始研究逐级检索，原则上如果从上一级数据库检索的文献解决了提出的临床问题，则无须继续检索下一级数据库，以减少不必要的时间浪费。

　　计算机决策支持系统现阶段极少，集成与特定临床问题相关的、重要的所有研究证据，简要概括，随着新的研究证据出现及时更新，通过电子病历自动将患者状况与系统中的相关信息进行关联，无须临床医生检索。综合证据是具体临床问题的知识总结，定期更新，如临床路径、临床实践指南、Clinical Evidence、Dynamed、Up To Date、BMJ Clinical Evidence、ACP PIER 数据库。证据摘要是单篇一次研究或二次研究之间的简要描述，如 ACP Journal Club、Evidence-Based Medicine、Evidence-Based Nursing。系统综述是某个临床问题的多个独立研究之间的综合评价，如 Cochrane Library、PubMed Clinical Queries。

（六）循证医学实践的类别

　　循证医学实践可分为两种类型，即循证医学最佳证据的提供者和最佳证据的应用者。

　　证据提供者（doer）是根据临床实践中存在的某些问题，对全球生物医学文献进行收集、分析、评价及综合最佳研究成果（证据），为临床医生提供证据。

　　证据使用者（user）是从事临床医学的医务人员，包括医疗管理和卫生决策的决策者。应用提供者所提供的最佳证据，理论联系实践，制定医疗决策。

三、系统综述

Cochrane 系统综述是 1979 年由英国著名流行病学家 Archie Cochrane 首先提出

的。系统综述（systematic review，SR）是根据某一具体的临床问题，采用系统、明确的方法收集、选择和评估相关的临床原始研究，筛选出合格者并从中提取和分析数据，为疾病的诊治提供科学的依据。国外文献常常将系统综述与Meta分析交叉使用，当系统综述采用了定量合成的方法对资料进行统计学处理时即称为Meta分析。因此，系统综述可以采用Meta分析（quantitative systematic review，定量系统综述），也可以不采用Meta分析（non-quantitative systematic review，定性系统综述）。

系统综述与叙述性文献综述均是对临床研究文献的分析和总结。两者区别见表13-8。

表13-8　叙述性文献综述与系统综述的区别

	叙述性文献综述	系统综述
研究的问题	涉及范围常较广泛	常集中于临床某一问题
原始文献来源	常未说明，不全面	明确，常为多渠道
检索方法	常未说明	有明确的检索策略
原始文献选择	常未说明、有潜在偏倚	有明确的选择标准
原始文献评价	评价方法不统一	有严格的评价方法
结果合成	多采用定性方法	多采用定量方法
结论推断	有时遵循研究依据	多遵循研究依据
结果更新	未定期更新	定期根据新试验进行更新

（一）系统综述基本步骤

由于Cochrane系统综述具有严格、系统的研究方法，且定期更新，这里介绍Cochrane系统综述基本方法和步骤。

1.确立题目：包括制订系统综述计划书，检索文献（locating studies），选择文献（selecting studies）几个步骤。

2.材料准备：包括检索文献，确定纳入标准和排除标准，选择合格的文献，评估文献质量，收集并提取数据等几个步骤。

3.统计学处理。

4.结果解释及更新。

（二）系统综述评价的基本原则

评价系统综述的基本原则可分为三方面。

1.真实性评价

（1）是否根据随机对照试验进行系统综述？

（2）在系统综述"方法学"部分，是否描述了检索和评价临床研究质量的方法？

（3）不同研究的结果是否一致？

2. 重要性评价

系统综述结果的重要性取决于两个方面：①不同干预措施间效应差异大小如何？②疗效精确性如何？

3. 适用性评价

（1）我的患者是否与系统综述中的研究对象相似？

（2）系统综述中的干预措施在我院是否可行？

（3）我的患者从治疗中获得的利弊如何？

（4）对于治疗的疗效和不良反应，我的患者的价值观和选择如何？

第八节　偏倚及其控制

偏倚（bias）是随机误差以外的可导致研究结果与真实情况差异的系统误差。偏倚在流行病学研究中是普遍存在的，要做到完全没有偏倚似乎是不可能的，但研究者可在设计和实施阶段设法控制它，防止它的形成。偏倚分为选择偏倚、信息偏倚和混杂偏倚三类。

一、选择偏倚

选择偏倚（selection bias）是指由于选择研究对象的方法存在问题而使研究结果偏离真实的情况，由此出现的偏倚称为选择偏倚。

1. 选择偏倚的种类

（1）入院率偏倚：又称伯克森偏倚（Berkson's bias），指将医院就诊或住院患者作为研究对象时，由于入院率不同而导致的偏倚。

（2）检出偏倚：某一因素客观上与一疾病并无因果联系，但这一因素能导致类似该病的症状或体征出现，而使这一部分人群检测的机会增加，提高了该病的检出率，从而错误地得出某因素与这一疾病有联系的结论。

（3）奈曼偏倚（Neyman's bias）：指在病例对照研究和现况调查中，研究对象往往是现患病例，因该病死亡的病例、已痊愈的病例、轻型及隐匿型病例很难成为调查对象。另外部分患者在确知其患病及危险因素后，往往改变原来的暴露状况，而调查时往往得到的是目前的状况，而非患病前的情况，结果往往歪曲了暴露因素与疾病的关系。

（4）**易感性偏倚**：由于各比较组研究对象的基本特征不同，这些特征均可直接或间接地影响观察人群或对照人群对所研究疾病的易感性，这样会扭曲研究因素和疾病之间的关系，从而产生易感性偏倚。

（5）**无应答偏倚**：无应答是指研究对象由于各种原因没有按照要求回答调查内容的现象。如果无应答者对某些因素的暴露情况与应答者有所不同，而研究的结果又只是从应答者的资料中获得，所产生的偏倚称为无应答偏倚。

（6）**失访偏倚**：在前瞻性研究中，由于观察、随访时间较长，观察对象可能因各种原因发生失访或退出研究。因为各组的失访人群的数量、原因、特征可能不尽相同，如果资料的处理、结论的推断仅来自能够访问到的研究对象，其产生的偏倚称为失访偏倚。

2. 选择偏倚的控制

选择偏倚主要发生在设计和实施阶段，一般可通过以下方法加以控制：①科研设计要严谨，严格掌握纳入和排除研究对象的标准。②提高应答率，减少失访率。③设立多组对照。

二、信息偏倚

信息偏倚（information bias）是指研究的实施阶段，从研究对象获得信息时，由于收集资料的方式存在缺陷，因而造成研究结果与真实值之间的系统误差。

1. 信息偏倚的种类

（1）**回忆偏倚**：指研究对象在回忆病史、暴露史时，由于记忆的准确性和完整性不同而造成的系统误差。

（2）**暴露怀疑偏倚**：研究者已知研究对象的患病情况或某种结局后，可能会采取不同的方式在病例组和对照组中收集资料，如询问病史时仔细询问、检查病例组，而对对照组则简单处理，从而导致暴露怀疑偏倚。

（3）**诊断怀疑偏倚**：研究者已知研究对象的某些暴露因素，这些因素可能与某病有关，当该研究对象被怀疑患有该疾病，研究者会收集一切可支持诊断的证候，会观察研究对象的任何细微变化，而忽略对照组的变化，研究者这种主观倾向性导致诊断怀疑偏倚。

（4）**测量偏倚**：这是研究者在对研究对象某些指标测量的过程中出现的系统误差。产生的原因：研究者技术不熟练；所用仪器不准确，试剂不合格；衡量标准不统一；研究者的态度、询问方式不同等。

2. 信息偏倚的控制

（1）在资料收集过程中，尽量使用盲法，以避免来自研究者和被研究者的偏倚。

（2）制定严格的收集资料和质量控制的方法。对研究者进行统一的培训，统一收集资料的方法和标准，要求研究者有严谨、科学的态度。

（3）做好研究对象的宣传工作，求得其配合。

（4）统一实验仪器、试剂，并及时校对。

（5）尽量使用客观的指标，以避免研究者和研究对象人为的偏倚。

三、混杂偏倚

在研究中，由于一种或多种潜在的混杂因素的影响，在结果分析时缩小或夸大了研究因素与疾病的关联，从而歪曲了它们之间的真实关系，这种偏倚称为混杂偏倚。

1. 混杂因素的含义

某因素与研究因素呈伴随关系或互有联系，与研究的疾病又有联系，由于没有控制和排除此因素的影响，且在各比较人群中分布不均衡，则可能歪曲研究因素与疾病之间的真正联系。

2. 混杂因素存在的条件

（1）必须是所研究疾病的独立的危险因子。

（2）必须与研究因素有关。

（3）一定不是研究因素与研究疾病因果链上的中间变量。

3. 混杂偏倚产生的条件

（1）必须有混杂因素存在。

（2）混杂因素在比较的人群组中分布不均。

4. 混杂偏倚的控制

（1）随机化：在研究中，如对混杂因素的情况不太了解，应用随机化分组原则，使混杂因素在各对比组间分布均衡。

（2）分层：如对混杂因素有一定的了解，可按混杂因素的不同水平进行分层，在各层内部进行组间比较。按分层进行资料收集和统计分析，得出的结论是不同层内的比较，这样结论更客观、可靠。

（3）匹配：在研究中选择对照组时，使该组中的混杂因素与研究组相同或相似，从而消除混杂因素的影响。

（4）限定研究对象：如已知因素为混杂因素，在选择研究对象时，对此加以限制。

（5）多因素分析：运用多因素统计方法来分析疾病复杂、多变的原因，可在一定程度上控制混杂因素的影响。

（王成岗　孙　娜）

思考题

1. 描述性研究的特点是什么？
2. 队列研究的基本原理及研究目的是什么？
3. 病例对照研究和队列研究的基本特点分别是什么？
4. 实验流行病学研究的基本特点及主要类型是什么？
5. 循证医学实践的五个步骤是什么？
6. 信息偏倚有哪几类？如何控制？

主要参考书目

［1］王泓午. 预防医学概论［M］. 北京：中国中医药出版社，2008.

［2］史周华. 预防医学［M］. 北京：中国中医药出版社，2016.

［3］（英）杰弗里·罗斯原. Rose 预防医学策略［M］. 北京：中国协和医科大学出版社，2009.

［4］吴翠珍. 医学营养学［M］. 10 版. 北京：中国中医药出版社，2017.

［5］傅华. 临床预防医学［M］. 上海：复旦大学出版社，2014.

［6］傅华. 预防医学［M］. 7 版. 北京：人民卫生出版社，2018.

［7］龚幼龙，严非. 社会医学［M］. 3 版. 上海：复旦大学出版社，2015.

［8］王福彦，武英. 预防医学［M］. 北京：科学出版社，2017.

［9］王春平，李君. 预防医学［M］. 北京：中国医药科技出版社，2016.

［10］刘晓芳，宿庄. 预防医学［M］. 北京：高等教育出版社，2016.

［11］贵范. 职业卫生与职业医学［M］. 7 版. 北京：人民卫生出版社，2016.

［12］长颢. 营养与食品卫生学［M］. 8 版. 北京：人民卫生出版社，2017.

［13］饶朝龙，朱继明. 预防医学［M］. 3 版. 上海：上海科学技术出版社，2017.

［14］李浴峰，马海燕. 健康教育与健康促进［M］. 北京：人民卫生出版社，2020.

［15］魏高文，徐刚. 卫生统计学［M］. 北京：中国中医药出版社，2023.

［16］黄敬亨. 健康教育学［M］. 上海：复旦大学出版社，2007.

［17］王素萍. 流行病学［M］. 3 版. 北京：中国协和医科大学出版社，2017.

［18］杨彦. 预防医学［M］. 成都：四川大学出版社，2019.

［19］徐刚. 公共卫生与预防医学概论［M］. 北京：中国中医药出版社，2021.